"十三五"职业教育国

U0501632

人体解剖学
基础（第三版）

主编 于晓谟 花先

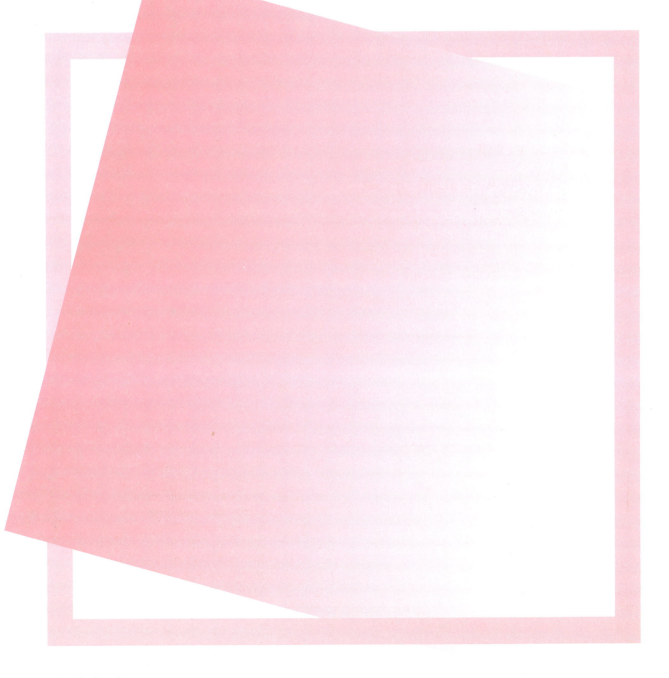

高等教育出版社·北京

内容提要

本教材是"十三五"职业教育国家规划教材，依据教育部职业学校医药卫生类专业教学标准，结合岗位要求编写而成的。

本次修订的教材分十三章，较系统地介绍了人体解剖学、细胞学、组织学和胚胎学的基本知识、基本理论和基本技能。教材结构分为案例导入、学习目标、学习提示、本章内容概要、练习与思考和数字融合六部分。教材表现形式的特色之一是大量融入了视频、微课、PPT等数字化资源内容，学生可以通过终端设备随时随地自由愉快地学习，符合教材编写的思想性、科学性、先进性、启发性和适用性的编写原则。体现了当前职业教育的最新精神，是以学生为主体建立的新型融合性媒体教材。

教材供护理专业及医学相关类专业学生使用，满足护理专业及医学相关类专业课程对人体解剖学、细胞学、组织学和胚胎学的基本知识、基本理论和基本技能的教学、实验实习需求。

图书在版编目（ＣＩＰ）数据

人体解剖学基础 / 于晓谟，花先主编. -- 3版. --
北京 ：高等教育出版社，2022.2
ISBN 978-7-04-057898-0

Ⅰ．①人… Ⅱ．①于… ②花… Ⅲ．①人体解剖学 -
中等专业学校 - 教材 Ⅳ．① R322

中国版本图书馆 CIP 数据核字（2022）第 019097 号

Renti Jiepouxue Jichu

策划编辑	崔 博	责任编辑	崔 博	封面设计	于 博	版式设计	杜微言
插图绘制	杨伟露	责任校对	吕红颖	责任印制	高 峰		

出版发行	高等教育出版社	网 址	http://www.hep.edu.cn
社 址	北京市西城区德外大街 4 号		http://www.hep.com.cn
邮政编码	100120	网上订购	http://www.hepmall.com.cn
印 刷	北京市密东印刷有限公司		http://www.hepmall.com
开 本	889mm×1194mm 1/16		http://www.hepmall.cn
印 张	17.5	版 次	2002 年 10 月第 1 版
			2022 年 2 月第 3 版
字 数	370 千字	印 次	2022 年 9 月第 2 次印刷
购书热线	010-58581118		
咨询电话	400-810-0598	定 价	38.40 元

人体解剖学基础（第三版）编写委员会

主　编　于晓谟　花　先

副主编　郝海峰　潘书言　王明鹤

编　者（以姓氏拼音为序）

郝海峰　河南护理职业学院

花　先　河南护理职业学院

黄艺华　阳江市卫生学校

李嘉琳　山东省烟台护士学校

潘书言　长春第二中等专业学校

王　珂　周口职业技术学院

王明鹤　郑州卫生健康职业学院

徐晓霞　山东省烟台护士学校

殷彦明　内蒙古赤峰卫生学校

于晓谟　河南护理职业学院

人体解剖学基础（第三版）
课程资源编写委员会

主　编　于晓谟　花　先
副主编　郝海峰　潘书言　王明鹤
编　者（以姓氏拼音为序）
　　　　郝海峰　河南护理职业学院
　　　　花　先　河南护理职业学院
　　　　黄艺华　阳江市卫生学校
　　　　李嘉琳　山东省烟台护士学校
　　　　潘书言　长春第二中等专业学校
　　　　王　珂　周口职业技术学院
　　　　王明鹤　郑州卫生健康职业学院
　　　　徐晓霞　山东省烟台护士学校
　　　　殷彦明　内蒙古赤峰卫生学校
　　　　于晓谟　河南护理职业学院

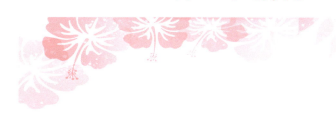

第三版前言

本教材是"十三五"职业教育国家规划教材，依据教育部职业学校医药卫生类专业教学标准，结合岗位要求编写而成的。本次修订的《人体解剖学基础》包含人体解剖学、细胞学、组织学和胚胎学。

通过学习，帮助学生获得必需的人体形态结构的基础理论、基本知识和基本技能，为护理和医学相关类专业学生遵循护士执业资格考纲要求，学习其他基础医学课程和临床医学课程以及实验实习奠定基础。引导学生用辩证唯物主义世界观、实事求是的科学态度学习和掌握人体的构造，提高分析问题和解决问题的能力，培养过硬的职业素质，树立良好的职业道德。

修订过程中，一是遵循"三基五性"的基本原则，保证教材的基本特性；二是体现职业教育的最新精神，满足护理及医学相关类专业对人体解剖知识的岗位需求、教学需求和社会需求，学生具备适度的人体解剖学基础理论知识和应用能力，具有一定的创新能力和可持续发展能力；三是以学生为主体，建设新型融合性媒体教材，适应教学"互联网+"行动，将人体解剖学理论知识除用纸质教材外，通过视频、微课、PPT、图片等融媒体形式展示教学内容和临床意义，表达特殊结构，突出重点、分解难点、化解疑点、区别易混概念，强调重要的知识点和执业考试可能涉及的内容。利用数字资源让抽象的理论具体化，深奥的知识浅显化，静态的内容动态化。共提供数字化资源150多个，考点与知识点（含答案）796个，练习与拓展（含答案）各类型题约2 800多道。让教材趋向生活化、情景化、动态化、具体化和形象化，学生可以通过终端设备随时随地自由愉快地学习，持续激发学生的学习激情；四是取长补短，修正了原版教材的部分内容，增加了新知识、新技术和新方法，将原教材的实验指导部分删去，编入《人体解剖学基础理论与实验学习指导》内；五是修改了教材结构，修改后的教材结构分为案例导入、学习目标、学习提示、本章内容概要、练习与思考和数字融合六部分。每章开始设置病例形式的案例导入，设立学习目标以取代原教材的学习要点，用二维码体现数字融合内容。

教材编者具有多年的教学、医疗和护理实践经验，对教材的质量发挥了重要的保证作用。编写者所编内容分工为：于晓谟　第一章绪论、第十章感觉器、第十二章内分泌系统，郝海峰　第六章呼吸系统，黄艺华　第二章细胞，殷彦明　第三章基本组织，花先　第四章运动系统、第七章泌尿系统、第九章脉管系统，王明鹤　第五章消化系统，郝海峰、徐

晓霞　第八章生殖系统，李嘉琳、王珂　第十一章神经系统，潘书言　第十三章人体胚胎学概要。

全书由于晓谟和花先负责统稿、修改和审定。

教材修订中，高等教育出版社给予了极大的关注、指导和支持；各参编单位也在人力和技术等方面给予帮助，在此表示衷心的感谢。

编写错误和疏漏的出现在所难免，期望读者匡正。

学时分配表

	内容	学时		
		总学时	理论学时	实践学时
1	绪论	2	2	
2	细胞	6	4	2
3	基本组织	12	8	4
4	运动系统	12	6	6
5	消化系统	10	6	4
6	呼吸系统	6	4	2
7	泌尿系统	6	4	2
8	生殖系统	8	6	2
9	脉管系统	14	8	6
10	感觉器	6	4	2
11	神经系统	14	8	6
12	内分泌系统	4	2	2
13	人体胚胎学概要	6	4	2
	机动	2	2	
	合计	108	68	40

主　编

2019 年 5 月

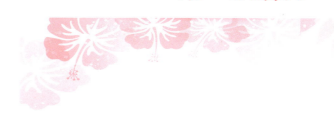

　　《正常人体概论》是在遵照国家6部委关于"技能型紧缺人才培训工程"精神，为实现"订单"式教育模式的职业教育改革中诞生的。教材围绕护理人才就业市场，把握护理执业资格的基本要求，突出职业性和技能型。

　　《正常人体概论》为护理专业及其他医学相关专业学生提供正常人体形态结构、生理功能、物质代谢等方面的基本知识及组织胚胎方面的基本理论；让学生初步认识正常人体生命现象和生命活动的基本规律，掌握正常生命指标的基本特征。满足学生从事护理工作的理论和技能需要，实用于护理工作的实际需要和相关人员学习参考。

　　与同类教材相比，本书最大限度地贴近学生的认知能力和掌握知识程度。以必需为准，够用为度，实用为先，适度超前。本着以上原则，在课程内容的取舍和课程结构设计方面进行了调整与创新，主要表现是综合化课程结构模式。《正常人体概论》是由细胞学、组织学、人体解剖学、胚胎学、生理学、生物化学等经过整合重组形成的新的学科。整合和重组坚持贯彻学科综合性，培养综合化人才的教育改革方针，紧贴护理专业，适应就业市场，科学继承，有所创新的指导思想。教材反映了护理人才所必需的新知识、新技术、新思想、新标准，真正成为学生学习的工具。符合综合、够用、实用和精简的课程优化原则。因此，坚持做到：第一，把握综合化教材的深度与广度。克服内容偏深、偏难，偏离培养目标和大纲基本要求倾向，保证其准确性和实用性。一般性的内容要求学生"知其然"，直接应用于护理实践或支持其他课程的内容做到让学生"知其所以然"。人体基本形态内容以满足护理专业学生岗位职业标准，能辨认人体各器官的位置、形态及毗邻的器官，确定人体重要器官的体表投影。人体机能机理内容坚持新理论，新概念，新标准，以从事护理工作或学习其他学科的基本需要为度，能进行本课程规定的基本实践操作。细胞、组织和生化知识作为学生了解内容点缀性略写。通过学习，培养学生具有人体形态结构和功能等多方面的知识；具有将所学知识应用于护理实践和技术动手能力；通过正确认识人体的正常形态结构、功能和生命现象，培养学生实事求是的科学态度以及良好的职业道德和创新精神。

　　第二，整合按照各门课程之间的有机联系，注重课程目标、知识要点等要素之间自然的互相渗透，互相补充，使其成为有机整体，而不是简单的合订本。因此，教材增加了"人体生理功能的调节"章节，将"水盐代谢"和"老年生理"两章删去，其内容融入了相应章节。

第三，内容的编排方面，用"学习要点"和"学习提示"等强化学习效果的方式将大纲的基本要求、学习难点、重要知识点、易混概念、临床意义、特殊结构和学习技巧等予以提醒或解释。形式新颖，文字描述浅显易懂，便于学生尽快掌握所学知识或开启学习该门课程的兴趣与方法。

教材的编者来自全国11个省市的大、中专院校和医疗机构，均具有高级职称和多年的教学、医疗和护理实践经验。编写分工如下：于晓谟：第一章和第十章；张柱武：第二章和第八章；杨建红：第三章；花先：第四章；张沛：第五章；赵承颖：第六章；范跃民：第七章；孙威：第九章；涂腊根：第十一章；鲁兴梅：第十二章；潘书言：第十三章和第十五章；韩爱国：第十四章。实验指导内容则由相应章节的编者编写。全书由于晓谟和花先负责统稿、修改和审定。

教材编写中，高等教育出版社生命科学分社给予了极大的关注和支持。河南省安阳卫生学校、成都市卫生学校和各参编人员所在单位也鼎力相助，在此表示衷心的感谢。

编者水平有限，错误和疏漏在所难免，期望读者匡正。

学时分配表（供参考）

	内容	学时		
		总学时	理论学时	实践学时
1	绪论	4	4	
2	细胞	8	6	2
3	基本组织	14	10	4
4	运动系统	14	8	6
5	消化系统	10	6	4
6	呼吸系统	12	8	4
7	泌尿系统	10	6	4
8	生殖系统	10	6	4
9	脉管系统	20	12	8
10	感觉器	6	4	2
11	神经系统	18	12	6
12	新陈代谢	12	10	2
13	内分泌系统	6	4	2
14	人体生理功能的调节	8	6	2

	内容	学时		
		总学时	理论学时	实践学时
15	胚胎学概要	6	6	
	机动	6	4	2
	合计	164	112	52

于晓谟

2004 年 10 月于河南安阳

目 录

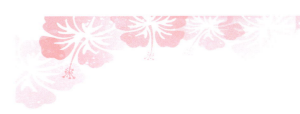

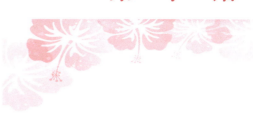

第一章 绪 论

案 例

患者，男，42岁。近段时间头痛频发，症状逐渐加重，经CT影像检查，诊断为脑底部有一直径2.5 cm的脑瘤，需行伽马刀治疗。CT为水平切面连续扫描影像学检查，为了立体定位肿瘤的位置及大小，还必须进行MRI（磁共振）矢状切面的连续扫描影像学检查，方能为伽马刀治疗提供准确定位。请问：

1. 什么是人体水平切面？什么是人体矢状切面？全身可有多少这样的切面？
2. 为什么上述两种切面相互组合就能对肿瘤作出立体定位？

学习目标

1. 掌握：细胞、器官、系统、内脏、解剖学姿势、轴和面的概念。
2. 熟悉：人体的组成、分部和常用术语。
3. 了解：人体解剖学基础的定义。

知识点 / 考点

一、人体解剖学基础的定义及其在医学中的地位

（一）人体解剖学基础的定义　人体解剖学基础是研究正常人体形态结构及其发展规律的科学，包括解剖学、组织学和胚胎学3门学科。解剖学是借助解剖器械切割尸体的方法，用肉眼观察人体各器官、系统的形态和结构的科学；组织学是借助于放大工具研究正常人体微细结构的科学；胚胎学是研究人体在发生、发育和生长过程中形态结构变化规律的科学。

（二）人体解剖学基础在医学中的地位　人体解剖学基础为临床学科及其他相关学科奠定了人体的形态结构及其发生发展必需的知识基础。为了解人体的形态结构提供了科学的标准，在对人群健康的身心作出评价，有效提高生活质量，防治突发公共卫生事件，更好地处理医护实践中遇到的问题等方面发挥科学的指导作用。因此，人体解剖学基础是一门重要的医学基础课程。

二、人体解剖学基础的学习观点和方法

院士风采：
钟世镇

（一）人体解剖学基础的学习观点

1. 进化发展的观点　人类和其他动物在进化过程中有着相似的轨迹，都经过由低级到高级，由简单到复杂，由单细胞动物到多细胞动物的进化阶段。人体的形态结构还保留着与动物特别是哺乳类动物相似的特征，如身体以脊柱为轴两侧对称，体腔被分隔为胸、腹两部分；细胞、组织处于新陈代谢、分化、发育和生物化学成分不断变化的动态之中。但是，人类与动物已发生了质的区别，如人类能直立行走而不再像其他动物一样爬行，人脑进化为思维活动的器官，通过人的双手不仅可以劳动，还可以制造劳动工具，创造人类文明和改造自然。

不同的自然条件、不同的社会发展阶段和人类文明程度，也影响着人体形态结构的发展和变化。人体结构在种族之间、地区之间和个体之间，均有差异。同一个体在不同的年龄阶段，组织、器官的形态也有改变。因此，要动态地看待人体形态结构的发展规律，把进化发展的观点贯穿到学习的全过程中。

2. 结构和功能相联系的观点　人体的形态结构是生理功能和物质代谢的基础，生理功能的变化能引起形态的改变。生命活动建立在体内各器官形态结构正常且相互协调配合的基础之上，而生物体的分子结构、物质代谢与调节又影响着生命活动的变化，并对人体的形态结构改变产生作用。如神经细胞的多突起结构为其接受刺激、传递冲动的功能奠定了基础，而神经冲动传递的物质基础又依赖于神经突触内的化学物质的变化。长期卧床者可使骨的化学成分发生变化引起骨质疏松，运动受到障碍和骨的形态改变。所以，细胞、组织、器官、系统的形态结构、化学组成、功能活动是相互联系、相互影响、相互作用的，任何一个环节的变化均可使机体结构和功能发生异常。学习人体解剖学基础，用形态结构与功能相联系的观点有利于学习内容的理解和掌握。

3. 局部与整体相统一的观点　组成人体的每一个部分及其功能在神经、体液的调节下，互相依存，互相制约，作为一个有机的整体完成生命活动。它们仅是整体中的组成要素，都不能脱离整体而独立生存。一颗离体的心无论结构和功能多完善，都不能完成生命活动过程。因此，在学习人体解剖学基础的过程中，为了讲述和理解记忆的需要，常常从细胞、组织、器官、系统或某一局部入手，完成其形态结构、化学组成、功能活动及发生发展的教学过程。

但是，时刻不能忘记局部和整体的关系，利用局部知识联想整体，用整体的观点理解局部。

4. 理论和实践相结合的观点　人体解剖学基础知识相对比较枯燥与抽象，名词繁多，与人们生活中的俗称容易混淆。如"心想事成"中的"心想"和"良心发现"中的"良心"，与人体解剖学基础中的"心"的概念是不一致的。人体解剖学基础内容及相应的描述要求准确，不易记忆，如果仍采用不分主次、死记硬背的方法，则难以很好地掌握本课程的知识。因此，必须以实验、实习与理论相结合的方法学习人体解剖学基础。重视实验课教学，充分利用解剖标本、组织切片、模型和挂图，结合活体加深印象，增进理解。尽量利用现代教育技术将抽象的知识直观地展示于学生。

（二）人体解剖学基础的学习方法　人体解剖学基础是卫生类技术人员进入医学殿堂首先和必须学习的一门基础课。对于零起点或医学知识不多者，随着学习

生命赞歌：
大体老师

内容的逐步深入和学习条件的变化，面对人体复杂的结构、繁多的名词、比较抽象的人体解剖学知识，会感觉眼花缭乱，枯燥无味，产生人体解剖学基础难学、难懂、难记的"三难"情绪。消除这种现象，最佳的选择是利用科学、灵活的学习方法。发挥个体学习、掌握知识的优势和特长，发扬推敲和探究学风，克服对琐碎知识死记硬背的不良学习习惯。任何一种公认为好的学习方法都不可能对所有学习者发挥作用，但是，由学科知识的特点而总结的针对本学科的学习方法对大多数学习者是有益的。学习人体解剖学基础，运用勤动脑、勤动口和勤动手的"三勤"学习方法，会极大地促进学习者理解和掌握本学科知识及其内在联系，达到记忆和应用的目的。

1. 勤动脑　从人体形态到细胞的分子水平，从结构到功能，巨细兼顾是人体解剖学基础的内容特点。学习中思维要活跃，注意总结特点，抓知识点，分门别类，不可千篇一律，宜采用多种记忆方法获取知识。

比较记忆：利用比较记忆，可以发现事物的共性与特征，加深对事物的印象。如对结缔组织的种类及结构的比较、白细胞分类的镜下结构比较，肱骨与股骨形态的比较等就可以用此法进行记忆。

系统记忆：也称为归纳记忆，将人体复杂的结构和功能按其内在的联系、特征、性质或其他具有共性的部分进行归纳分类，使其转变为更有条理、更系统、便于记忆的知识。像实质器官的"门"，就可将肺门、肝门、肾门、脾门等归纳为一类记忆。还有气－血屏障、血－尿屏障、血－脑屏障，丘系交叉、锥体交叉和视交叉等都可运用此法进行归纳总结。

区别记忆：将器官形态结构不同的特征区别开来，加以分析，充分认识事物的不同之处，能帮助建立确切清晰的概念。如左右肺、左右主支气管的形态等成对器官的区别，椎骨特征的区别，喉、肝、骨盆等非成对器官在年龄、性别间的区别等。

规律记忆：机体的细胞、组织、器官在发生、配布、毗邻、功能、化学成分等方面存在一定规律。寻找、总结这些规律，可以从中获得共性的知识。如骨的命名，四肢骨的配布，动脉、

淋巴的分布，神经传导通路功能和走行等都有规律可循。

对立记忆：人体的方位术语，组织、器官的功能、位置、命名、化学组成存在着相对的对立性。运用对立记忆的方法可以正确地描述器官的位置、形态、功能及相互关系，能举一反三。如描述人体部位的方位词，关节的功能，血管、淋巴管的命名等。

分类记忆：分类是一种概要的总结，能比较系统地掌握学习的主要内容。如结缔组织、血细胞、骨、肌、神经元的结构功能特点等都可以运用此法记忆。

推理记忆：人体各部的形态结构、位置、功能等方面存在着有机的内在联系。利用已学的知识进行分析推理，可以对具有相互关系的细胞、组织、器官的形态结构、位置、功能及活动规律做出正确判断。如内脏实质器官中"门"的结构，已知内脏大部分实质器官都有门，出入门的结构有血管、淋巴管、神经及器官本身功能性的管道，便可推出不同实质器官门的结构的具体名称。如肝门有肝的血管、淋巴管、神经和肝的功能性管道即肝管的出入；肾门有肾的血管、淋巴管、神经和肾的功能性管道即肾盂的出入等。

趣味记忆：将相互有谐音或有特殊区别意义的内容编成自己喜欢的歌诀，反复学习后可保持较长的记忆时间。如腕骨的 8 块骨（手舟骨、月骨、三角骨、豌豆骨、大多角骨、小多角骨、头状骨和钩骨）可编成"舟月三角豆，大小头状钩"的歌诀。

另外，还有联想记忆、数字记忆和画图记忆法等。

2. **勤动口**　问老师，问同学，问自己，问电脑。

以学生为主体的课堂教学改革成败之关键，要看是否充分发挥了学生课堂大胆陈述己见的主观能动性，即学生的动口过程。在和老师、学生讨论、交流和提出问题的互动过程中，对学习内容的印象最深。凡是教学过程中老师提问学生回答的问题，学生最容易记住。因此，应该勤问、多提问题，除了向老师、同学提问题外，还应向自己提问题，常就学习中的内容，向自己提出为什么，一日三省。同时，利用现代教育技术辅助学习，在电脑网络中寻找与专业学习有关的知识。如通过电脑网络中大量的解剖学图片、动画和生理学文字内容的学习，可以弥补课堂学习内容单一、枯燥和静态内容过多的不足。教学实践中发现，学生在学习中最大的问题是不愿动口，怯于课堂回答问题，不愿与老师、同学交流，更不愿向自己提出问题，开电脑是为了聊天。克服这种现象，将会解决人体解剖学难学、难懂和难记的一大难题。

3. **勤动手**　多摸、多写、多画。多摸是指更多地接触标本、模型、图片等实验资源，是加强实验技能培养的过程。在动手的学习中，首先要细致观察图（插图、挂图等）、标本（尸体、脏器标本、组织切片）、模型（静态的和动态的）、多媒体课件及实验过程，也包括活体。实验前应熟悉教材内容，明确实验的目标和重点。确定学习对象的方位、切面、毗邻及其与功能的关系，按一定的方向有序地进行。如果是电脑中的动态图像，要重视过程的演变和步骤间的衔接。区别记忆法在实验中有重要意义，有助于深化认识和理解。如在镜下比较骨骼肌组织与心肌组织形态结构的异同，在标本上对空肠、回肠、十二指肠的形态和位置的鉴别比较等。

多写是指在学习的过程中，注意随时记录下重要的学习内容、有效的学习方法，与教材有区别的内容以及在实验中发现的新问题等。电脑的出现，键盘和鼠标代替了手写，导致学生的书写能力下降和书写惰性的出现，学习中加强书写的训练，可以弥补其不足。

画图是脑、手协调统一的过程，通过手或电脑画图能使机体的形态结构、功能特点在脑内建立清晰的形象。形象记忆是大脑最不容易丢失记忆内容的记忆方法之一。因此，在学习的过程中，要始终锻炼自己的画图技能，为进一步掌握学习内容奠定基础。

绘图常用不同的颜色表示不同的结构。一般动脉用红色表示，静脉用蓝色表示，淋巴管和淋巴结用绿色表示。如果绘制神经系统图，运动神经用红色表示，感觉神经用蓝色表示，内脏神经用黄色表示。

人体的
组成

三、人体的组成

人体解剖
学姿势和
术语

人体由细胞、组织、器官和系统构成。

细胞：细胞是构成人体结构和功能的基本单位。组成细胞的化学物质有蛋白质、核酸、脂质、糖类、水和无机盐。人体细胞的形态和功能多种多样。

组织：由许多形态相似、功能相近的细胞，借细胞间质结合在一起构成的细胞群，称组织。人体有4种基本组织，即上皮组织、结缔组织、肌组织和神经组织。

器官：几种不同的组织结合为具有一定形态和功能的结构，称器官。器官通常分为实质器官和空腔器官。实质器官有肺、肝、胰、肾等，空腔器官包括胃、肠、膀胱、子宫等。

系统：形态不同，共同完成一种连续功能的器官组合，称系统。人体有运动系统、消化系统、呼吸系统、泌尿系统、生殖系统、脉管系统、感觉器、神经系统和内分泌系统。消化、呼吸、泌尿和生殖系统的大部分器官都位于体腔内，并借一定的孔裂与外界相通，故又称内脏。人体的器官和系统虽都各有特定的功能，但它们在神经、体液的调节下，相互联系、紧密配合，构成了一个完整、统一的整体。

按照人体的形态，可将人体分为头、颈、躯干和四肢4部分。头的前部称为面，颈的后部称为项。躯干的前面又分为胸、腹、盆部和会阴。躯干的后面又分为背和腰。四肢分上肢和下肢，上肢分为肩、上臂、前臂和手，下肢分为臀、股、小腿和足。

四、人体解剖学基础的常用术语

为了在描述人体各个部位、器官的形态结构及相互关系时有共同的准则，规定了解剖学姿势、方位、轴和面等术语。

（一）解剖学姿势　身体直立，两眼平视，上肢下垂，手掌向前，下肢并拢，足尖向前。

（二）方位　以解剖学姿势为准。

1. **上和下**　近头者为上，近足者为下。

2. **前和后**　近胸、腹面者为前，近腰、背面者为后。

3. **内侧和外侧**　近正中线者为内侧，反之为外侧。

4. **内和外**　凡属空腔器官，近腔者为内，远腔者为外。

5. **浅和深**　接近皮肤或器官表面者为浅，反之为深。

6. **近侧和远侧**　在四肢，近躯干者为近侧，反之为远侧。

（三）轴和面

1. **轴**　为了准确描述关节的运动形式，以解剖学姿势为准，在人体做出互相垂直的 3 个假设轴。

（1）垂直轴：为上下方向的垂线，与人体的长轴平行。

（2）矢状轴：为前后方向的水平线，与人体长轴垂直。

（3）冠状轴：为左右方向的水平线，与垂直轴和矢状轴相互垂直（图 1-1）。

2. **面**　常用的面有矢状面、冠状面和水平面（图 1-1）。

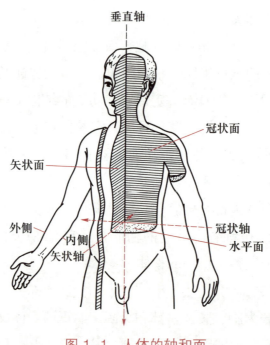

图 1-1　人体的轴和面

（1）矢状面：沿前后方向将人体分为左、右两部分的纵切面。其中，将人体分为左、右对称两部分的切面，称为正中矢状面。

（2）冠状面（额状面）：沿左右方向将人体分为前、后两部分的纵切面。

（3）水平面（横切面）：将人体分为上、下两部分且与矢状面和冠状面垂直的切面。

器官的切面：沿器官长轴所作的切面为纵切面，与长轴垂直的切面为横切面。

本章内容概要

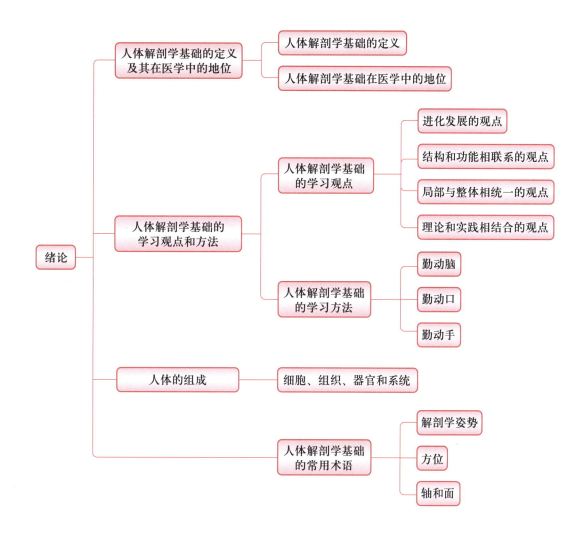

练习与思考

一、单项选择题

1. 与正中矢状面有关的方位是（   ）。

A. 上和下   B. 内侧和外侧   C. 前和后

D. 内和外   E. 浅和深

2. 常用来描述空腔器官方位的是（   ）。

A. 上和下   B. 内和外   C. 前和后

D. 内侧和外侧   E. 浅和深

3. 在上肢，前臂的内侧又称为（   ）。

A. 尺侧   B. 桡侧   C. 胫侧

D. 腓侧　　　　　　　　　　　E. 以上均不对

4. 在上肢，前臂的外侧又称为（　　　）。

A. 尺侧　　　　　　　　B. 桡侧　　　　　　　　C. 胫侧

D. 腓侧　　　　　　　　E. 以上均不对

5. 在下肢小腿的内侧又称为（　　　）。

A. 尺侧　　　　　　　　B. 桡侧　　　　　　　　C. 胫侧

D. 腓侧　　　　　　　　E. 以上均不对

6. 在下肢小腿的外侧又称为（　　　）。

A. 尺侧　　　　　　　　B. 桡侧　　　　　　　　C. 胫侧

D. 腓侧　　　　　　　　E. 以上均不对

7. 关于解剖学姿势的描述，下列哪一项是错误的？（　　　）

A. 两足跟并拢，脚尖向前　　　B. 上肢在躯干两旁自然下垂

C. 手掌面对躯干　　　D. 两眼平视前方

E. 身体直立

8. 用于描述与皮肤表面相对距离关系的方位术语是（　　　）。

A. 浅和深　　　　　　　　B. 前和后　　　　　　　　C. 内和外

D. 内侧和外侧　　　　　　E. 以上均不对

9. 用来描述部位高低的方位术语是（　　　）。

A. 上和下　　　　　　　　B. 近侧和远侧　　　　　　　　C. 前和后

D. 内和外　　　　　　　　E. 浅和深

10. 肩部在上肢的方位术语又称为（　　　）。

A. 尺侧　　　　　　　　B. 近侧　　　　　　　　C. 桡侧

D. 远侧　　　　　　　　E. 浅和深

二、讨论与思考

1. 人体解剖学基础用不同的方式对人体进行研究，一是用借肉眼观察的方法研究正常人体形态结构；二是借助于放大工具研究正常人体微细结构；三是研究人体在发生、发育和生长过程中形态结构变化规律。

（1）上述三种研究方式分别是哪种学科的研究内容？

（2）说出三种方式研究人体结构的主要区别。

2. 人体由细胞、组织、器官和系统构成。

（1）哪一部分是构成人体结构的基本单位？

（2）组织与器官有哪些区别？

（3）人体由哪几大系统构成？

练习与
拓展

学习小结

参考答案

（于晓谟）

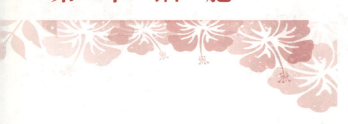

第二章　细　胞

细胞

案　例

患者，男，19岁。三个月前右肩部出现一无痛性肿块，大小为 2 cm×3 cm。近一月来肿物生长迅速，现达 20 cm×25 cm，局部皮肤张力高，肿块无压痛、无移动。针吸组织学病检为恶性骨肿瘤细胞。请问：

1. 正常细胞在光镜下的解剖结构如何？
2. 肿块快速生长，说明肿瘤细胞的数量及增殖周期有怎样的变化。

学习目标

1. 掌握：细胞在光镜下的基本结构。
2. 熟悉：细胞器的种类和功能；细胞核的结构组成及细胞周期的概念。
3. 了解：细胞周期中各期的结构特点。

知识点/
考点

4. 学会：显微镜的使用方法，并能在镜下观察细胞的结构。
5. 利用所学知识能够向群体解释"子代像父母""生男生女"由什么决定的遗传现象。

细胞是生物体形态结构和生命活动的基本单位。细胞各部分形态、结构和功能的变化，在一定程度上反映了机体的生理、病理变化。因此，离开了对细胞结构和功能的认识，就无法认识人体新陈代谢的基本过程和生理功能，也就无法理解人类疾病的发生、发展规律。

第一节　细胞的结构

一、细胞的化学组成和成分

　　组成细胞的生命物质，称原生质。其化学成分主要有碳（C）、氢（H）、氧（O）、氮（N）、硫（S）、磷（P）、氯（Cl）、钙（Ca）、钠（Na）、钾（K）、镁（Mg）、铁（Fe）等，其中以 C、H、O、N 4 种元素为主；此外，还有一些微量元素，如铜（Cu）、锌（Zn）、碘（I）等。由这些元素合成体内的无机物和有机物。

　　组成生物体的细胞化学成分极其相似，都含有水、无机盐等小分子物质和蛋白质、糖、脂质、核酸等大分子物质。

二、细胞的基本结构

　　组成人体的细胞，大小不一。人体内最大的细胞是卵细胞。

　　细胞的形态多种多样（图 2-1），与其功能相适应。凡是游离的细胞大多数呈球形或椭圆形，如血细胞和卵细胞。组织细胞受相邻细胞的制约，常呈扁平形、多角形、立方形、圆柱形、长梭形和星形等。细胞的结构要借助于显微镜才能看到，在光学显微镜下，可将细胞分为细胞膜、细胞质和细胞核 3 部分。细胞的超微结构需要通过电子显微镜才能看清；在电子显微镜下，可将细胞结构分为膜相结构和非膜相结构。

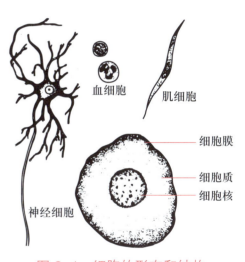

血细胞　　肌细胞

细胞膜

细胞质
细胞核

神经细胞

图 2-1　细胞的形态和结构

　　🎓 **学习提示**

　　动物细胞与植物细胞结构的不同点在于动物细胞没有细胞壁。

　　（一）细胞膜　　细胞膜是指包围在细胞外面的一层薄膜，又称质膜或单位膜。细胞膜有维持细胞形态和保护细胞的作用；同时在物质交换、接受刺激和传递信息等方面也有重要作用。

　　1. 细胞膜的形态结构　　在光学显微镜下看不清细胞膜结构，只呈一条致密的细线；在电子显微镜下，可见细胞膜从外向内为"暗-明-暗"相间的 3 层结构，这 3 层结构称单位膜。不仅细胞表面有膜，细胞核表面也有膜，细胞质中细胞器也有膜，都具有这 3 层结构，只是膜的厚度和成分不同。整个细胞的膜相结构都是在单位膜的基础上发展起来的，故也称生物膜。

2. 细胞膜的分子结构　目前液态镶嵌模型学说已被普遍接受（图2-2）。该模型认为：生物膜是一种流动的嵌有不同结构、不同功能蛋白质的脂质双分子层结构，即以液态的双层脂质分子为基架，其间镶嵌着不同结构和功能的蛋白质。膜上的蛋白质分子，有的镶嵌在脂质双层分子之间，称膜内在蛋白；有的附着在脂质双层分子的表面，称膜周边蛋白。糖分子多位于细胞膜的外表面，与蛋白质分子结合成糖蛋白，或与类脂分子结合成糖脂。

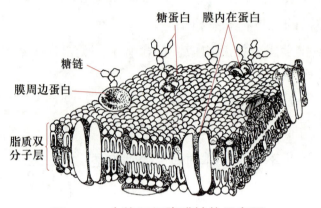

图2-2　电镜下细胞膜结构示意图

细胞的基本结构

学习提示

1. 膜内在蛋白与细胞膜的物质转运有关，膜周边蛋白与细胞的变形运动、吞噬、吞饮等功能有关，糖蛋白和糖脂与细胞的标识及抗原性有关。

2. 细胞膜在生理状态处于液晶态；温度降低，会转变成晶态，温度升高时又恢复为液态。

（二）细胞质　细胞质是细胞膜与细胞核之间的部分。包括细胞器、细胞骨架和基质。基质呈均匀透明的胶冻状，又称透明质，也称细胞液，其中含有许多具有一定形态结构的细胞器。光学显微镜下，可见的细胞器有：线粒体、高尔基复合体、中心体等。电镜下可看到内质网、核糖体、溶酶体、微管、微丝等。另外，基质中还含有一些不固定的有形成分，称内含物。

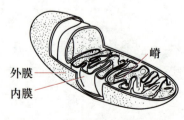

图2-3　线粒体结构示意图

1. 线粒体　光学显微镜下，线粒体呈柱状、杆状或线状（图2-3）。其直径为 $0.5\sim1.0\ \mu m$，长短不一。电镜下，线粒体呈由2层单位膜套叠而成的囊状结构。外膜光滑，内膜向内突起形成许多嵴。线粒体是细胞内含酶最多的细胞器，主要参与营养物质的氧化供能。因此，线粒体常被称为细胞的"动力工厂"。

2. 核糖体　电镜下核糖体为直径 15~25 nm 的致密小颗粒，没有被膜包裹。附着于内质网的表面或游离于基质中，是细胞内合成蛋白质的场所。

3. 内质网　是由单位膜包围形成大小不等的管、泡、扁囊状结构，相互连通，形成了连续的网状系统。根据功能和形态，可分为粗面内质网和滑面内质网（图 2-4）。

（1）粗面内质网：呈扁囊状，排列较为整齐，膜表面附着大量的核糖体颗粒。核糖体合成的蛋白经粗面内质网输送。

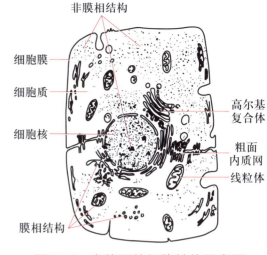

图 2-4　电镜下的细胞结构示意图

（2）滑面内质网：呈管泡样的网状结构，膜表面没有核糖体附着。其功能与糖、脂质和固醇类激素的合成及分泌有关。

4. 高尔基复合体　是由一层单位膜构成的膜性结构，位于细胞核周围，又称内网器。是细胞内的加工和运输系统，对内质网合成的蛋白质进一步加工、浓缩，形成分泌颗粒（图 2-4）。

5. 溶酶体　是由一层单位膜包围而成的圆形或卵圆形的囊状结构。内含多种酸性水解酶，能将蛋白质、多糖、脂质和核酸等物质水解成能被细胞利用的小分子物质，从而为细胞的代谢提供原料，是专门从事细胞内消化的细胞器。也可消化分解被细胞吞噬的病原微生物及其细胞碎片。

6. 中心体　位于细胞核附近，呈颗粒状，由两个中心粒构成，与细胞的分裂活动有关。属非膜相结构。

（三）细胞核　由核膜、核仁、染色质（染色体）和核基质构成。

1. 核膜　又称核被膜，由内外两层平行的单位膜组成。外膜表面常附着核糖体，可与内质网相连。在核膜表面，核膜上有核孔，是核与细胞质之间进行大分子物质交换的通道。

核膜的主要作用是控制核、质之间的物质和信息交流，对核内容物起保护作用。

2. 核仁　光镜下为均质、折光性很强的球形小体。一般 1~2 个或多个，是合成核糖体的场所。

3. 染色质与染色体　染色质是由脱氧核糖核酸（DNA）、组蛋白和少量核糖核酸（RNA）组成的线性复合结构，是遗传物质在分裂间期的存在形式。染色体是指细胞在分裂过程中由染色质聚缩而成的棒状结构。

染色体的数目是恒定的。人类体细胞有 46 条染色体，两两成对，共 23 对，其中 22 对常染色体，一对性染色体。每对常染色体的两条染色单体在结构和功能上完全一致；而性染色体则因性别不同而异，女性两条都为 X 染色体，男性则一条为 X 染色体，另一条为 Y 染色体。由于脱氧核糖核酸分子中含有许多遗传基因，因此染色体是遗传物质的载体。

4. 核基质 细胞核内除去染色质、核仁以外的核液部分，称核基质。

学习提示

1. 细胞的主要膜相结构有细胞膜、线粒体、内质网、高尔基复合体、溶酶体和核膜等；非膜相结构有核糖体、中心体、细胞基质、核仁、染色质和核基质等。

2. 染色体和染色质是同一物质在细胞分裂不同时期的两种表现形式。细胞进行分裂时染色质聚缩而成的棒状结构为染色体。如果染色体数目和结构发生异常，将会引起各种遗传性疾病。

细胞核

第二节 细胞增殖

细胞增殖是指细胞连续分裂，并且分裂后细胞保持遗传一致性的过程。在细胞增殖的过程中，细胞数量增加，但其遗传特性是保持一致的。

一、细胞周期的概念

细胞周期是指连续分裂的细胞，从上一次有丝分裂结束开始到下一次有丝分裂终了为止所经历的过程。（在整个过程中，细胞内的遗传物质经过复制，然后平均分配到两个子细胞中）。细胞周期可分为 4 期：合成前期（G_1）、合成期（S）、合成后期（G_2）和有丝分裂期（M 期）。细胞在一个细胞周期过程中所需的时间，称细胞周期时间。不同生物、组织以及在机体发育的不同阶段，细胞周期时间是不同的。一般来说，合成期、合成后期和分裂期的时间变化较小，而合成前期持续的时间变化差异较大。根据细胞增殖情况，可将细胞分为 3 类：① 连续分裂的细胞，又称周期性细胞，如表皮的基底层细胞和部分骨髓细胞等；② 暂时不分裂细胞，即暂从 G_1 期退出增殖周期，但在适宜刺激之下可重新进入细胞周期的细胞，也称 G_0 期细胞，如某些淋巴细胞或肝细胞等；③ 终身不分裂细胞，这些细胞不可逆地脱离细胞周期，丧失分裂能力，保持生理功能，如神经细胞、肌细胞及多形核白细胞等，损伤后很难恢复。

细胞周期

二、细胞周期中各期特点

（一）合成前期（G_1 期） G_1 期是细胞生长的主要阶段，也是为进入 S 期准备必要的物质基础时期。此期特点是细胞物质代谢活跃，迅速进行生物合成，产生大量的 RNA 和蛋白质，细胞体积显著增大。

细胞周期中，G₁期的时间变化最大，不同类型的周期时间差异主要是 G_1 期时间不同所致。当细胞受到环境因素的影响而发生周期性变化时，主要是 G_1 期时间发生改变。因此，G_1 期的长短变化是细胞对环境条件变化的一种自身调节。

（二）合成期（S 期）　细胞由 G_1 期进入 S 期，主要是进行 DNA 的复制，组蛋白和非组蛋白等染色质蛋白的合成。DNA 复制是细胞增殖的关键，只要 DNA 复制一开始，细胞的增殖活动就会进行下去，直到分裂成两个细胞为止。

（三）合成后期（G_2 期）　此期主要为 M 期作多种结构及功能准备。此期细胞继续进行 DNA 和蛋白质的合成，进行细胞生长。同时合成一些特殊蛋白质，如合成一种可溶性蛋白激酶，以便引起核破裂，也可合成使染色体聚集的成熟促进因子，构成纺锤丝的微管蛋白。

（四）分裂期（M 期）　此期将细胞核内染色体精确均等地分配给两个细胞，使分裂后的细胞保持遗传上的一致性。

在细胞周期时间中，M 期占用的时间最短，但细胞的形态结构变化最大，此期极明显的形态变化主要表现在染色体分裂过程中出现纺锤丝，故称有丝分裂。根据细胞核的形态变化人为地分为前、中、后、末等 4 个时期（图 2-5）。

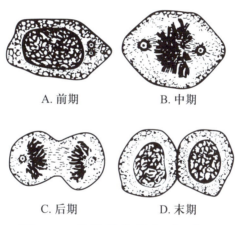

A. 前期　　　　B. 中期

C. 后期　　　　D. 末期

图 2-5　细胞的有丝分裂示意图

细胞
有丝分裂

1. 前期　染色质凝集形成染色质丝，通过螺旋化；逐渐缩短、变粗，形成具有一定数目、形态的染色体。每条染色体都在 S 期经复制，含有完全相同的两条同源染色单体，也称姐妹染色体，借着丝粒相连形成一条染色体。细胞核膨大。

在此期间，已经复制过的两个中心粒分开，移向相对的两极，在中心粒的周围出现辐射状排列的微管，构成星体，中间以纺锤丝相连形成纺锤体。此后核仁消失，核膜崩解。

2. 中期　染色体在纺锤丝的牵引下逐渐移向细胞中央，排列形成赤道板。由星体、纺锤体、染色体组成复合装置，专门执行有丝分裂功能，确保完全相同的两套染色体均等地分配给两个子细胞。

3. 后期　两个着丝点分开，拉动两条同源染色单体分开，并移向两极，在两极合并成团。

4. 末期　染色体到达两极后，解旋并伸长为细线，核仁重新出现，每组染色单体周围重新生成核膜。与此同时，细胞膜中部不断内陷，产生分裂沟。分裂沟逐渐加深，最后在此处断裂，将细胞分裂成两份，形成两个子细胞。

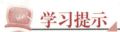 **学习提示**

细胞周期不能描述为从本次分裂开始到本次分裂终了为止所经历的过程。

本章内容概要

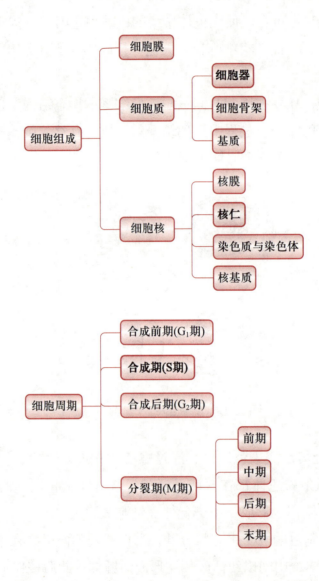

练习与思考

一、单项选择题

1. 被称为细胞能量加工厂的细胞器是（　　　）。

 A. 线粒体   B. 高尔基复合体   C. 溶酶体

 D. 内质网   E. 核糖体

2. 细胞内的"消化器官"是（　　　）。

 A. 线粒体   B. 高尔基复合体   C. 溶酶体

 D. 内质网   E. 微体

3. 有关核膜的描述，错误的是（　　　）。

 A. 由 3 层单位膜构成   B. 膜上有孔   C. 外表附有核糖体

 D. 与内质网相连   E. 保护细胞核内容物

4. 有关人染色体的描述，错误的是（　　　）。

 A. 体细胞有 23 对染色体   B. 女性的性染色体是 XX 型

 C. 主要的化学成分是 RNA 和蛋白质   D. 是遗传物质的携带者

 E. 男性的性染色体是 XY 型

5. DNA 合成的时期是（　　　）。

 A. G_1 期   B. S 期   C. M 期

 D. G_2 期   E. 以上均不正确

6. 细胞周期的长短不同，主要取决于（　　　）。

 A. G_1 期   B. S 期   C. M 期

 D. G_2 期   E. 以上均不正确

7. 纺锤体的形成是在细胞分裂期的（　　　）。

 A. 前期   B. 中期   C. 后期

 D. 末期   E. 分裂间期

8. 形成赤道板是在细胞分裂期的（　　　）。

 A. 前期   B. 中期   C. 后期

 D. 末期   E. 分裂间期

9. 核仁、核膜的消失是在细胞分裂期的（　　　）。

 A. 前期   B. 中期   C. 后期

 D. 末期   E. 分裂间期

10. 核仁、核膜的再次出现和生成是在细胞分裂期的（　　　）。

A. 前期 　　　　　　　B. 中期 　　　　　　　C. 后期

D. 末期 　　　　　　　E. 分裂间期

二、讨论与思考

1. 小芳的丈夫重男轻女思想严重，他声称有祖传秘方可以让小芳在确认怀孕后服用，然后肯定生男孩。请问：

（1）此秘方是否可以在怀孕后改变胎儿性别？

（2）性别是由什么决定的，它属于细胞的哪一部分？

2. 根据本章学习内容总结细胞在电镜下的膜相结构和非膜相结构各有哪些？

练习与　　　　　学习小结　　　　参考答案
拓展

（黄艺华）

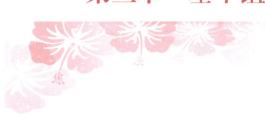

基本组织

 案　例

　　患者，男，20岁，因3天前受凉后出现咳嗽、咳痰，加重1天入院，咳嗽为阵发性，夜间加重，咳出黏稠黄浓痰。查血常规：白细胞总数 $18×10^9$/L，中性粒细胞0.85。初步诊断为急性细菌性支气管炎，皮试阴性后，给予头孢曲松抗炎治疗，一周后痊愈出院。请问：

　　1. 支气管黏膜上皮是哪种上皮？该上皮的结构与痰液的产生及排出有何关系？

　　2. 白细胞总数和分类的正常值是多少？该患者白细胞总数及分类增高有何临床意义？

　　3. 皮试是将药物注入组织的哪一层？

　　4. 患者因咳嗽剧烈而引起胸痛，这种痛感是依靠哪一种组织感受到的？

学习目标

　　1. 掌握：基本组织的分类；被覆上皮的分类及结构特点；结缔组织的细胞组成；血液的构成及血细胞和血红蛋白的正常值；肌组织的分类和结构特点；神经组织的构成和神经元的结构及分类；神经纤维的定义和分类。

知识点/
考点

　　2. 熟悉：上皮组织的特殊结构；腺的分类与组成；结缔组织的三种纤维成分；软骨的分类及分布；血清与血浆的区别；肌节的概念；神经胶质细胞的分类和突触的概念与组成。

　　3. 了解：骨质的分类及结构组成；神经末梢的分类及功能。

　　4. 学会：在显微镜下观察单层柱状上皮、复层扁平上皮、疏松结缔组织、血涂片、骨骼肌、心肌、平滑肌、神经元的微细结构。

5. 能够利用红细胞的结构与功能，胜任对一氧化碳中毒的预防和急救的卫生宣教工作。

细胞是构成机体的基本结构和功能单位。许多形态相似、功能相近的细胞借细胞间质组合在一起所形成的结构称组织。组成人体的基本组织有上皮组织、结缔组织、肌组织和神经组织4类。

第一节　上皮组织

上皮组织由大量而密集的细胞和极少量细胞间质相互结合在一起，通常简称上皮。上皮组织具有保护、分泌、吸收和排泄等功能。根据分布和功能的不同，可将上皮组织分为被覆上皮和腺上皮等。

一、被覆上皮

被覆上皮覆盖于身体表面或衬贴在空腔器官的内表面，其特点是：① 细胞数量多、排列紧密，细胞间质极少。② 上皮组织有极性：朝向体表或管腔的一面称游离面，另一面朝向深部的结缔组织称基底面。③ 上皮组织中没有血管，细胞所需的营养由深部的结缔组织内的血管透过基膜供给。

学习提示

生活中所谓"擦了一层皮儿"，即指上皮组织被擦伤，创面不出血，因上皮组织无血管。

（一）被覆上皮的类型及分布　根据细胞的排列层次和形态，被覆上皮可分为如下几类：

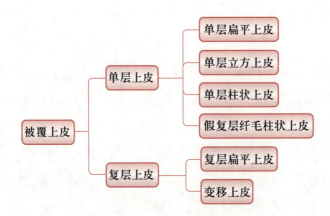

1. **单层扁平上皮**　由一层极薄的扁平细胞组成。表面观：细胞呈不规则或多边形，细胞核为椭圆形，位于细胞中央。细胞边缘呈锯齿状或波浪状，互相嵌合。垂直切面观：细胞呈梭形，细胞核为扁椭圆形，位于细胞中央，细胞质少（图3-1）。

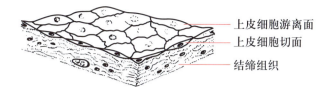

上皮细胞游离面
上皮细胞切面
结缔组织

图 3-1　单层扁平上皮立体模式图

分布于心血管、淋巴管内表面的单层扁平上皮，称内皮。内皮游离面光滑，有利于血液和淋巴液的流动及物质交换。分布于胸膜、腹膜和心包膜等处表面的单层扁平上皮，称间皮。间皮能分泌浆液，减少器官间的摩擦，有利于器官的活动。

学习提示

内皮遭到破坏，即易形成血栓，影响血液流动；间皮遭到破坏，即易形成器官之间的粘连。

2. **单层立方上皮**　由一层近似立方形的细胞组成。表面观：细胞呈六边形或多边形。垂直切面观：细胞近似立方形；细胞核圆，位于细胞中央。单层立方上皮主要分布于甲状腺、肝的小叶间胆管和肾小管等处，具有分泌和吸收的功能（图 3-2）。

3. **单层柱状上皮**　由一层棱柱状细胞组成。表面观：细胞呈六边形或多边形。垂直切面观：细胞呈柱状，细胞核椭圆形，多位于靠近细胞基底部。有些单层柱状上皮的细胞之间有许多散在的杯状细胞，形似高脚酒杯，顶部膨大而充满黏液性分泌颗粒。单层柱状上皮分布于胃、肠、子宫和输卵管等处，具有保护、分泌和吸收功能（图 3-3）。

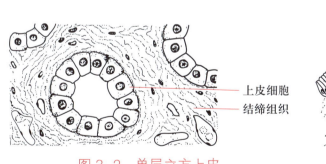

上皮细胞
结缔组织

图 3-2　单层立方上皮

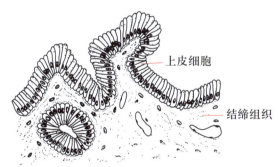

上皮细胞

结缔组织

图 3-3　单层柱状上皮

4. **假复层纤毛柱状上皮**　由柱状细胞、梭形细胞、锥体形细胞和杯状细胞组成。柱状细胞最多，且游离面有纤毛。只有柱状细胞和杯状细胞的顶端伸到上皮的游离面。由于细胞形态不同、高矮不一，细胞核的位置也参差不齐，从侧面观察：很像复层上皮，但这些高矮不等的细胞都附着于基膜上，故实为单层，因此而得名为假复层纤毛柱状上皮。这种上皮主要分布于呼吸道黏膜（图 3-4）。

学习提示

　　杯状细胞能分泌黏液，可以黏附尘粒，通过纤毛有节律性地向喉口方向摆动，并排出体外，对呼吸道有湿润和清洁保护作用。

　　5. 复层扁平上皮　又称复层鳞状上皮，由多层不同形态的细胞组成。上皮的垂直切面观：其浅层为数层扁平状细胞，中层为数层多边形细胞，基底层为立方或矮柱状细胞。基底层细胞具有分裂增殖能力，新生的细胞不断向中层、浅层推移，以补充衰老、脱落的表层细胞（图3-5）。

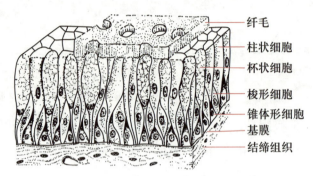

图3-4　假复层纤毛柱状上皮模式图

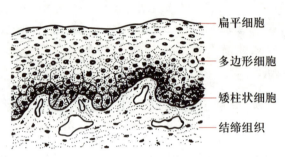

图3-5　复层扁平上皮

学习提示

　　复层扁平上皮分布于皮肤的表皮，其浅层细胞核消失，细胞质内充满大量角蛋白，并不断地脱落（鳞屑或头皮屑），为角化型；分布于口腔、食管和阴道等处的黏膜，其浅层细胞可见细胞核，细胞质内角蛋白少，为非角化型。复层扁平上皮具有较强的耐摩擦、保护和修复功能。

　　6. 变移上皮　又称移行上皮，由多层大小不等的细胞组成，细胞的形态和层数随器官容积的改变而发生相应的改变，故称变移上皮。上皮的垂直切面观：当器官空虚时，器官壁变厚，上皮也变厚，细胞层次增多，此时浅层细胞呈大立方形，有的细胞含有两个细胞核，中层细胞为多边形，基底层细胞为矮柱状或立方形；当器官扩张时，器官壁变薄，上皮也变薄，细胞层次减少，细胞形态也变扁。变移上皮分布于肾盏、肾盂、输尿管和膀胱等处的黏膜，具有保护功能（图3-6）。

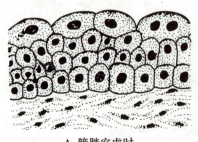
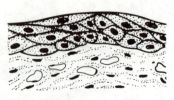
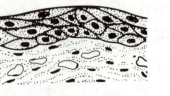

上皮组织

A. 膀胱空虚时　　　　　B. 膀胱充盈时

图3-6　变移上皮

（二）上皮组织的特殊结构

1. 游离面

（1）微绒毛：由细胞膜和细胞质向表面共同形成细小的指状突起，只有在电镜下才能清晰可见。光镜下可见细胞游离面呈纵纹状，又称纹状缘或刷状缘。微绒毛显著地扩大细胞表面积，有利于细胞的吸收功能，主要分布于小肠和肾小管黏膜。

（2）纤毛：由细胞膜和细胞质向表面共同形成较长的指状突起，比微绒毛粗而长，在光镜下可看见。纤毛能定向地进行有节律性的摆动，使附于表面的分泌物和异物定向推送，从而清除异物，对机体起保护作用。

学习提示

长期吸烟对纤毛清除功能有明显的损害，破坏纤毛与黏液之间的互动，从而降低了纤毛的输送能力。

2. 基底面　在上皮的基底面与结缔组织之间有一层半透明膜状结构称基膜。它对上皮起连接和支持作用，并通过基膜与结缔组织之间进行物质交换。

3. 侧面　上皮细胞之间相邻面有多种连接结构。常见的连接有紧密连接、中间连接、桥粒和缝隙连接（图 3-7）。

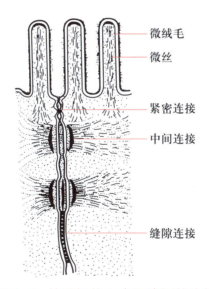

——微绒毛
——微丝
——紧密连接
——中间连接
——缝隙连接

图 3-7　单层柱状上皮细胞间的连接

学习提示

细胞间的连接使细胞连接更紧密，有利于防止细菌及大分子物质侵入细胞间隙；另外，在相邻细胞间进行物质交换和信息传递等方面也有重要作用。

二、腺上皮和腺

腺上皮是专门行使分泌功能的上皮，主要由腺细胞构成。以腺上皮为主要成分构成的器官，称腺或腺体。

腺是在胚胎时期，由上皮细胞下陷到结缔组织中分化而成。腺形成后，留有导管的腺，称外分泌腺，如肝、唾液腺和汗腺等。无导管的腺，称内分泌腺，如甲状腺、肾上腺和垂体等。外分泌腺由分泌部和导管两部分组成。

第二节　结缔组织

结缔组织由少量的细胞和大量的细胞间质组成。细胞数量少，但种类多，散布于细胞间质中；细胞间质多，由均匀质状的基质和细丝状的纤维构成，基质可呈液体状、胶体状或固体状。主要起连接、支持、营养和保护等作用。结缔组织分布广泛，形态多样，有固有结缔组织、软骨组织、骨组织、血液和淋巴（表3-1）。

表3-1　结缔组织分类及分布

类型	基质状态	分类	分布
固有结缔组织	胶状物	疏松结缔组织	细胞、组织和器官之间
		致密结缔组织	真皮、肌腱和韧带
		脂肪组织	皮下组织和器官之间
		网状组织	淋巴器官和骨髓
软骨组织	固体状		气管、肋软骨和会厌软骨等
骨组织	固体状		骨
血液	液体状		心及血管
淋巴	液体状		淋巴结和淋巴管道

一、固有结缔组织

固有结缔组织，按其结构和功能不同分为疏松结缔组织、致密结缔组织、脂肪组织和网状组织。

（一）疏松结缔组织　疏松结缔组织又称蜂窝组织，其结构特点是细胞种类较多而数量少，细胞间质中的基质多、纤维少且排列疏松而不规则。疏松结缔组织广泛分布于器官之间、组织之间和细胞之间，具有连接、支持、营养、防御、保护和修复等功能（图3-8）。

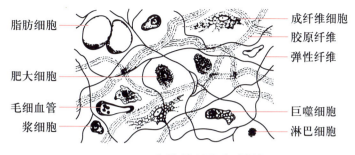

脂肪细胞　　　　　　　　　　　　　　　成纤维细胞
　　　　　　　　　　　　　　　　　　　胶原纤维
　　　　　　　　　　　　　　　　　　　弹性纤维
肥大细胞

毛细血管　　　　　　　　　　　　　　　巨噬细胞
浆细胞　　　　　　　　　　　　　　　　淋巴细胞

图 3-8　疏松结缔组织铺片

1. 细胞

（1）成纤维细胞：是疏松结缔组织中的主要细胞成分。细胞扁平有突起呈星状，细胞质丰富，呈弱嗜碱性。细胞核大，呈椭圆形，染色浅。成纤维细胞能合成纤维和基质，在创伤愈合中起重要作用。

🎩 **学习提示**

1. 当局部组织发生炎症或受损时，在该处可聚集大量的成纤维细胞，并与增生的毛细血管共同修复创面，形成淡红色的新生组织。成纤维细胞在合成胶原纤维的过程中需要维生素 C 等，因此手术及创伤后应适当补充维生素 C，以促进伤口愈合。

2. 糖皮质激素可抑制成纤维细胞合成蛋白质，有防止炎性组织粘连及瘢痕增生之功效。

（2）巨噬细胞：来源于血液中的单核细胞，细胞呈圆形或椭圆形并有较小的突起。细胞质内含有丰富的溶酶体、吞饮小泡和吞噬体。细胞核小，呈圆形，染色深。巨噬细胞有重要的防御功能，具有变形运动和很强的吞噬能力，能吞噬和清除异物、细菌和衰老死亡的细胞；还能分泌多种生物活性物质，参与机体免疫。

🎩 **学习提示**

巨噬细胞是由血液内单核细胞穿出血管后而成。当有炎症或异物刺激时，可做变形运动，吞噬细菌、异物和衰老死亡的细胞。一般在适宜环境中可存活 2～3 周。

（3）脂肪细胞：常沿血管分布，细胞常单个或成群存在。细胞呈卵圆形或圆形，细胞质内充满脂滴，故细胞核常被挤向一边。在制作切片时，脂滴被溶解呈空泡状。脂肪细胞具有合成和贮存脂肪的功能，参与脂质代谢。

（4）肥大细胞：细胞较大呈圆形或卵圆形，细胞核较小而圆，位于细胞的中央，细胞质内充满粗大颗粒，颗粒中含有肝素、组胺和慢反应物质等。

肝素有抗凝血作用，组胺和慢反应物质参与免疫应答，与过敏反应有关。

（5）浆细胞：细胞来源于血液中的 B 淋巴细胞，在抗原刺激下 B 淋巴细胞增殖而形成。细胞呈圆形或卵圆形，细胞质嗜碱性，细胞核为圆形，偏于细胞的一侧，染色质粗大，从核中心向核膜呈辐射状排列，故核形似车轮状。浆细胞有合成、贮存和分泌免疫球蛋白即抗体的功能，参与体液免疫。

体液免疫是抗原刺激机体后，由浆细胞产生的具有免疫功能的球蛋白，与相应抗原结合发生反应。

（6）未分化的间充质细胞：常分布在小血管周围，属于胚胎发育中留下来的分化程度较低的一种细胞。在炎症与创伤时可增殖分化为成纤维细胞。

2. 纤维

（1）胶原纤维：是结缔组织的主要纤维，而且含量最多。胶原纤维由很细的胶原原纤维构成，新鲜时呈白色，故称白纤维。胶原纤维呈束状排列，波浪状，互相交织。在 HE 染色的组织切片中呈嗜酸性，着浅红色。胶原纤维的韧性大，抗拉力强。

（2）弹性纤维：比胶原纤维细，新鲜时呈黄色，故称黄纤维。弹性纤维较细，直行有分支而且断端常卷曲。弹性纤维富有弹性，而韧性差。

（3）网状纤维：在疏松结缔组织中含量很少。是较细、分支多的纤维，常彼此交织成网。HE 染色不着色，用硝酸银染色呈黑色，故称嗜银纤维。它主要分布在结缔组织与其他组织交界处。

3. 基质 基质是一种均质胶状物质，有一定黏性，它的主要化学成分是蛋白多糖和水等。蛋白多糖的分子排列较紧密，能阻止细菌、异物的通过，起到屏障作用。基质中含有从毛细血管渗出的液体称组织液。组织液始终不断地循环更新，有利于血液与细胞间的物质交换，成为组织和细胞赖以生存的内环境。

有些细菌、肿瘤细胞和蛇毒液中含有透明质酸酶，能使透明质酸水解，降低基质的黏性，致使异物和毒素扩散，危及身体健康。

疏松结缔
组织

（二）致密结缔组织 致密结缔组织是一种以纤维为主要成分的固有结缔组织，其结构特点是：纤维粗大，排列致密，细胞和基质少。细胞主要是成纤维细胞。纤维是大量的胶原纤维和弹性纤维。致密结缔组织主要分布在皮肤的真皮、肌腱、韧带和骨膜等处，有保护、支持和连接等功能（图3-9）。

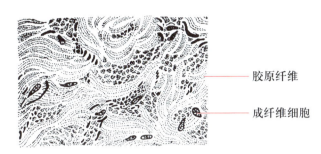

　　　　　　　　　　　胶原纤维

　　　　　　　　　　　成纤维细胞

图 3-9　致密结缔组织

学习提示

肌腱和韧带的胶原纤维沿着受力方向密集平行排列成束，具有较强的抗拉力作用。

（三）**脂肪组织**　脂肪组织由大量脂肪细胞聚集而成，常被疏松结缔组织分隔成许多小叶。主要分布于皮下组织、网膜、肠系膜和肾周围等处，具有贮存脂肪、缓冲压力和维持体温等功能。

学习提示

脂肪组织约占正常体型成人体重的10%，贮存大量能量，故为体内最大的"能量库"。

（四）**网状组织**　网状组织由网状细胞、网状纤维和基质构成。网状细胞呈星形、多突起状，相邻细胞的突起彼此连接成网。网状纤维沿网状细胞分布，彼此之间也交织成网，但由网状细胞的突起包裹，共同构成网状结构。它主要分布于骨髓、脾和淋巴结等处，参与构成这些器官的支架，为血细胞的发生和淋巴细胞发育提供适宜的微环境。

二、软骨组织和软骨

（一）**软骨组织**　软骨组织由软骨细胞、纤维和基质构成。基质呈凝胶状，主要由软骨蛋白和水构成。纤维包埋于基质中，基质中有软骨陷窝，陷窝内容纳软骨细胞。在软骨周围的软骨陷窝较小，陷窝内是幼稚的软骨细胞，越向软骨中央软骨陷窝越大，而每个陷窝内可有2个至数个软骨细胞，软骨中无神经与血管。

（二）**软骨**　由软骨组织及周围的软骨膜构成。软骨膜为致密结缔组织，内含血管、神经和软骨细胞，对软骨的生长发育及创伤修复具有重要作用。

根据软骨组织中纤维种类及数量的不同，软骨可分为透明软骨、弹性软骨及纤维软骨。

1. 透明软骨　主要分布于喉、气管、支气管、肋软骨和关节面等处，新鲜时呈半透明状，较脆，易折断。内含有少量胶原纤维（图3-10）。

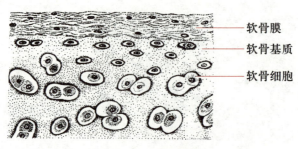

　　　　　　　　　　　　　　　　　　　　　　软骨膜
　　　　　　　　　　　　　　　　　　　　　　软骨基质
　　　　　　　　　　　　　　　　　　　　　　软骨细胞

图 3-10　透明软骨

2. 弹性软骨　间质内含有大量交织成网的弹性纤维，其弹性和韧性较强，主要分布于耳廓及会厌等处。

3. 纤维软骨　间质内含有大量平行或交叉排列的胶原纤维束。主要分布于耻骨联合和椎间盘等处。

三、骨组织

骨组织由骨细胞和钙化的细胞间质构成，机体内 90% 的钙盐存在于骨组织中，骨是人体最大的钙库。

（一）骨组织的结构

1. 骨基质　即骨的细胞间质，由有机质和无机质组成，有机质为胶原纤维，无机质为钙盐。骨胶原纤维被黏合在一起并在钙盐沉积形成骨板，骨板内或骨板之间有许多小腔，称骨陷窝。骨陷窝向周围呈放射状伸出许多小管，称骨小管。相邻的骨陷窝借骨小管互相连通。

学习提示

若骨基质中相对有机质多、无机质少，则骨具有韧性，骨折多为"青枝"型；反之，骨的脆性大，骨折多为"粉碎"型。

2. 骨细胞　是一种扁椭圆形的星状细胞。胞体位于骨陷窝内，其突起伸入到骨小管内，相邻的骨细胞借突起互相连接。

（二）骨的结构

骨组织聚合在一起，形成了骨的主体——骨质，而骨质又因结构的不同分为骨密质和骨松质两种。

1. 骨密质　骨密质分布于骨的表面和长骨的骨干，结构致密。由3种骨板构成：① 环骨板：包括内环骨板和外环骨板，构成骨密质的内、外层。② 骨单位：又称哈弗斯系统，位于内、外环骨板之间。由以中央管为中心，周围呈同心圆排列的筒状骨板构成。中央管内有血管和神经穿行。③ 间骨板：是一类外形不规则的骨板，位于骨单位之间（图3-11）。

2. 骨松质 骨松质分布于骨的内部和长骨的两端，呈海绵状，由骨小梁连接而成。骨小梁呈细小的片状或针状，由平行排列的骨板和骨细胞构成。

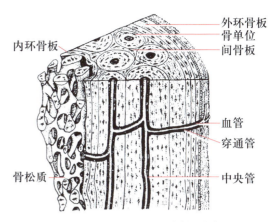

图3-11 长骨骨干结构模式图

四、血液

血液由血浆和血细胞构成。血浆相当于细胞间质，血细胞分为红细胞、白细胞和血小板。成人血量为 4 000~5 000 mL，占体重的 7%~8%。

学习提示

若血量不足就会引发器官代谢障碍和功能损害。一般成人一次失血不超过全身血量的10%，或低于500 mL，没有明显症状出现，机体可以很快地补充而恢复正常。因此一个健康人一次献血200~400 mL，不会有任何损害。如一次失血达到了总血量的20%，机体代偿功能将不足，就会出现血压下降、脉搏加快、四肢厥冷、眩晕、口渴、恶心和乏力等现象，甚至可昏倒。如果失血量达总血量的30%以上时，如不及时抢救，就会危及生命。

将血液抽出放入加有抗凝剂的试管中，静置或离心后，可见血液分成了上、下两层，上层淡黄色的透明液体为血浆，占55%，下层暗红色的是红细胞，占44%，两层之间乳白色的为白细胞和血小板，占1%。血细胞在全血中所占的容积百分比，称血细胞比容。成年男性血细胞比容为40%~50%，女性为37%~48%。当红细胞数量或血浆容量发生改变时，血细胞比容也受到影响。

学习提示

某些贫血患者，红细胞数量少，血细胞比容减少；严重脱水的患者，血浆容量减少，血细胞比容增加。

（一）血浆 血浆为淡黄色液体，其主要成分90%是水，其余为白蛋白（清蛋白）、球蛋白、纤维蛋白原、酶、激素、糖、脂质、维生素、无机盐和代谢产物等。从血浆中去除纤维蛋白原后，所形成的淡黄色透明液体，称血清。

（二）血细胞

1. 红细胞　成熟的红细胞呈双凹面圆盘状，直径为 7~9 μm，表面光滑，无细胞核和细胞器，细胞质中充满大量的血红蛋白（见书末彩页）。红细胞的生理功能是运输 O_2 和少量 CO_2，并缓冲酸碱平衡。红细胞在红骨髓中生成，其平均寿命为 120 天。铁和蛋白质是红细胞生成的主要原料，维生素 B_{12} 和叶酸是促使红细胞成熟的因子。衰老的红细胞，脆性大、易破裂，在流经肝和脾时可被吞噬和破坏。

> **学习提示**
>
> 1. 红细胞和 O_2 结合过程中，血红蛋白中的 Fe^{2+} 未被氧化成 Fe^{3+}，而是可逆地与 O_2 结合为氧合血红蛋白，若血红蛋白中的 Fe^{2+} 氧化成 Fe^{3+}，则失去携氧能力。
>
> 2. 若摄入铁不足，可导致缺铁性贫血（低色素小细胞性贫血）；维生素 B_{12} 和叶酸缺乏可产生巨幼红细胞性贫血。当脾功能亢进时，可使红细胞破坏增多，引起脾性贫血。

正常成年男性红细胞的正常值为 $(4.0~5.5)×10^{12}/L$，女性为 $(3.5~5.0)×10^{12}/L$。血红蛋白的正常含量：男性是 120~160 g/L，女性是 110~150 g/L。

> **学习提示**
>
> 红细胞的数量和血红蛋白的含量，可随生理和病理变化而变化。一般认为红细胞少于 $3.0×10^{12}/L$，血红蛋白低于 100 g/L，称贫血。

在正常人的血液中，还存在一种尚未完全成熟的红细胞，这种细胞称网织红细胞，它占红细胞总数的 0.005~0.015。

2. 白细胞　在血液中呈球形（见书末彩页）。它能以变形运动穿过毛细血管壁，进入结缔组织。白细胞分为两类：细胞质内有特殊颗粒的，称粒细胞；无特殊颗粒的，称无粒细胞。白细胞的分类及正常值如下：

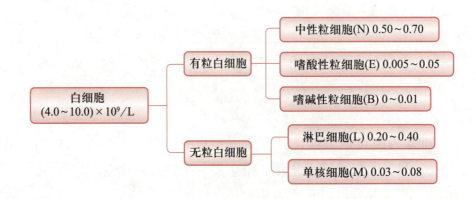

　　（1）粒细胞：根据其所含特殊颗粒的嗜色性，又可分为中性粒细胞、嗜酸性粒细胞和嗜碱性粒细胞。

　　1）中性粒细胞：直径为 10~12 μm，细胞核多数分为 2~5 叶，核叶之间有细丝相连，也有少数细胞核呈腊肠形，称杆状核。细胞核分叶少或不分叶的细胞比较幼稚；分叶多的，比较衰老。细胞质内有染成淡紫红色的颗粒，颗粒较小，分布均匀。

学习提示

　　中性粒细胞具有变形运动和吞噬异物的能力，在体内起重要的防御作用。当细菌侵入机体某一部位时，大量的中性粒细胞变形运动，穿出毛细血管聚集在细菌的周围和病灶部位，吞噬细菌和异物，并进行消化分解。在急性化脓性炎症时，中性粒细胞本身也受损死亡，成为脓细胞。

　　2）嗜酸性粒细胞：直径为 10~15 μm，细胞核多数为 2 叶。细胞质内含有嗜酸性颗粒，颗粒较大，大小均匀，染成橘红色。颗粒中含有多种酶，如组胺酶等。嗜酸性粒细胞能吞噬抗原抗体复合物。

学习提示

　　在患过敏性疾病及某些寄生虫病时，嗜酸性粒细胞增多。

　　3）嗜碱性粒细胞：直径为 10~11 μm，细胞核呈 S 形或不规则形，染色较淡。细胞质内含有嗜碱性颗粒，颗粒的大小不一，分布不均，染成紫蓝色。颗粒中含有肝素、组胺和慢反应物质等。

学习提示

　　肝素有抗凝作用，组胺和慢反应物质参与过敏反应。

　　（2）无粒细胞：包括淋巴细胞和单核细胞。

　　1）淋巴细胞：呈圆形或椭圆形，大小不一，直径为 6~16 μm。细胞核呈圆形或椭圆形。细胞核相对较大，染成深蓝色。细胞质很少，染成天蓝色。

学习提示

　　根据细胞膜的表面结构和免疫功能等方面的差别，还可分为 T 淋巴细胞和 B 淋巴细胞等数种。T 淋巴细胞能识别、攻击和杀灭异体细胞；B 淋巴细胞能转化为浆细胞，产生抗体。

2）单核细胞：是血液中最大的细胞，直径为 14~20 μm。单核细胞呈圆形或椭圆形。细胞核呈肾形、蹄铁形或不规则形，染色浅淡。细胞质较多，染成灰蓝色。单核细胞具有活跃的变形运动和一定的吞噬能力，进入结缔组织后，即分化成巨噬细胞。

（三）血小板　呈双面微凸圆盘状，直径为 2~4 μm（见书末彩页）。健康成人血液中血小板正常值为（100~300）× 10^9/L。在血液涂片标本中，血小板多成群分布在血细胞之间，其外形不规则，中央部染成紫红色，周围部染成浅蓝色。血小板有维持毛细血管内皮细胞的完整性和参与生理性止血的功能。

学习提示

1. 当血小板数量减少时，毛细血管通透性和脆性增大，可引起皮肤和黏膜出现出血点或紫癜。

2. 临床上用小针刺破耳垂或指尖使血液自然流出，然后测定出血延续的时间，这段时间称出血时间，正常为 1~3 min。血液自流出血管至出现纤维蛋白细丝的时间，称凝血时间，正常为 2~8 min。

生命赞歌：向骨髓捐献者致敬

第三节　肌　组　织

肌组织主要由肌细胞构成。肌细胞之间有少量结缔组织、血管、淋巴管和神经等。肌细胞细而长，呈纤维状，因此又称肌纤维。细胞膜称肌膜，细胞质称肌质，肌质（或肌浆）内有许多丝状的肌原纤维。肌纤维的收缩是由肌原纤维来实现的。根据肌组织的形态结构和功能特点，可分为骨骼肌、心肌和平滑肌。

一、骨骼肌

骨骼肌由平行排列的骨骼肌纤维构成。分布于头颈、躯干和四肢。骨骼肌表面有结缔组织膜包绕，含有丰富的血管和神经，对肌组织起支持、营养和保护作用。

（一）骨骼肌纤维的一般结构　骨骼肌纤维呈细长圆柱状，长短不一。细胞核呈扁椭圆形，数量多，紧贴于肌膜的内侧面。肌质中有大量平行排列的肌原纤维，呈细丝状，每条肌原纤维有许多明暗相间的带，所有的肌原纤维的明带（又称 I 带）和暗带（又称 A 带）相互对齐，排列在同一平面上，因此肌纤维就呈现出明暗相间的横纹（图 3-12）。

肌原纤维暗带的中间部有一浅色的窄带，称 H 带；在 H 带的中央有一薄膜，称 M 线或 M 膜。明带的中央有一薄膜，称 Z 线或 Z 膜。相邻两个 Z 线之间的一段肌原纤维，称肌节。肌节是肌原纤维的结构和功能单位（图 3-13）。

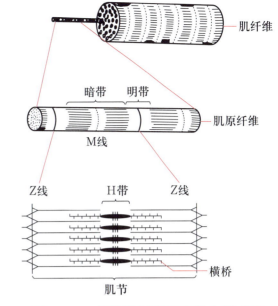

图 3-13　骨骼肌纤维逐级放大模式图

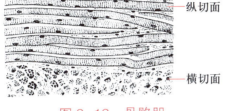

图 3-12　骨骼肌

（二）骨骼肌纤维的超微结构

1. 肌丝　每条肌原纤维由许多粗肌丝和细肌丝构成。

（1）粗肌丝：由肌球蛋白（也称肌凝蛋白）分子组成，位于暗带中，中点固定于 M 线上，两端部分有伸向周围的小突起称横桥，横桥内有 ATP 酶。

（2）细肌丝：由肌动蛋白（也称肌纤蛋白）、原肌球蛋白和肌钙蛋白组成，位于 Z 线两侧，一端固定于 Z 线上，另一端伸入粗肌丝之间，达 H 带边缘。

2. 横小管　是肌膜向肌浆内凹陷而形成的横行小管，位于明带和暗带交界处，并围绕在每条肌原纤维的周围，是兴奋从肌膜传入肌纤维内部的通道（图 3-14）。

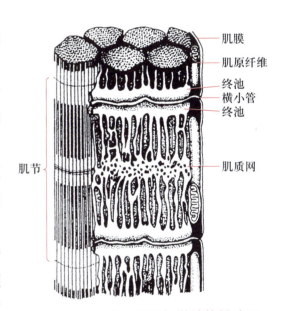

图 3-14　骨骼肌纤维超微结构模式图

3. 肌质网　又称肌浆网，位于肌原纤维周围相邻的两条横小管之间，呈纵行排列，彼此吻合。肌质网在靠近横小管处管腔膨大并彼此吻合与横小管平行的管状结构，称终池。终池内可贮存大量 Ca^{2+}，可调节肌质中 Ca^{2+} 浓度。横小管和它两端的终池合称三联体，三联体可将兴奋从肌膜传到肌质网。

二、心肌

心肌主要由心肌纤维构成，分布于心壁等处。心肌能发生有节律的收缩，不易疲劳。

（一）心肌纤维的一般结构　心肌纤维呈短圆柱状并有分支。细胞核呈椭圆形，一般是一个核，位于肌纤维中央。心肌也有横纹，但不如骨骼肌明显。心肌纤维之间借闰盘连为一整体，闰盘呈染色较深的横行阶梯状粗线，能传递冲动，使心肌产生同步收缩（图3-15）。

（二）心肌纤维的超微结构　心肌纤维与骨骼肌纤维相似，也有粗肌丝和细肌丝。心肌纤维的超微结构有下列特点：① 肌原纤维不如骨骼肌纤维那样规则、明显，以致横纹不如骨骼肌清晰；② 横小管较粗，位于Z线水平；③ 肌质网不发达，终池小甚至没有，多见横小管与一侧的终池形成二联体。

学习提示

骨骼肌纤维平行排列有利于增加运动的灵活性；心肌纤维借闰盘连为一整体，使心肌共同收缩，有利于增加心的射血能力。

三、平滑肌

平滑肌主要由平滑肌纤维构成，分布于内脏器官和血管壁等处。平滑肌纤维呈长梭形，细胞核呈椭圆形位于中央。细胞排列成层，细胞之间有少量结缔组织。平滑肌收缩缓慢而持久（图3-16）。

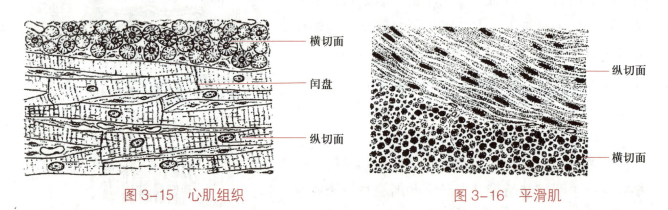

图3-15　心肌组织　　　　　　　　图3-16　平滑肌

学习提示

目前认为：平滑肌和横纹肌一样是以"肌丝滑动"原理进行收缩的，平滑肌收缩时粗细肌丝重叠范围大，肌纤维呈螺旋形扭曲而变短和增粗。

三种肌组织中，骨骼肌和心肌纤维有明暗相间的横纹，为横纹肌。骨骼肌的收缩受躯体神经支配，可随人的意识而控制，属随意肌；心肌和平滑肌的收缩受自主神经支配，不随人的意识控制，为不随意肌。

第四节　神 经 组 织

神经组织由神经细胞和神经胶质细胞构成。神经细胞又称神经元，具有感受刺激、传导冲动和整合信息的功能，是神经系统结构和功能的基本单位。神经胶质细胞具有支持、营养、保护和绝缘的功能。

一、神经元

（一）神经元的形态结构　神经元的形态多样，大小不一，但基本形态包括胞体和突起两部分。

1. 胞体　是神经元功能活动中心，形态各异，有圆形、梭形、星形和锥体形等。细胞核大而圆位于中央，核仁大而明显。细胞质内含有多种细胞器，其中特殊的有：

（1）尼氏体：又称嗜染质，呈颗粒或小块状。由粗面内质网和核糖体构成，其功能是合成蛋白质和神经递质。

（2）神经原纤维：呈细丝状，交织成网并伸入突起内，并贯穿突起全长。神经原纤维除有支持作用外，还与营养物质、神经递质和离子的运输有关。

2. 突起　由神经元的细胞膜和细胞质向表面突起而成。依形态和功能不同分为树突和轴突两类。

（1）树突：每个神经元有一个或多个树突。树突较短呈树枝状，表面有颗粒状突起称小棘，增加了神经元的接受面积。树突的主要功能是接受刺激并将冲动传向胞体。

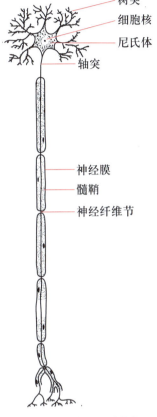

图 3-17　神经元模式图

（2）轴突：每个神经元只有一个轴突。轴突细而长，表面光滑分支较少。轴突起始部无尼氏体，形成圆锥形隆起，称轴丘。轴突的主要功能是传导冲动到其他神经元或非神经细胞（图 3-17）。

（二）神经元的分类

1. 根据神经元的形态分类　按神经元突起数目不同，可分为多极神经元、双极神经元和假单极神经元 3 种（图 3-18）。

（1）多极神经元：从胞体发出多个突起，一个轴突，多个树突。

（2）双极神经元：从胞体发出两个突起，一个轴突，一个树突。

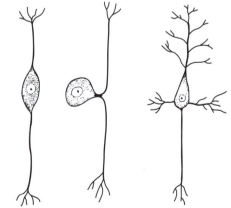

双极神经元　假单极神经元　多极神经元

图 3-18　各种神经元

（3）假单极神经元：从胞体发出一个突起，在离胞体不远处，立即分两支，一支伸向中枢称中枢突（相当于轴突）；另一支伸向周围组织和器官称周围突（相当于树突）。

2. 根据神经元的功能分类　按神经元的功能不同，神经元可分为运动神经元、联络神经元和感觉神经元 3 种。

（1）运动神经元：又称传出神经元，它能将中枢发出的冲动传至肌肉和腺体。

（2）联络神经元：又称中间神经元，它介于感觉神经元和运动神经元之间，起联络作用。

（3）感觉神经元：又称传入神经元，它能将体内、外刺激转化成神经冲动传向中枢。

3. 根据神经元释放神经递质的性质分类　可分为胆碱能神经元、肾上腺素能神经元和肽能神经元 3 种。

（1）胆碱能神经元：释放乙酰胆碱。

（2）肾上腺素能神经元：释放单胺类物质如去甲肾上腺素、多巴胺和 5- 羟色胺等。

（3）肽能神经元：释放生物活性肽，如甘氨酸、谷氨酸和脑啡肽等。

（三）突触　突触是神经元之间或神经元与非神经细胞（肌细胞、腺细胞）之间相接触处所形成的特殊结构，它是神经冲动传递的重要部位。突触可分为化学性突触和电突触。化学突触是最常见的一种连接方式，由突触前膜、突触间隙和突触后膜 3 部分组成（图3-19）。

突触前膜：是神经元轴突终末的膨大部分，胞质内有许多突触小泡，其内含有神经递质。

突触后膜：是与突触前膜相对应的树突或胞体的部分，膜上有接受神经递质的特异性受体。

突触间隙：是突触前、后膜之间的狭小间隙。

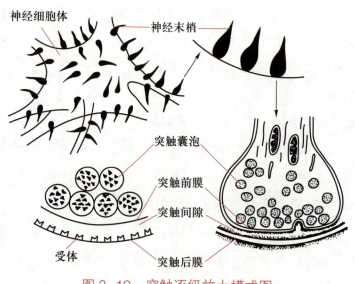

图 3-19　突触逐级放大模式图

当神经冲动传到突触前膜时，突触小泡紧贴突触前膜并释放神经递质，经突触间隙与突触后膜上的特异性受体结合产生生理效应，将信息传递给后一个神经元或效应细胞。

二、神经胶质细胞

神经胶质细胞散在于神经元之间，种类较多，形态功能各不相同。分中枢神经系统和周围神经系统的胶质细胞两类。中枢神经系统中的胶质细胞主要有 4 种类型：① 星形胶质细胞，突起较多，有些突起附在毛细血管壁上并形成胶质膜，在神经元与血液的物质交换中起媒介作用，参与血 – 脑屏障的组成；② 少突胶质细胞，突起末端扩展成扁平薄膜，包卷神经元的轴突形成髓鞘；③ 小胶质细胞，来源于血液中的单核细胞，具有吞噬作用；④ 室管膜细胞，呈扁平状，分布于脑室及脊髓中央管的腔面，形成单层上皮（图 3-20）。

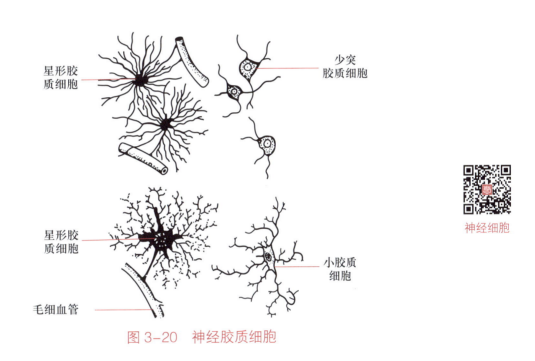

神经细胞

图 3-20　神经胶质细胞

周围神经系统中的神经胶质细胞主要是神经膜细胞，又称施万细胞，它在周围神经系统内形成神经纤维的髓鞘和神经膜。

三、神经纤维与神经末梢

（一）神经纤维　神经纤维由神经元的长突起及其周围的神经胶质细胞构成。根据有无髓鞘可分为两种。

1. 有髓神经纤维　在神经元长突起的表面包绕一层髓鞘和神经膜。髓鞘呈节段性，每一节由一个神经膜细胞包裹，该段神经纤维称为节间段。相邻节段间的缩窄处无髓鞘，称郎飞结。髓鞘有绝缘作用，节间段离子不能通过，故神经冲动传导是从一个郎飞结跳到另一个

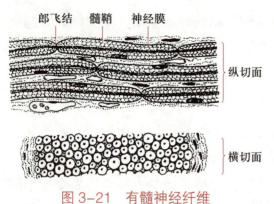

图 3-21　有髓神经纤维

郎飞结，呈跳跃式，传导速度快（图 3-21）。

2. 无髓神经纤维　由较细的轴突和包在它外面的神经膜组成。因为无髓鞘和郎飞结，故传导速度慢且弥散。

（二）神经末梢　神经末梢是周围神经纤维终止于其他组织或器官所形成的特殊结构。按功能分为两类。

1. 感觉神经末梢　也称感受器，为感觉神经元周围突末端伸入到皮肤、肌肉、内脏器官和血管等处所形成的结构。它能感受刺激，并将其转变成神经冲动。依据形态分为两种。

（1）游离神经末梢：感觉神经纤维终末部分脱去髓鞘，形成树枝状，伸入上皮和结缔组织中，能感受冷、热和痛觉刺激。

（2）有被囊的神经末梢：在神经纤维末端有结缔组织被囊包绕。分 3 种形式：① 触觉小体，呈椭圆形，分布于皮肤真皮的乳头层，以手指掌侧和足底皮肤最丰富，能感受触觉；② 环层小体，呈卵圆形或圆形，分布于真皮深层、胸膜和腹膜等处，能感受压觉和振动觉；③ 肌梭，呈梭形，分布于骨骼肌内，能感受肌的张力变化和运动的刺激（图 3-22）。

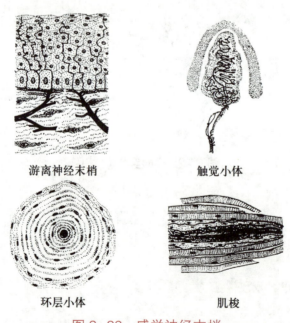

游离神经末梢　　　触觉小体

环层小体　　　　　肌梭

图 3-22　感觉神经末梢

2. 运动神经末梢　也称效应器，运动神经元轴突末端分布于肌肉和腺体内所形成的结构，可引起肌肉的收缩和腺体的分泌。分布于骨骼肌的运动神经末梢也称运动终板。光镜下神经纤维末端分支呈爪形，且以膨大的形式附着于骨骼肌的表面。

本章内容概要

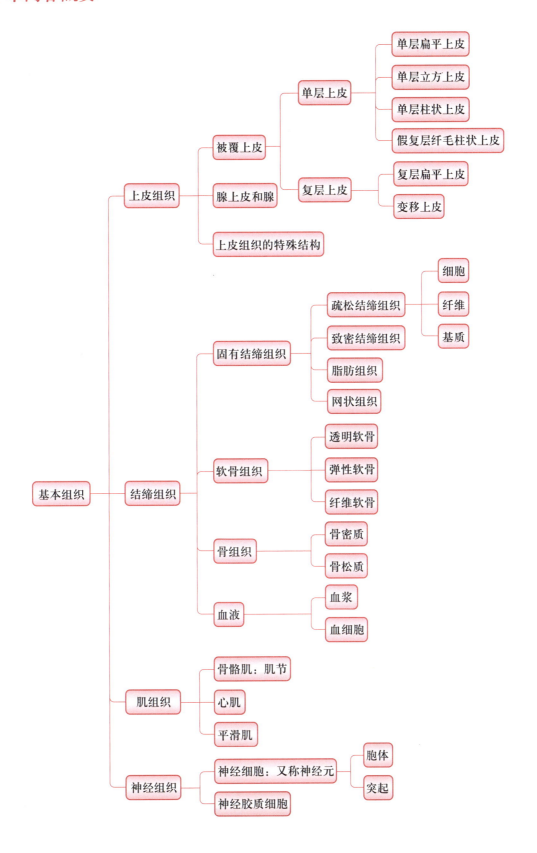

练习与思考

一、单项选择题

1. 主要分布于呼吸道的上皮是（　　）。

A. 单层扁平上皮   B. 复层扁平上皮   C. 单层柱状上皮

D. 假复层纤毛柱状上皮   E. 单层立方上皮

2. 下列哪个结构位于上皮细胞的游离面？（　　）

A. 紧密连接   B. 桥粒   C. 缝隙连接

D. 微绒毛   E. 中间连接

3. 合成纤维和基质的细胞是（　　）。

A. 浆细胞   B. 肥大细胞   C. 成纤维细胞

D. 巨噬细胞   E. 脂肪细胞

4. 下列软骨中，不是透明软骨的是（　　）。

A. 关节软骨   B. 鼻软骨   C. 气管软骨

D. 肋软骨   E. 会厌软骨

5. 构成骨松质的基本结构单位是（　　）。

A. 骨单位   B. 骨板   C. 骨小梁

D. 骨密质   E. 骨基质

6. 血液的组成成分是（　　）。

A. 血清和血细胞   B. 红细胞和白细胞   C. 红细胞和血小板

D. 血浆和血细胞   E. 白细胞和血小板

7. 肌节的组成是（　　）。

A. 1/2 A 带 + 1 个 I 带 + 1/2 A 带

B. 1/2 I 带 + 1 个 A 带 + 1/2 I 带

C. 1 个 A 带 + 1 个 I 带

D. 1/2 I 带 + 1 个 A 带

E. 1/2 A 带 + 1 个 I 带

8. 以下结构中属于随意肌的是（　　）。

A. 心肌   B. 骨骼肌   C. 平滑肌

D. 肌纤维   E. 肌节

9. 神经组织由神经胶质细胞和下列何项共同组成？（　　）

A. 胞体   B. 突起   C. 尼氏体

D. 神经元   E. 轴突

10. 神经元尼氏体的功能是（   ）。

A. 传导兴奋   B. 维持细胞外形   C. 合成神经递质

D. 参与细胞增殖   E. 以上均不正确

二、讨论与思考

1. 想一想为什么正常人偶尔也会有痰？为什么吸烟的人痰会变多？

2. 日常生活中很多人小时候都有过受伤流血的经历，血液流出后很快就会形成血痂，而此时大人会告诉你不要揭掉血痂。为什么呢？

3. 每个人都有过疼痛的经历，如果仔细体会你会发现有的疼痛我们可以非常明确地指出疼痛的点，而有的疼痛往往感受的却是一片，不能感受到具体的点。请从微观角度思考一下这是为什么。

练习与拓展   学习小结   参考答案

（殷彦明）

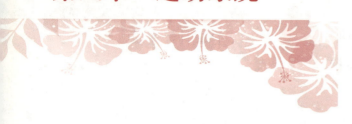

第四章 运动系统

运动系统

案 例

某男生，在打篮球时，被冲撞跌倒，致右肩部疼痛、肿胀，运动丧失。查体：右肩峰下空虚，"方肩"畸形。X线显示：右肩关节脱位合并肱骨大结节撕脱性骨折。思考：

1. 肩关节的组成及结构特点。

2. 关节囊何处易撕裂使肱骨头脱出。

3. 造成肱骨大结节撕脱性骨折的原理是什么。

学习目标

知识点/
考点

1. 掌握：骨的形态、构造；全身各骨的名称和位置；关节的基本结构；胸锁乳突肌、三角肌、膈、臀大肌、股三角的位置及结构特点；主要的骨性和肌性标志。

2. 熟悉：椎骨的一般结构及连结；脊柱和胸廓的组成；颅的整体观；四肢骨连结的组成、结构特点及运动；面肌、胸大肌、肱二头肌、肱三头肌、背肌及腹前外侧壁肌、腹股沟管、股四头肌及小腿三头肌的位置及形态结构。

3. 了解：骨的理化特性、发生和生长；肌的辅助结构；前臂肌及四肢深层肌的配布。

4. 学会辨认骨、关节及骨骼肌标本的侧别及重要结构。

5. 利用本章知识，学会对老年人健康运动的指导和卫生宣教工作。

运动系统由骨、骨连结和骨骼肌 3 部分组成。骨和骨连结构成人体的支架，称骨骼（图

4-1）。骨骼肌附于骨的表面，它与骨骼共同完成支持体重、保护脑及内脏和运动等功能。运动是由骨骼肌收缩牵引骨骼而产生的。在运动过程中，骨是运动的杠杆，骨连结是运动的枢纽，肌是运动的动力。

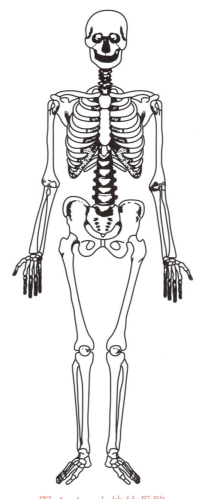

图 4-1 人体的骨骼

第一节 骨和骨连结

一、概述

（一）**骨** 是一种器官，主要由骨组织构成。成人约有 206 块。每块骨都具有一定的形态和特有的血管、神经，它不但能生长发育，而且具有不断改建自身的结构和修复损伤的能力。

骨的分类

1. 骨的分类和形态 根据骨在体内的部位，可分为躯干骨、颅骨和四肢骨 3 类；根据骨的外形，又可分为长骨、短骨、扁骨和不规则骨等。

（1）长骨：呈管状，其中部称为骨干或骨体；两端较膨大，一般都具有光滑的关节面；内部的空腔称髓腔。分布于四肢，如肱骨和股骨等。

（2）短骨：短小，近似立方形，多成群分布，如腕骨和跗骨。

（3）扁骨：扁薄，呈板状，构成重要器官的腔壁，如颅盖诸骨，以及胸骨和肋骨等。

（4）不规则骨：外形不规则，如椎骨和颞骨等。

学习提示

指骨虽短，但具有长骨的特点，属于长骨；肋骨虽长，但其体部呈扁平状而非柱状，故为扁骨而非长骨。

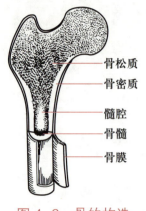

图 4-2　骨的构造

2. 骨的构造　骨主要由骨质、骨膜和骨髓等构成（图 4-2）。

（1）骨质：即骨组织，分骨密质和骨松质。骨密质致密坚实，耐压性强，布于骨的表层。骨松质位于骨的内部，由骨小梁构成，结构疏松。骨小梁的排列方向，多数与该骨所承受压力的方向一致。

不同种类的骨，骨密质和骨松质的配布形式不同。长骨的骨干主要由骨密质构成，而两端以骨松质为主。短骨的构造与长骨的两端相似。扁骨为两层骨密质夹着一层骨松质构成。

（2）骨膜：除关节面以外，骨的表面均被有骨膜。由致密结缔组织构成，含有丰富的血管、神经和幼稚的成骨细胞，对骨的营养、生长和损伤后的修复有重要作用。

学习提示

骨折的愈合主要靠骨膜来完成，如手术中骨膜剥离太多或损伤过大，则会延迟骨折愈合。

（3）骨髓：质地柔软，富含血管，充填于髓腔和骨松质的间隙内。骨髓分红骨髓和黄骨髓。红骨髓是造血的场所，胎儿和婴儿的骨髓都是红骨髓。从 6 岁前后开始，长骨内的红骨髓，造血细胞逐渐减少，脂肪细胞逐渐增多，到成年时，几乎都已转变成为黄骨髓。但髂骨、胸骨和椎骨等处的红骨髓，终生保存。

学习提示

临床上需检查骨髓的造血功能时，多在髂骨、胸骨和椎骨等处进行穿刺，抽取骨髓进行检查。

3. 骨的化学成分和物理特性 骨的化学成分有无机质和有机质两类。有机质主要是胶原纤维，它使骨具有韧性和弹性；无机质主要是钙盐（结晶的羟基磷灰石），沉积在胶原纤维之间的基质中，它使骨具有坚硬性。

成人的骨中有机质约占骨重的 1/3，无机质约占 2/3，二者结合使骨既有坚硬性，又有弹性和韧性，能承受较大的压力而不变形。

🧢 学习提示

幼儿的骨，有机质的比例较成人高，骨的弹性和韧性都较大，在外力的影响下，易弯曲变形，而不易发生完全性骨折，临床上称为青枝骨折；老年人的骨，无机质的比例较大，因此脆性增加，易因外力而引起完全性骨折。

4. 骨的发生和生长 骨的发生有两种方式：一种是幼稚的结缔组织先增殖成结缔组织膜，然后由膜形成骨，这种成骨的方式，称膜化骨。如颅盖骨和面颅骨的发生。另一种是幼稚的结缔组织先形成与成年人骨形态相似的软骨，再由软骨改建为骨，这种成骨的方式，称软骨化骨。如躯干骨和四肢骨的发生。现以长骨为例，简要说明软骨化骨的过程（图4-3）。

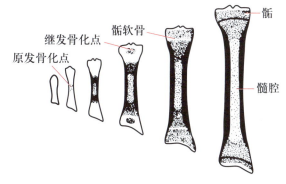

图 4-3 长骨的发生

在胚胎早期，软骨中部出现一个原发骨化点，骨化点内的软骨组织退化消失，成骨细胞积极活动，形成骨组织，这一变化称为骨化。随着胚胎的发育，骨化的范围不断向软骨的两端扩展，到胎儿出生前，骨干已基本形成。与此同时，新生骨质表面骨膜的膜下成骨细胞不断增生，使骨不断增粗；原有的骨质又不断被破骨细胞破坏吸收，形成空腔，即骨髓腔。出生前后，多数长骨两端的软骨内也先后出现骨化点，称继发骨化点。由继发骨化点形成的骨结构称为骺。骺和骨干之间仍是一层软骨，称骺软骨。骺软骨不断地增殖可使骨不断增长。至 17~25 岁，骺软骨停止增殖，并完全骨化，于是骨干与骺融合。从此，骨的长度就不再增加，人体也就停止长高。成年后，骨的生长进入相对静止期。

（二）骨的连结 骨与骨之间的连结装置，称骨连结。根据骨连结的构造形式，可分直接连结和间接连结。

1. 直接连结 骨与骨之间借致密结缔组织、软骨或骨直接相连，其间没有腔隙。这类连结，运动性能很小或完全不能运动。如颅骨之间的缝及椎骨之间的椎间盘等。

2. 间接连结 又称滑膜关节或关节，是骨与骨之间借膜性的结缔组织囊相连，在相对的骨面之间具有腔隙。这类连结，具有不同程度的运动，是人体骨连结的主要形式。

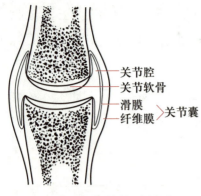

图4-4 关节的构造模式图

关节腔
关节软骨
滑膜
纤维膜 } 关节囊

（1）关节的基本结构：包括关节面、关节囊和关节腔（图4-4）。

1）关节面：是构成关节各骨的邻接面，一般是一凸一凹，表面覆有关节软骨。关节软骨光滑富有弹性，可减少关节运动时的摩擦和冲击。

2）关节囊：是由结缔组织构成的膜性囊，附于关节面的周缘或其附近的骨面上。它分内、外两层：外层为纤维膜，厚而坚韧；内层为滑膜，薄而柔软。滑膜能产生滑液，滑液具有润滑关节和营养关节软骨等作用。

3）关节腔：是关节囊的滑膜和关节软骨所围成的密闭腔隙，内含少量滑液。腔内为负压，有助于关节的稳固性。

（2）关节的辅助结构：关节的辅助结构有韧带、关节盘和关节半月板等。韧带呈扁带状，多由关节囊的纤维膜局部增厚而成，有增强关节的稳固性和限制关节的运动幅度等作用。关节盘和关节半月板只见于少数关节，分别呈盘状和半月状，均由纤维软骨构成，位于构成关节两骨的关节面之间，其周缘附于关节囊的内面，它能使相邻关节面的形态更相适应，不仅可增强关节的稳固性，还可增加关节的运动形式和扩大关节的运动幅度。

（3）关节的运动：主要有以下几种形式：

1）屈和伸：是骨绕关节冠状轴进行的运动。一般说，两骨之间角度变小的动作为屈；角度变大的动作为伸。

2）内收和外展：是骨绕关节矢状轴进行的运动。骨向正中矢状面靠拢的动作，称内收；远离正中矢状面的动作，称外展。

3）旋转：是骨绕关节垂直轴进行的运动。骨的前面转向内侧的动作，称旋内；转向外侧的动作，称旋外。

4）环转：是屈、外展、伸和内收4种动作的连续运动。运动时，骨的近侧端在原位转动，远侧端作圆周运动。

学习提示

关节运动幅度的大小，主要取决于两个关节面大小的差别。关节面大小差别愈大，运动的幅度也愈大；反之，则较小。此外，关节韧带的发达程度和附近骨突的形态，对关节的运动幅度也有一定的影响。关节运动幅度愈大，其稳定性愈差。

二、躯干骨及其连结

躯干骨包括椎骨、胸骨和肋，它们借骨连结构成脊柱和胸廓。

（一）脊柱　位于躯干后壁的正中，由 33 块椎骨组成。参与胸廓、腹后壁和骨盆的构成，具有支持体重、保护内部器官和运动等功能。

1. 椎骨　包括颈椎 7 块，胸椎 12 块，腰椎 5 块，骶椎 5 块和尾椎 4 块。

椎骨的一般形态：椎骨可分前、后两部（图 4-5）。前部呈短圆柱状，称椎体，是承受压力的主要部位。后部呈半环状，称椎弓，两端与椎体相连，共同围成椎孔。全部椎骨的椎孔连成椎管，管内容纳脊髓。椎弓的后部较宽薄，称椎弓板；前部较窄厚，称椎弓根。椎弓根的上、下缘各有切迹，分别称上切迹和下切迹。相邻椎骨的上、下切迹共同围成椎间孔，孔内有脊神经和血管通过。椎弓发出 7 个突起，向后方伸出的一个，称棘突；向两侧伸出的一对，称横突；向上方和下方各伸出的一对突起，分别称上关节突和下关节突。

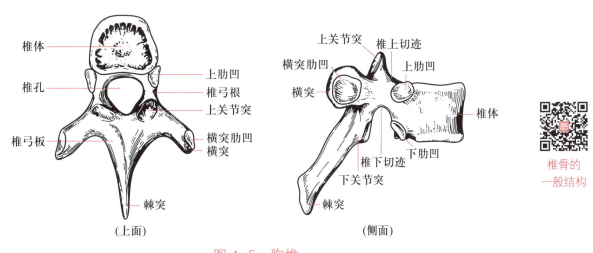

图 4-5　胸椎

椎骨的一般结构

🌸 **学习提示**

椎体主要由骨松质构成，表面的骨密质很薄，故易因暴力引起压缩性骨折。

2. 各部椎骨的主要特征

（1）颈椎：椎体较小，横突的根部有横突孔（图 4-6），孔内有血管通过。棘突较短，末端有分叉。第 1、2、7 颈椎形态较特殊。

1）第 1 颈椎：又称寰椎，呈环形，无椎体和棘突（图 4-7）。

2）第 2 颈椎：又称枢椎，椎体有一个向上方的齿突（图 4-8）。

3）第 7 颈椎：又称隆椎，棘突较长，末端无分叉（图 4-9）。

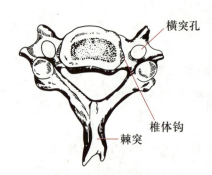

图 4-6　颈椎（上面）

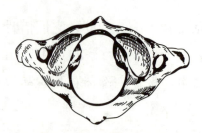

图 4-7　寰椎（上面）

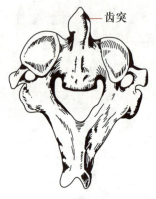

图 4-8　枢椎（上面）

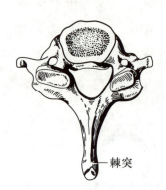

图 4-9　隆椎（上面）

学习提示

当头前屈时，第 7 颈椎棘突特别隆起，易于触及，是计数椎骨序数和针灸取穴的标志（图 4-9）。

（2）胸椎：椎体呈心形，在椎体侧面的上、下缘和横突末端的前面，都有与肋相连结的关节面称肋凹（图 4-5）。棘突长，斜向后下方。

（3）腰椎：椎体粗大，棘突呈长方形板状水平伸向后方，末端钝圆。棘突间隙较大，因此临床上常在下位腰椎棘突之间进行腰椎穿刺（图 4-10）。

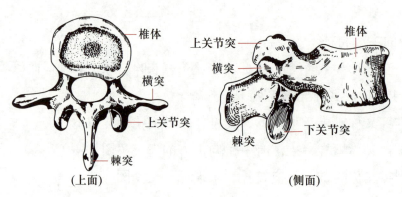

图 4-10　腰椎

（4）骶骨：由 5 块骶椎融合而成，呈三角形，底朝上，与第 5 腰椎相接（图 4-11，图 4-12），其前缘的中份向前突出，称岬，为女性骨盆测量的重要标志。尖向下，接尾骨。骶骨的前面光滑而微凹，有 4 对骶前孔；后面粗糙而隆凸，有 4 对骶后孔。骶骨两侧面的上部各有一个关节面，称耳状面。骶骨内的纵行管道，称骶管，构成椎管的下部并与骶前、后孔相通。骶管的下口呈三角形，称骶管裂孔。骶管裂孔的两侧各有一个向下的突起，称骶角。

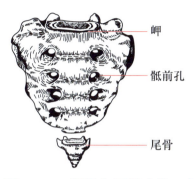

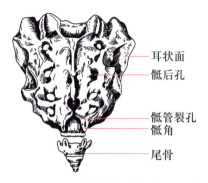

图 4-11　骶骨和尾骨（前面）　　　图 4-12　骶骨和尾骨（后面）

学习提示

骶骨的岬，为女性骨盆测量的重要标志；骶角，是骶管麻醉时确定进针部位的标志。

（5）尾骨：由 4 块退化了的尾椎融合而成。上部与骶骨相接，下部游离于直肠的后方（图 4-11，图 4-12）。

3. 椎骨的连结　椎骨之间借椎间盘、韧带和关节相连结。

（1）椎间盘：位于相邻的两个椎体之间。其周围部，称纤维环，由多层呈同心圆排列的纤维软骨构成；中央部是一种富有弹性的胶状物，称髓核（图 4-13）。椎间盘坚韧而有弹性，它既能牢固连结椎体，又允许椎体之间有少量的运动。当脊柱运动时，髓核在纤维环内可发生轻微的变形和运动。

学习提示

纤维环的后部较薄弱，尤其是后外侧部缺乏韧带加强，故当猛力弯腰或劳损引起纤维环破裂时，髓核可突向椎间孔或椎管，压迫脊神经或脊髓，临床上称为椎间盘突出症。

（2）韧带：连结椎骨的韧带有长、短两类（图 4-14）。

长韧带接近脊柱全长，共有 3 条，即前纵韧带、后纵韧带和棘上韧带。前、后纵韧带都较宽阔，分别位于椎体和椎间盘的前面和后面，对连结椎体和固定椎间盘都具有重要的作用，同时还有限制脊柱过度伸、屈的功能。棘上韧带连于各个棘突的尖端，细长而坚韧，但

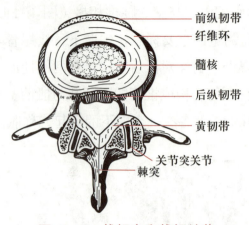

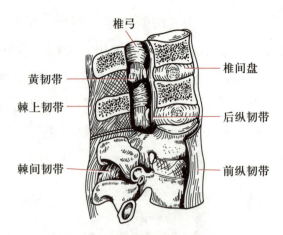

图 4-13　椎间盘和椎间关节　　　　　　图 4-14　椎骨间的连结

从第 7 颈椎以上，则增宽，成为膜状的项韧带。棘上韧带可限制脊柱过度前屈。

短韧带连结相邻的两个椎骨。① 黄韧带：连于上、下两椎弓板之间。此韧带厚而坚韧，可增强脊柱弹性和限制脊柱过分前屈；② 棘间韧带：较薄弱，连于棘突之间。它前接黄韧带，后续棘上韧带。

学习提示

腰椎穿刺时，穿刺针经过棘上韧带、棘间韧带和黄韧带时，可以感觉到上述 3 层阻力。

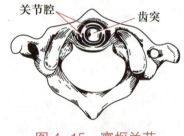

图 4-15　寰枢关节

（3）关节：脊柱的关节有关节突关节和寰枢关节。关节突关节由相邻两个椎骨的上、下关节突组成（图 4-13），运动幅度很小。

寰枢关节由寰椎和枢椎组成（图 4-15），以齿突为轴，可使寰椎连同头部做旋转运动。

此外，脊柱与颅之间还有寰枕关节，由寰椎和枕骨构成，可使头作前屈、后伸和侧屈运动。

4. 脊柱的整体观

（1）前面观：可见脊柱的椎体自上而下逐渐增大，到第 2 骶椎为最宽，从骶骨耳状面以下又渐次缩小。椎体大小的这种变化，与脊柱承受重力的变化密切相关。

（2）侧面观：可见脊柱有 4 个生理性弯曲（图 4-16），即颈曲、胸曲、腰曲和骶曲。其中颈曲和腰曲凸向前，胸曲和骶曲凸向后。这些弯曲增强了脊柱的弹性，对维持人体的重心稳定和减轻震荡有重要意义，从而对脑和胸腹盆腔器官具有保护作用。

（3）后面观：可见棘突纵行排列成一条直线。颈椎的棘突水平伸向后方，胸椎的棘突斜向后下方，呈叠瓦状，排列较紧密；腰椎的棘突水平向后伸出，棘突间的距离也较大。

5. 脊柱的运动　脊柱在相邻两个椎骨之间的运动幅度很小，但由于脊柱运动时是许多椎骨连结同时运动，故运动幅度相当大。脊柱可作前屈、后伸、侧屈、旋转和环转运动。

学习提示

脊柱运动幅度最大的部位在下颈部和下腰部，同时脊柱的损伤也以这两处较为多见。

（二）胸廓　由 12 块胸椎、12 对肋和 1 块胸骨连结而成，具有支持和保护胸、腹腔器官和参与呼吸运动等功能。

1. **胸骨**　位于胸前壁正中，自上而下依次分为胸骨柄、胸骨体和剑突 3 部分（图 4-17）。胸骨柄的上缘，中部微凹，称颈静脉切迹，两侧有锁切迹。胸骨柄和胸骨体的连结处形成微向前凸的结构，称胸骨角。剑突薄而狭长，末端游离。

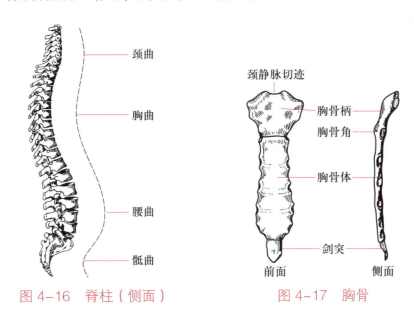

图 4-16　脊柱（侧面）　　　　图 4-17　胸骨

学习提示

胸骨角两侧平对第 2 肋，常作为计数肋的重要标志。胸骨角向后平对第 4 胸椎体下缘。

2. **肋**　呈弓形，分前、后两部分，后部是肋骨，前部是肋软骨。肋骨扁而细长（图 4-18），后端膨大，与椎体形成关节。肋骨内面近下缘处的浅沟，称肋沟。沟内有肋间神经和血管走行。肋骨的前端与肋软骨相连。

肋前端的连结形式不完全相同：第 1 肋与胸骨柄直接相连；第 2~7 肋分别与胸骨的外侧缘形成胸肋关节；第 8~10 肋软骨依次连于上位肋软骨的下缘，因而形成一条连续的软骨缘，称肋弓；第 11 和 12 肋游离于腹肌内，故称浮肋。

3. **胸廓的整体观**　成人胸廓呈前后略扁的圆锥体形，上窄下宽（图 4-19）。胸廓有上、下两口：上口由第 1 胸椎、第 1 对肋和胸骨的颈静脉切迹围成；胸廓的下口由第 12 胸椎、

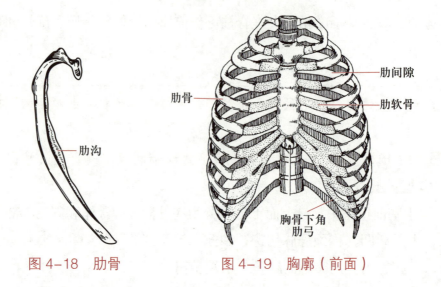

图 4-18　肋骨　　　　图 4-19　胸廓（前面）

第 12 和第 11 对肋、两侧肋弓及剑突围成。两侧肋弓在中线构成向下开放的角，称胸骨下角，角内夹有剑突。胸廓上、下相邻两肋之间的间隙，称肋间隙。

4. 胸廓的运动　主要表现在呼吸运动。在呼吸肌的作用下，可引起肋的前端上升或下降。由于肋的位置向前下倾斜，所以，吸气时，肋上升，胸廓向两侧和前方扩大，胸廓的容积也相应增大；呼气时，肋下降，胸廓恢复原状，容积也随着缩小。

（三）躯干骨的重要骨性标志　有第 7 颈椎棘突、颈静脉切迹、胸骨角、肋弓、骶管裂孔和骶角等。

三、颅骨及其连结

颅骨共 23 块（3 对听小骨除外），由骨连结相连成颅。颅借寰枕关节与脊柱相连。

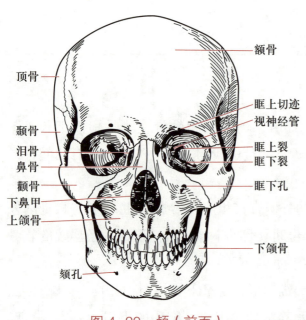

图 4-20　颅（前面）

（一）颅的组成　颅分脑颅和面颅两部分（图 4-20）。脑颅位于颅的后上部，由 8 块颅骨构成。其中不成对的从前向后有额骨、筛骨、蝶骨和枕骨；成对的有顶骨和颞骨。它们共同围成颅腔，支持和保护脑。颅腔的顶称颅盖，底称颅底。构成颅盖的骨，自前向后依次是额骨、左右顶骨和枕骨，以及顶骨外下方的颞骨。其中额骨、枕骨和颞骨还分别从前、后和两侧弯向内下，参与颅底的构成。位于颅底中央的是蝶骨，蝶骨中部的前方是筛骨。

面颅位于颅的前下部，由 15 块颅骨构成，其中不成对的有犁骨、下颌骨和舌骨；成对的有上颌骨、鼻骨、泪骨、颧骨、腭骨和下鼻甲，它们形成面部的骨性基础。上颌骨位于一侧面颅骨的中央，在它的内上部，内侧是鼻骨，后方是泪骨。上颌骨的外上方是颧骨，后内方是腭骨。上颌骨的内侧面参与鼻腔外侧壁的构成，其下部连有下鼻甲。下鼻甲的内侧有犁骨。两侧上颌骨的下方是下颌骨。下颌骨的后下方是舌骨。面颅骨围成眶腔、鼻腔和口腔。

除下颌骨和舌骨外，其他颅骨都紧密结合成为一个整体。

（二）下颌骨的形态 分一体和两支（图4-21）。下颌体位于前部，呈马蹄形，其上缘构成牙槽弓，有容纳下颌牙根的牙槽。下颌体的外面每侧各有一小孔，称颏孔。下颌支位于后部，略呈长方形，其后上部有两个突起，前方的称冠突，后方的称髁突。下颌支后缘与下颌体相交处形成的钝角，称下颌角。下颌支内面的中部有下颌孔，由此通入下颌管。下颌管在下颌骨内走向前下方，并与颏孔相通。

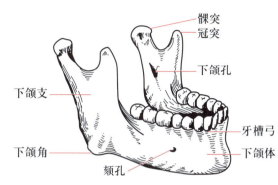

图 4-21 下颌骨（右上观）

（三）颅的整体观

1. 颅的顶面 颅盖各骨之间借缝紧密相连。其中额骨与两顶骨之间的为冠状缝；左、右顶骨之间的为矢状缝；两顶骨与枕骨之间的为人字缝。颅顶内面凹陷，在正中线上有一前后位的浅沟，称上矢状窦沟。

2. 颅底内面 凹凸不平，与脑下面的形态相适应，由前向后，呈阶梯状排列着颅前窝、颅中窝和颅后窝（图4-22）。窝内有许多孔和裂。

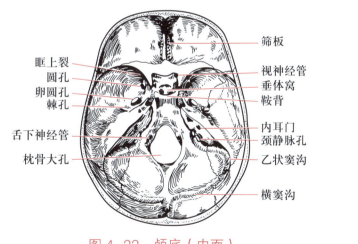

图 4-22 颅底（内面）

（1）颅前窝：中部低陷处的长方形薄骨片是筛骨的筛板，板上有许多小孔，称筛孔，向下与骨性鼻腔相通。窝的外侧部骨质菲薄，构成眶的上壁。

（2）颅中窝：中部隆起，外侧部凹陷。中部由蝶骨体构成，蝶骨体上面的凹窝，称垂体窝。窝的后界是一高耸的方形骨板，称鞍背，通常将垂体窝和鞍背等结构总称为蝶鞍。垂体窝的前外侧有视神经管，管的外侧有眶上裂，均与眶相通。蝶骨体的两侧，自前内向后外依次有圆孔、卵圆孔和棘孔。颅中窝的外侧部与颅后窝之间的长锥形隆起，称颞骨岩部。

（3）颅后窝：中部有枕骨大孔，向下与椎管相通，孔的前外侧缘有舌下神经管；孔向后上有一十字形隆起，隆起的两侧各有一条横行的浅沟，称横窦沟。横窦沟的外侧端续成乙状窦沟，后者经颞骨内面弯向前内，终于颈静脉孔。在颈静脉孔上方，颞骨岩部后面的中央有一个较大的孔，称内耳门，通入内耳道。

3. 颅底外面　高低不平，可分前、后两部分（图 4-23）。前部较低，其前缘和两侧缘，呈马蹄形隆起，称牙槽弓。牙槽弓的游离缘有牙槽。牙槽弓后内侧的水平骨板，称骨腭，它构成口腔的顶和鼻腔的底。骨腭的后上方有一对鼻后孔。

颅底的后部，中央有枕骨大孔；孔后上方的粗糙隆起，称枕外隆凸；孔的两侧，各有一表面光滑的椭圆形隆凸，称枕髁，与寰椎相关节。枕髁的外侧为外形不规则的颈静脉孔，孔的前方是颈动脉管的外口，由此向前内经颈动脉管入颅中窝。颈静脉孔后外侧的细长突起，称茎突。茎突根部的后外侧有一小孔，称茎乳孔，由孔向上可进入面神经管。面神经管是颞骨岩部内一条弯曲的骨性小管，它的一端通向内耳道。茎乳孔后外侧的圆锥形突起称乳突。乳突前方的光滑凹陷，称下颌窝，窝的前方隆起，称关节结节。

学习提示

颅底的沟、管、孔、裂内均有血管或神经通过，当颅底骨折时，可引起血管、神经的损伤以及脑脊液外漏。

4. 颅的侧面　颅的侧面可见乳突，乳突前方的圆形孔，称外耳门，向内入外耳道（图 4-24）。外耳门前方的弓形骨桥，称颧弓。颧弓的内上方有一浅而大的窝，称颞窝。颞窝的内侧壁由额、顶、颞、蝶 4 骨构成，4 骨的会合处称翼点。

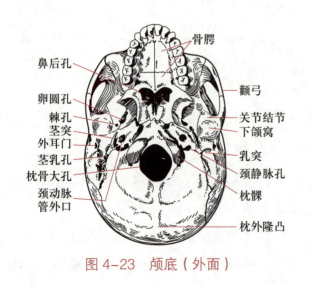

图 4-23　颅底（外面）　　　　　　　图 4-24　颅（侧面）

学习提示

翼点处骨质较薄，其内面有脑膜中动脉通过，故外伤骨折后易伤及该血管，引起颅内出血，危及生命。

5. 颅的前面　颅的前面由大部分面颅和部分脑颅构成，并共同围成眼眶及骨性鼻腔（图4-20）。

（1）眶：容纳视器，略呈四棱锥形。斜向内后，经视神经管与颅中窝相通。在眶上缘的内、中1/3交界处有眶上切迹或眶上孔。在眶下缘中点的下方约1 cm处有与眶相通的眶下孔。

眶的4壁：上壁薄而光滑，与颅前窝相邻；内侧壁极薄，其前部的纵形凹窝，称泪囊窝，此窝向下经鼻泪管与鼻腔相通；下壁主要由上颌骨构成；外侧壁较厚，它与上、下壁交界处的后部，分别有眶上裂和眶下裂。

（2）骨性鼻腔：位于面颅的中央。骨性鼻腔的前口，称梨状孔；后口成对，称鼻后孔。骨性鼻腔被骨性鼻中隔分为左、右两半。骨性鼻中隔由矢状位的筛骨垂直板和犁骨组成。骨性鼻腔的外侧壁有3片卷曲向下的薄骨片，由上向下，依次称为上鼻甲、中鼻甲和下鼻甲（图4-25），各鼻甲下方的间隙，分别称上鼻道、中鼻道和下鼻道。上鼻甲后端与蝶骨体之间的间隙，称蝶筛隐窝。

（3）鼻旁窦：在鼻腔周围的颅骨内，有若干与鼻腔相通的含气空腔，这些空腔总称为鼻旁窦。鼻旁窦共有4对，各窦的名称和位置与所在骨的名称一致（图4-26）。额窦：位于额骨眉弓的深面；筛窦：在鼻腔外侧壁的上部，由筛骨内许多薄壁的泡状小房构成。按其位置可分为前筛窦、中筛窦和后筛窦3群，但各群之间无明确的界线；蝶窦：位于蝶骨体内，被内板隔分为左、右两半；上颌窦：在鼻腔的外侧，位于两侧上颌骨内，容积最大，并常深入上颌牙槽弓，故上颌牙的病变，有时可波及上颌窦。

鼻旁窦有减轻颅骨之重量及产生共鸣、协助发音之功能。

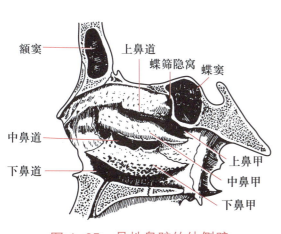

图4-25　骨性鼻腔的外侧壁

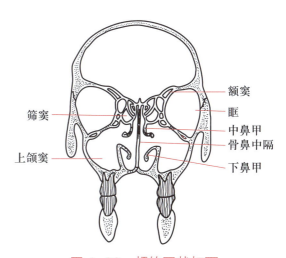

图4-26　颅的冠状切面

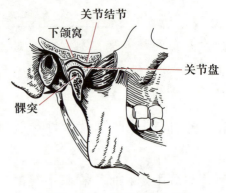

图 4-27　颞下颌关节

（四）颅骨的连结　颅骨之间多借缝或软骨直接相连结，只有下颌骨与颞骨之间以颞下颌关节相连。

颞下颌关节（下颌关节）由下颌骨的髁突与颞骨的下颌窝和关节结节组成（图4-27），关节囊较松弛，关节腔内有关节盘。两侧颞下颌关节必须同时运动，可作开口、闭口和前后、左右移动等运动。

（五）新生儿颅的特征和出生后的变化　新生儿的颅盖骨骨化尚未全部完成，骨与骨之间还保留有一定面积的结缔组织膜，其中面积较大的称为颅囟（图4-28，图4-29）。重要的颅囟有：前囟，呈菱形，位于两顶骨与额骨之间，于1～2岁时闭合；后囟，呈三角形，位于两顶骨与枕骨之间，出生后不久即闭合。

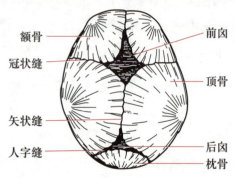

图 4-28　新生儿的颅（上面）

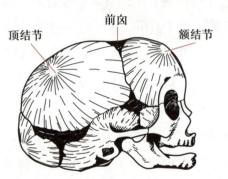

图 4-29　新生儿的颅（侧面）

学习提示

颅囟在颅内压增高时饱满，脱水时凹陷；佝偻病患儿，颅囟闭合期延迟；若颅囟闭合过早，可影响颅的发育致小头畸形。

（六）颅骨的重要骨性标志　有枕外隆凸、乳突、下颌角、颧弓、下颌髁突和眶上、下缘等。

四、四肢骨及其连结

上肢骨形体较小，骨连结灵活；下肢骨粗壮坚实，骨连结稳固。

（一）上肢骨及其连结

1. 上肢骨　每侧共 32 块。

（1）肩胛骨：位于胸廓后面的外上方，是三角形的扁骨，可分两面、3 角和 3 缘（图4-30）。前面微凹，称肩胛下窝。后面有一斜向外上的高嵴，称肩胛冈。肩胛冈外侧端扁平

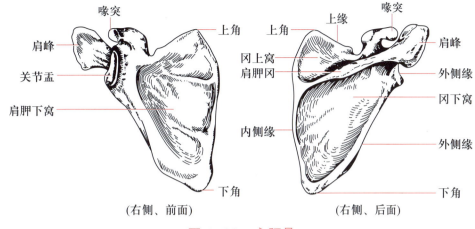

喙突　上角　　　　　　　　　　　　上角　上缘　喙突
肩峰　　　　　　　　　　　　　　　　　　　　　　肩峰
关节盂　　　　　　　　　　　　冈上窝　　　　　　外侧缘
　　　　　　　　　　　　　　　肩胛冈
肩胛下窝　　　　　　　　　　　　　　　　　　　　冈下窝
　　　　　　　　　　　　　　内侧缘
　　　　　　　　　　　　　　　　　　　　　　　　外侧缘
　　　　　　　　　　　　下角　　　　　　　　　　下角
（右侧、前面）　　　　　　　　　　（右侧、后面）

图 4-30　肩胛骨

游离，称肩峰，是肩部的最高点。肩胛冈上、下方的浅窝，分别称冈上窝和冈下窝。肩胛骨的上角和下角均较锐利；外侧角肥大，有一朝向外侧的浅凹，称关节盂。肩胛骨的内侧缘较薄；外侧缘肥厚；上缘最短，其外侧端有一呈曲指状的突起，称喙突。

学习提示

肩胛骨的上角和下角均较锐利；分别平对第 2 肋和第 7 肋，为背部计数肋和肋间隙的标志。

（2）锁骨：架于胸廓前上方，略呈"～"形（图 4-31），全长都可摸到。锁骨内侧 2/3 凸向前，外侧 1/3 凸向后，上面光滑，下面粗糙。锁骨的内侧端钝圆，外侧端扁平。

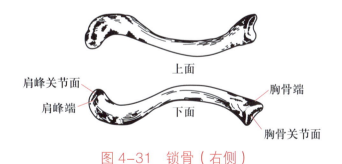

上面
肩峰关节面　　　　　　　　　　　　　　　胸骨端
肩峰端　　　　　　　　　下面　　　　　胸骨关节面

图 4-31　锁骨（右侧）

（3）肱骨：位于臂部，是典型的长骨，分一体和两端（图 4-32，图 4-33）。上端膨大，其内上部呈半球状，称肱骨头，与关节盂相关节。肱骨头的前外侧有两个隆起，前方的一个较小，称小结节；外侧的一个较大，称大结节。上端与体交界处较缩细，称外科颈。肱骨体中部的前外侧面有一粗糙微隆区，称三角肌粗隆。该粗隆的后下方有一条自内上斜向外下方的浅沟，称桡神经沟。肱骨的下端较宽扁，其内、外侧各形成一个突起，分别称内上髁和外上髁。下端的远侧面有两个光滑区，外侧的呈球状，称肱骨小头；内侧的呈滑车状，称肱骨滑车。肱骨滑车的后上方有一深窝，称鹰嘴窝。内上髁的后方有一浅沟，称尺神经沟，有尺

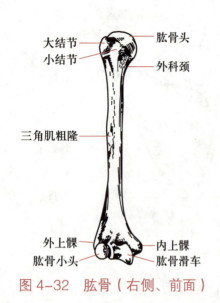

图 4-32　肱骨（右侧、前面）

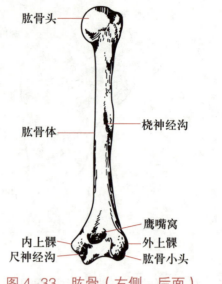

肱骨

图 4-33　肱骨（右侧、后面）

神经通过。

🌸 学习提示

1. 中老年人肱骨外科颈处易发生骨折，小儿易在鹰嘴窝上缘平面发生骨折（肱骨髁上骨折）。

2. 桡神经沟内有桡神经通过，故肱骨中段骨折易损伤桡神经致手腕下垂。

（4）桡骨：位于前臂外侧（图 4-34，图 4-35），上端细小呈短柱状，称桡骨头，头的上面微凹，与肱骨小头相关节。桡骨下端粗大，远侧面光滑，与腕骨相关节；内侧面有一弧形凹面，称尺切迹，外侧面粗糙，并向下突起形成茎突。

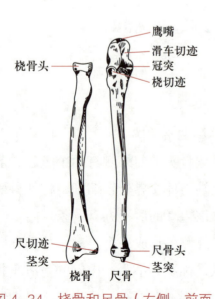

图 4-34　桡骨和尺骨（右侧、前面）

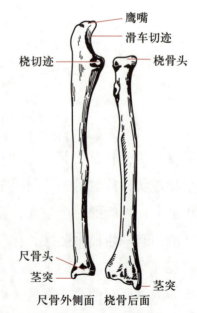

图 4-35　桡骨和尺骨（右侧）

（5）尺骨：位于前臂内侧，与桡骨平行排列（图 4-34，图 4-35）。上端粗大，下端细小。尺骨上端的前面有一半月形切迹，称滑车切迹，与肱骨滑车相关节。滑车切迹的上、下方各有一个突起，分别称鹰嘴和冠突。冠突的外侧面有一凹面，称桡切迹，与桡骨头相关节。尺骨下端呈小球状，称尺骨头，与桡骨的尺切迹相关节。尺骨头的内后侧，向下伸出的短小突起，称茎突。

学习提示

1. 桡骨茎突是易发生骨折的部位。

2. 桡切迹不是桡骨上的结构，尺切迹不是尺骨上的结构。

（6）手骨：包括腕骨、掌骨和指骨（图 4-36）。

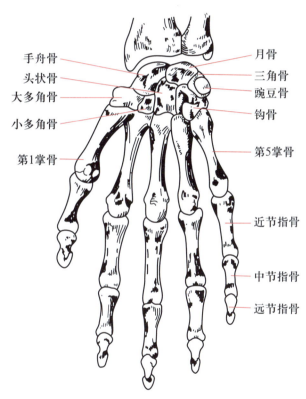

图 4-36 手骨（右侧、前面）

1）腕骨：共 8 块，排成远、近两列。由外侧向内侧，近侧列依次是手舟骨、月骨、三角骨和豌豆骨，远侧列依次是大多角骨、小多角骨、头状骨和钩骨。

2）掌骨：共 5 块，由外侧向内侧，依次称为第 1~5 掌骨。

学习提示

腕骨的名称顺序可用下列口诀记忆：舟月三角豆、大小头状钩。

3）指骨：共14块，除拇指为两块外，其余各指均为3块，由近侧向远侧，分别称为近节指骨、中节指骨和远节指骨。

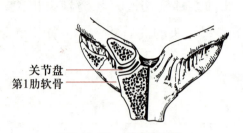

图 4-37　胸锁关节

关节盘
第1肋软骨

2. 上肢骨的连结

（1）胸锁关节：是上肢与躯干连结的唯一关节（图4-37），由锁骨的内侧端与胸骨柄的锁切迹构成。关节囊坚韧，关节腔内有关节盘，运动幅度小。

（2）肩锁关节：是由肩胛骨的肩峰与锁骨的外侧端构成的微动关节。

（3）肩关节：由肩胛骨的关节盂和肱骨头连结而成（图4-38，图4-39）。肩关节的形态特点是：肱骨头大，关节盂浅小，关节囊松弛，韧带薄弱。因此，肩关节运动灵活、幅度较大，但稳固性也较差。肩关节囊内有肱二头肌长头腱通过，关节囊的前、后、上壁都有肌和肌腱加强，而下壁薄弱，成为肩关节最常见的脱位部位。

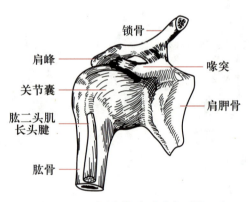

图 4-38　肩关节（右侧，前面）

锁骨
肩峰
关节囊
肱二头肌长头腱
肱骨
喙突
肩胛骨

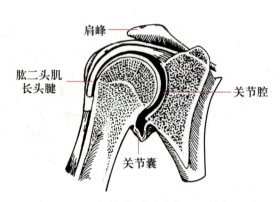

图 4-39　肩关节（右侧、冠状切面）

肩峰
肱二头肌长头腱
关节腔
关节囊

肩关节是人体运动幅度最大的关节，可作屈、伸、内收、外展、旋内、旋外和环转运动。

（4）肘关节：由肱骨下端和桡、尺骨的上端连结而成（图4-40）。它包括3个关节：即肱骨小头和桡骨头组成的肱桡关节；肱骨滑车和尺骨的滑车切迹组成的肱尺关节；桡骨头和尺骨的桡切迹组成的桡尺近侧关节。这3个关节包在一个关节囊内，具有一个共同的关节腔。关节囊的前、后壁薄弱而松弛，但内、外侧壁的纤维层增厚，分别形成尺侧副韧带和桡侧副韧带。关节囊的下部有桡骨环状韧带，该韧带呈半环状，从前方、外侧和后方环包桡骨头，其两端分别附于尺骨桡切迹的前、后缘，容纳和固定桡骨头。肘关节可作屈、伸运动。

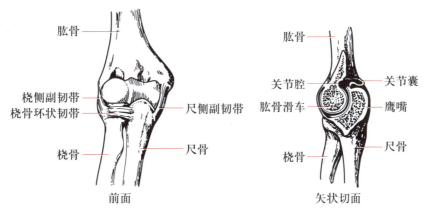

图 4-40　肘关节（右侧）

🌺 **学习提示**

1. 小儿的桡骨头发育尚未完善，所以，突然用力向前牵引小儿手或前臂时，桡骨头可部分从下方脱出，造成桡骨小头半脱位。

2. 伸肘时，肱骨内、外上髁和尺骨鹰嘴三点在一条直线上；屈肘至 90°时，三点成一个等腰三角形。在肘关节脱位时这种关系就发生改变，但肱骨髁上骨折时这种关系不改变。

（5）前臂骨的连结：包括桡尺近侧关节、前臂骨间膜和桡尺远侧关节（图 4-41）。前臂骨间膜是一片致密结缔组织构成的薄膜，连结桡骨体和尺骨体。桡尺近侧关节已于肘关节中叙述。桡尺远侧关节由桡骨的尺切迹和尺骨头组成。

桡尺近侧关节和桡尺远侧关节同时活动时，可使前臂作旋前和旋后运动。旋前是指桡骨下部转向尺骨内前方，桡、尺两骨交叉，手背朝前的运动；反之，桡骨转向与尺骨平行，手背朝后的运动，称为旋后。

（6）手关节：包括桡腕关节、腕骨间关节、腕掌关节、掌指关节和指骨间关节（图 4-42），

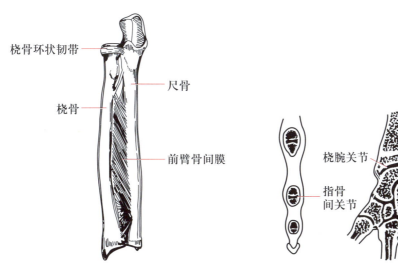

图 4-41　前臂骨的连结（右侧、前面）

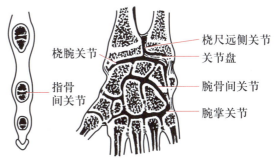

图 4-42　手关节（右侧、冠状切面）

各关节的名称均与构成关节各骨的名称相应。

桡腕关节结构较为复杂，它由桡骨下端的远侧面、尺骨头下方的关节盘和手舟骨、月骨、三角骨共同组成，可作屈、伸、内收、外展和环转运动。

3. 上肢骨的重要骨性标志 有锁骨、肩胛冈、肩峰、喙突、肩胛骨上下角、肱骨内外上髁、桡骨茎突、尺骨茎突和尺骨鹰嘴等。

（二）下肢骨及其连结

1. 下肢骨 每侧共31块。

（1）髋骨：位于盆部，外形不规则（图4-43，图4-44）。在16岁左右时，由髂骨、耻骨和坐骨3骨融合而成。髂骨构成髋骨的上部，耻骨和坐骨分别构成髋骨的前部和后下部。3骨融合部的外侧面，有一深窝，称髋臼。髋臼前下方的卵圆形大孔，称闭孔。

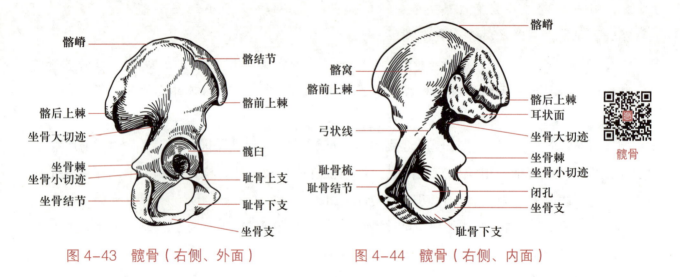

图 4-43 髋骨（右侧、外面）   图 4-44 髋骨（右侧、内面）

髋骨的上部扁而宽阔，其上缘厚钝，称髂嵴。髂嵴前、后端的突出部，分别称为髂前上棘和髂后上棘。在髂前上棘的后上方，髂嵴向外侧突出，形成髂结节。髂骨上部的内面，前上区光滑而微凹，称髂窝；后下区粗糙，有耳状面，与骶骨的耳状面相关节。髂窝的下界为一圆钝的弓形隆起，称弓状线。

髋骨的前部主要由耻骨上支和耻骨下支构成。它们分别构成闭孔的上界和前下界。耻骨上支的上缘较锐，称耻骨梳。耻骨梳的后端与弓状线相续，前端终于圆形的耻骨结节。耻骨上、下支移行部的内侧有一椭圆形粗糙面，称耻骨联合面。

髋骨的后部肥厚，其最低部有粗糙的坐骨结节。坐骨结节后上方的三角形突起，称坐骨棘，在坐骨棘的上、下方各有一切迹，分别称为坐骨大切迹和坐骨小切迹。坐骨结节向前延伸为坐骨支。坐骨支和耻骨下支相连，共同构成闭孔的下界。

学习提示

1. 两侧髂嵴最高点的连线，平对第4腰椎的棘突，是腰椎穿刺的定位标志。

2. 耻骨上、下支均是髋骨骨折的好发部位。

（2）股骨：位于股部，是人体最长最粗大的长骨。分一体和两端（图4-45，图4-46）。上端弯向内上方，其末端的球状膨大部，称股骨头，与髋臼相关节。股骨头外下方较缩细的部分，称股骨颈。股骨颈以下为股骨体。股骨颈与股骨体的交接部有两个突起：外上方的较大，称大转子；内下方的较小，称小转子。股骨体呈圆柱形，稍向前凸弯。股骨下端膨大，并向后方突出，形成内侧髁和外侧髁。内、外侧髁向侧方的最突出部，分别称为内上髁和外上髁。

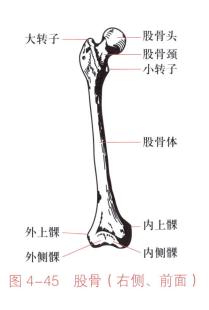

图4-45　股骨（右侧、前面）　　　图4-46　股骨（右侧、后面）

（3）髌骨：位于股骨下端的前方。略呈底向上、尖向下的三角形（图4-47）。

（4）胫骨：位于小腿内侧，与腓骨共同形成小腿骨（图4-48，图4-49）。胫骨上端膨大，向后方和两侧突起，形成内侧髁和外侧髁，两髁的上面各有一微凹的关节面，分别与股骨的内、外侧髁相对。胫骨上端与胫骨体移行部的前面，有一个三角形的粗糙部，称胫骨粗隆。

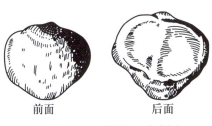

前面　　　　　后面

图4-47　髌骨（右侧）

胫骨体呈三棱柱形，其前缘锐利，内侧面平坦。前缘和内侧面都浅居皮下，表面无肌覆盖。胫骨的下端较膨大，内侧部向下的突起，称内踝。

（5）腓骨：细长（图4-48，图4-49），上端膨大，称腓骨头；下端略呈扁三角形，称外踝。

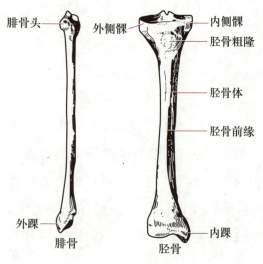

图 4-48　胫骨和腓骨（右侧、前面）

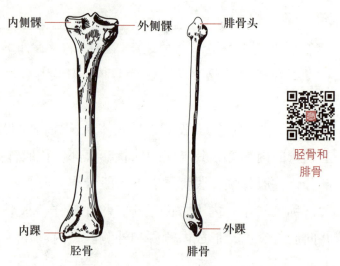

图 4-49　胫骨和腓骨（右侧、后面）

胫骨和腓骨

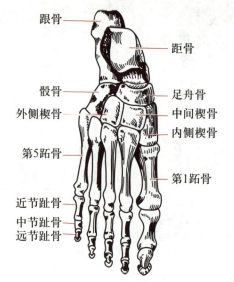

图 4-50　足骨（右侧、上面）

（6）足骨：包括跗骨、距骨和趾骨（图 4-50）。

1）跗骨：共 7 块，即距骨、跟骨、足舟骨、3 块楔骨和骰骨。距骨位于小腿骨的下方，它的前方是足舟骨。足舟骨的前方是 3 块并列的内侧楔骨、中间楔骨和外侧楔骨。距骨的后下方是跟骨。跟骨的前方是骰骨。

2）跖骨：共 5 块，自内侧向外侧，依次是第 1~5 跖骨。跖骨的近侧端膨大，与跗骨相对；远侧端圆而光滑，与趾骨相关节。

3）趾骨：共 14 块，除拇趾为两块外，其余各趾都是 3 块，趾骨的命名原则与指骨相同。

2. 下肢骨的连结

（1）髋骨的连结：两侧髋骨的后部借骶髂关节和韧带与骶骨相连；前部借耻骨联合互相连结（图 4-51）。它们与尾骨共同构成骨盆。

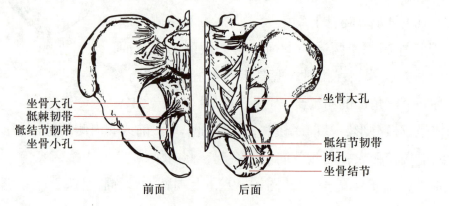

前面　　　　　后面

图 4-51　骨盆的连结

足骨

1）骶髂关节：由骶、髋两骨的耳状面组成。骶髂关节的关节囊厚而坚韧，并有韧带加强，关节腔极其狭窄，运动性能很小，主要适应下肢支持体重的功能。

在骶髂关节的后方，从骶、尾骨的外侧缘到髋骨有两条强大的韧带：到坐骨结节的韧带，称骶结节韧带；到坐骨棘的韧带，称骶棘韧带。它们与坐骨大、小切迹，分别围成坐骨大孔和坐骨小孔。

2）耻骨联合：两侧髋骨的前部借耻骨联合相连结（图4-52）。耻骨联合主要由纤维软骨构成，软骨内有一极窄的纵行裂隙。女性在妊娠分娩时，耻骨联合可轻度分离，以利胎儿娩出。

3）骨盆：由骶骨、尾骨和左、右髋骨连结而成（图 4-52），具有保护骨盆腔内的器官和传递重力等功能。

骨盆以界线为界可分为上方的大骨盆和下方的小骨盆。界线自后向前依次由骶骨的岬、弓状线、耻骨梳和耻骨联合上缘连结而成。小骨盆有上、下两口，上口由界线围成，下口由尾骨、骶结节韧带、坐骨结节、坐骨支、耻骨下支和耻骨联合下缘围成。两侧的坐骨支和耻骨下支连成耻骨弓，其间的夹角，称耻骨下角。大骨盆的内腔是

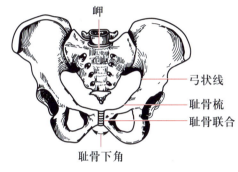

图 4-52　骨盆（前上观）

腹腔的一部分，小骨盆的内腔称骨盆腔，容纳和保护盆腔器官。女性的骨盆腔也是胎儿娩出的产道。

从青春期开始，骨盆的形态出现性差。女性骨盆的形态特点与妊娠和分娩有关。它与男性骨盆的主要差别如表4-1。

表4-1　男、女性骨盆形态的差别

	男性	女性
骨盆形状	较窄长	较宽短
骨盆的上口	心形	椭圆形
骨盆的下口	较狭窄	较宽大
骨盆腔	漏斗形	圆桶形
耻骨下角	70°～75°	80°～100°

（2）髋关节：由髋臼和股骨头组成（图4-53，图4-54），髋臼深陷，股骨头全部纳入髋臼内，关节囊厚而坚韧，关节囊表面有韧带增强，其中最为强韧的是位于囊前壁的髂股韧带，它可限制髋关节过度后伸，对维持人体直立有一定的作用。关节囊内有股骨头韧带，它的一端连于股骨头，另一端连于髋臼下部的边缘附近，内有营养股骨头的血管通过。

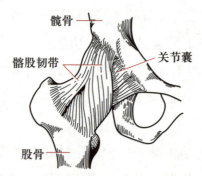

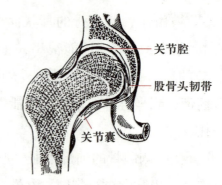

图 4-53　髋关节（右侧、前面）　　图 4-54　髋关节（右侧、冠状切面）

学习提示

1. 股骨颈除其后面的外侧部之外，都被包入囊内，故股骨颈骨折，有囊内和囊外之分。
2. 髋关节囊的后壁较薄弱，故髋关节脱位常为后脱位。

　　髋关节的运动形式与肩关节相同，可作屈、伸、内收、外展、旋内、旋外和环转运动。但由于其结构比肩关节牢固，故髋关节各类运动的幅度，都较肩关节为小。

　　（3）膝关节：由股骨内、外侧髁和胫骨内、外侧髁以及前方的髌骨组成（图 4-55，图 4-56）。关节囊宽阔而松弛，韧带发达，关节囊前壁由髌韧带加强；内、外两侧分别由胫、腓侧副韧带加强；囊内有膝交叉韧带和关节半月板。膝交叉韧带连结股骨和胫骨，分前交叉韧带和后交叉韧带。前交叉韧带可阻止胫骨向前移位；后交叉韧带可限制胫骨向后移位。关节半月板，由纤维软骨构成，共有两块（图 4-57），内侧半月板呈"C"形，外侧半月板呈"O"形，内、外侧半月板分别位于股骨和胫骨的同名髁之间。半月板的上面微凹，下面平坦，可使股、胫两骨的关节面更为适应，从而增强关节的灵活性和稳固性。

学习提示

　　由于膝关节位于股骨和胫骨两个长骨之间，承受杠杆力较大，故其两侧、前方及关节内均有韧带加强。

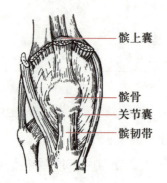

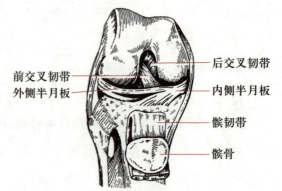

膝关节

图 4-55　膝关节（右侧、前面）　　图 4-56　膝关节的内部构造（右侧、前面）

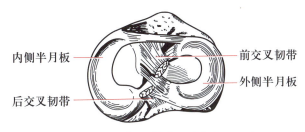

图 4-57　膝关节半月板（上面）

膝关节可作屈、伸运动；当膝关节处于半屈位时，还可作轻度的旋内和旋外运动。

（4）小腿骨的连结：胫、腓骨上端形成微动的胫腓关节，两骨干间由坚韧的小腿骨间膜连结，下端以韧带相连（图 4-58）。因此，胫、腓骨之间的运动极微弱。

（5）足关节：包括距小腿关节、跗骨间关节、跗跖关节、跖趾关节和趾骨间关节，均由与关节名称相应的骨组成（图 4-59）。

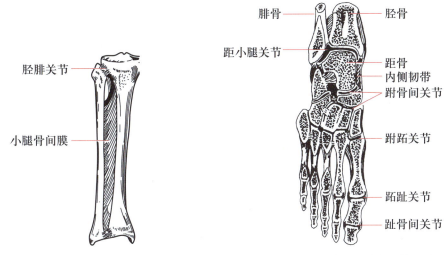

图 4-58　小腿骨的连结（右侧）　　图 4-59　足关节（右侧、前面）

距小腿关节（踝关节）：由胫、腓骨的下端和距骨组成。关节囊的前、后壁薄弱而松弛，两侧有韧带增强。

距小腿关节可作背屈（伸）和跖屈（伸）运动，与跗骨间关节协同作用时，可使足内翻和外翻。足底朝向内侧的运动，称内翻；足底朝向外侧的运动，称外翻。

其他足关节的运动性能都较小。

（6）足弓：足骨借关节和韧带紧密相连，在纵、横方向上都形成凸向上方的弓形，称足弓（图 4-60）。

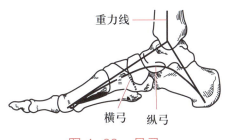

图 4-60　足弓

学习提示

1. 足弓具有弹性，在行走、跑跳和负重时，可缓冲地面对人体的冲击力，借以保护脑和内脏器官。同时也可保护足底的血管和神经免受压迫。

2. 足弓主要凭借足底的韧带、肌和腱等结构来维持。当这些软组织发育不良，或因慢性劳损引起韧带松弛或因骨折时，均可导致足弓低平或消失，成为扁平足。

（三）下肢骨的重要骨性标志　有髂嵴、髂前上棘、髂后上棘、髂结节、耻骨结节、坐骨结节、股骨大转子、股骨内上髁、股骨外上髁、髌骨、腓骨头、胫骨粗隆、胫骨前缘、内踝、外踝和跟骨等。

第二节　骨　骼　肌

院士风采：
卢世璧

一、概述

运动系统的肌均属骨骼肌，每一块肌都是一个器官，具有一定的形态结构和功能，有丰富的血管分布，受一定的神经支配。若肌的血液供应阻断，或支配肌的神经遭受损伤，可分别引起肌的坏死和瘫痪。骨骼肌长期不运动，则会萎缩退化。

（一）肌的分类　肌的形态多种多样，根据肌的外形，可分长肌、短肌、扁肌和轮匝肌4种（图4-61）。长肌呈长梭形或带状，多分布于四肢，收缩时可产生较大幅度的运动。短肌短小，主要分布于躯干深部，收缩时运动幅度较小。扁肌扁薄宽阔，多分布于躯干浅部，除运动外，还有保护和支持腔内器官的作用。轮匝肌呈环形，位于孔和裂的周围，收缩时可关闭孔和裂。

根据肌的作用，可将肌分为屈肌、伸肌、内收肌、外展肌、旋内肌和旋外肌等。

（二）肌的构造　肌由肌腹和肌腱构成。肌腹位于肌的中部，肌腱位于肌的两端，肌借肌腱附于骨骼。肌腹主要由大量的骨骼肌纤维构成，富于肌的外形，具有收缩功能。肌腱由致密结缔组织构成，呈银白色，非常强韧。长肌的腱多呈索状，扁肌的腱多薄而宽阔，形成腱膜。肌腱无收缩功能，只起力的传递作用。

（三）肌的起止点和作用　肌通常都越过一个或多个关节，其两端分别附于一块或数块骨的表面。通常躯干肌以靠近正中矢状面的附着点为起点，远离正中矢状面的为止点；四肢肌以近端附着点为起点，远端附着点为止点。肌收缩时，其中一骨的位置相对固定，另一骨则因受到肌的牵引而发生位置的移动（图4-62）。在一般情况下，肌收缩时，止点向起点方向移动。

（四）肌的配布　肌大多成群配布在关节的周围，它的配布形式，与关节的运动轴密切

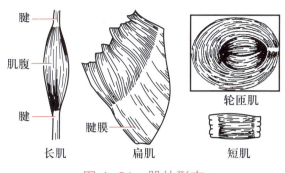

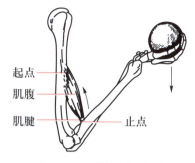

图 4-61　肌的形态　　　　　　　图 4-62　肌的起止点

相关。即在每一个运动轴的两侧，都配布有作用相反的两群肌，这作用相反的两群肌互称拮抗肌，如肘关节前面的屈肌和后面的伸肌互为拮抗。通常完成一个运动有数块肌同时参与，这些作用相同的肌称协同肌，如屈肘时，肘关节前方数块屈肌同时参与。拮抗肌和协同肌在神经系统的调节下相互协调、配合，完成各种动作。

（五）肌的辅助结构　肌的辅助结构有筋膜、滑膜囊和滑膜鞘等，具有保护和辅助肌活动的作用。

1. 筋膜　分浅筋膜和深筋膜两类（图 4-63）。

（1）浅筋膜：位于皮肤的深面，又称皮下筋膜。主要由疏松结缔组织构成，内含脂肪、血管和神经等。脂肪含量的多少，可随人体的部位、性别和营养状况等而有差别。浅筋膜对深部组织具有保护作用。

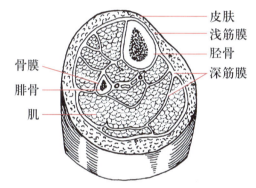

图 4-63　小腿横切面模式图（示筋膜）

🌸 **学习提示**

皮下注射就是将药物注入浅筋膜。

（2）深筋膜：又称固有筋膜，由致密结缔组织构成。位于浅筋膜的深面，同时也进入深部，呈鞘状包裹各肌或肌群，以及血管和神经。深筋膜除有保护和约束肌的作用外，还有利于肌或肌群的独立活动。

2. 滑膜囊　为结缔组织构成的密闭小囊，形扁壁薄，内含少量滑液，多存在于肌、韧带与皮肤或骨面之间，具有减少相邻结构之间摩擦的作用。

3. 滑膜鞘　是包围在长肌腱外面的结缔组织鞘，多见于手、足活动较大的部位。呈双层套管状，分为内、外两层，内层包绕于腱的周围；外层与周围的结缔组织相连。内、外两层在鞘的两端相互移行，形成一个封闭的腔隙，其内含有少量的滑液。当肌收缩时，滑膜鞘可减少腱与骨的摩擦。

二、头肌

头肌分面肌和咀嚼肌（图 4-64）。

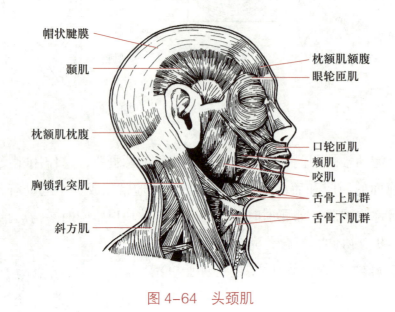

图 4-64　头颈肌

（一）面肌　位于面部和颅顶，起自颅骨，止于头面部皮肤，收缩时可改变面部皮肤的外形，显示各种表情，故又称表情肌。位于面部的面肌，多呈环状和辐射状，分布于睑裂、口裂和鼻孔的周围。有闭合睑裂、开大或闭合口裂及参与吮吸运动等作用。位于颅顶的面肌主要是枕额肌，有两个肌腹，即枕腹和额腹，分别位于枕部和额部，两肌腹之间，以帽状腱膜相连。帽状腱膜借浅筋膜与颅顶皮肤紧密结合，此肌收缩时，可牵拉头皮移动；额腹还可提眉，使额部皮肤形成横行的皱纹。

（二）咀嚼肌　布于颞下颌关节的周围，主要有咬肌和颞肌。咬肌位于下颌支的外面，颞肌位于颞窝内。二肌收缩，都可上提下颌骨。

三、颈肌

颈肌位于颅和胸廓之间。

1. 颈阔肌　位于浅筋膜内，是一对非常薄的扁肌，有紧张颈部皮肤和下拉口角等作用。

2. 胸锁乳突肌　位于颈的外侧部（图 4-64）。它起自胸骨柄和锁骨的内侧端，肌束斜向后上，止于乳突。一侧胸锁乳突肌收缩，使头向同侧倾斜，面部转向对侧；两侧同时收缩，使头后仰。

3. 舌骨上肌群　位于下颌骨和舌骨之间（图 4-64），参与构成口腔的底。它们收缩时，可上提舌骨；若舌骨固定，则可下降下颌骨。

4. 舌骨下肌群　位于舌骨和胸骨柄之间（图 4-64），在前正中线两侧覆盖喉、甲状腺和气管等结构。可使舌骨和喉向上、下移动，协助吞咽和发音。

四、躯干肌

躯干肌包括背肌、胸肌、膈、腹肌和会阴肌。

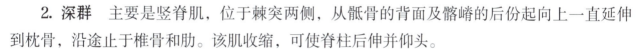

（一）背肌 位于躯干背侧面，分浅、深两群（图4-65）。

1. 浅群 是连于躯干和上肢的肌，主要有：

（1）斜方肌：位于项部和背上部，为三角形扁肌，左、右两侧相合成斜方形。斜方肌起自枕骨、项韧带和全部胸椎棘突，肌束分上、中、下3部分，分别行向外下、外侧和外上，止于锁骨外侧端、肩峰和肩胛冈等处。斜方肌的上部肌束收缩可上提肩胛骨；下部肌束收缩可使肩胛骨下降；全肌收缩，可使肩胛骨向脊柱靠拢。如肩胛骨固定，两侧斜方肌同时收缩时，则可使头后仰。

图 4-65 背肌

（2）背阔肌：位于背下部。起自下6位胸椎和全部腰椎的棘突及髂嵴。肌束向外上方集中，止于肱骨小结节的下方。该肌收缩，可使臂内收、旋内和后伸；上肢固定时，可引体向上。

2. 深群 主要是竖脊肌，位于棘突两侧，从骶骨的背面及髂嵴的后份起向上一直延伸到枕骨，沿途止于椎骨和肋。该肌收缩，可使脊柱后伸并仰头。

（二）胸肌

1. 胸大肌 位于胸前壁的上部（图4-66）。起自锁骨的内侧份、胸骨和第1~6肋软骨的前面，肌束向外上方集中，止于肱骨大结节的下方。此肌可使臂内收和旋内；当上肢固定时，可上提躯干，也可提肋，助吸气。

2. 前锯肌 位于胸外侧壁（图4-67）。起自上8位肋的外面，肌束向后内经过肩胛骨的前方，止于肩胛骨的内侧缘和下角。收缩时可向前牵拉肩胛骨；下部肌束收缩可使肩胛骨的下角外旋，助臂上举。

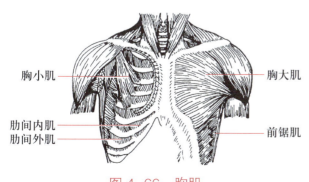

图 4-66 胸肌

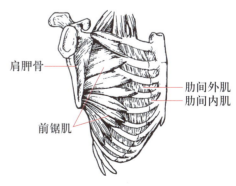

图 4-67 前锯肌和肋间肌

3. 肋间肌 位于肋间隙内，分浅、深两层（图4-67）：浅层的称肋间外肌，肌束行向前下，收缩时，可提肋以助吸气。深层称肋间内肌，肌束方向与肋间外肌相反，收缩可降肋以助呼气。

（三）膈 分隔胸腔和腹腔，为一向上膨隆的扁肌。膈的周围部由肌束构成，附于胸廓下口及其附近的骨面，中央部为腱膜，称中心腱（图4-68）。膈上有3个裂孔，紧位于脊柱前方的称主动脉裂孔，有主动脉和胸导管通过；主动脉裂孔的左前方有食管裂孔，有食管和迷走神经通过；在食管裂孔的右前方，位于中心腱内的是腔静脉孔，有下腔静脉通过。

膈是重要的呼吸肌。收缩时，膈顶下降，胸腔容积扩大，助吸气；舒张时，膈顶上升复原位，胸腔容积缩小，助呼气。

（四）腹肌 位于胸廓下部和骨盆上缘之间，是腹壁的主要组成部分，包括位于腹前外侧壁的3块扁肌和腹直肌，以及位于腹后壁的腰方肌（图4-68，图4-69）。

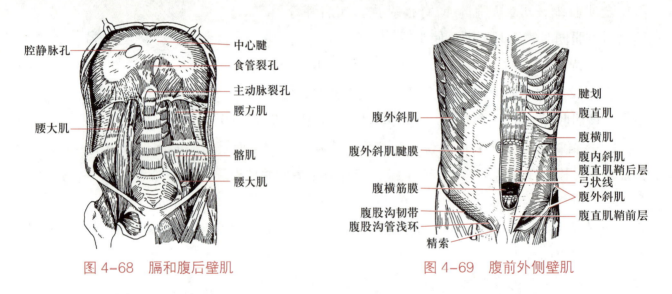

图4-68 膈和腹后壁肌　　　　　　　图4-69 腹前外侧壁肌

1. 腹外斜肌 是腹前外侧壁最浅层的扁肌，除其后部肌束向前下止于髂嵴外，大部分肌束由外上斜向前下方，移行为广阔的腱膜。腱膜的下部增厚，形成腹股沟韧带，张于髂前上棘和耻骨结节之间。在耻骨结节的外上方，腱膜有一个略呈三角形的裂孔，称腹股沟管浅环（腹股沟管皮下环）。

2. 腹内斜肌 位于腹外斜肌的深面，肌束自后向前呈扇形散开，大部分肌束在腹直肌的外侧缘附近移行为腱膜。腱膜向内分为前、后两层，分别经腹直肌前、后面至腹白线。腹内斜肌腱膜的下部与腹横肌腱膜的相应部分结合，呈弓形止于耻骨梳内侧端，形成腹股沟镰（联合腱）。

3. 腹横肌 位于腹内斜肌的深面，肌束横向内侧，在腹直肌的外侧缘附近移行为腱膜。腱膜的下部参与腹股沟镰的构成。

4. 腹直肌 呈带状，位于腹前壁正中线的两侧。周围包有上述3对扁肌腱膜形成的腹直肌鞘。腹直肌的肌束上下纵行，其前部有 3~4 条横行的腱性结构，称为腱划。

5. 腰方肌　呈长方形，位于腹后壁脊柱的外侧。

腹壁大部分肌的肌束排列方向相互交错，可增加腹壁张力，有利于保护和支持腹腔内部器官。腹肌收缩时，可降肋，助呼气；也可使脊柱作前屈、侧屈和旋转运动。腹肌与膈共同收缩时，可增加腹压，有助于排便、排尿、呕吐和分娩。

6. 腹前外侧壁的局部结构

（1）腹直肌鞘：为包裹腹直肌的纤维性鞘。它由腹前外侧壁 3 层扁肌的腱膜构成（图 4-69）。腹直肌鞘分前、后两层：前层完整，并与腹直肌的腱划紧密结合；后层不完整，在脐与耻骨联合连线的上、中 1/3 交界平面附近，形成一条凹向下的弧形游离缘，称弓状线。

（2）白线：由两侧腹直肌鞘的纤维，在前正中线交织而成，自剑突直达耻骨联合。白线结构坚韧，血管稀少，中部有脐环。临床上常在此线上作手术切口。

（3）腹股沟管：是腹前外侧壁下部肌和腱膜之间的斜行间隙，位于腹股沟韧带内侧半的稍上方，长为 4~5 cm（图 4-70）。腹股沟管有内、外两口：内口称腹股沟管深环（腹股沟管腹环），位于腹股沟韧带中点上方约 1.5 cm 处，由腹横筋膜形成；外口即腹股沟管浅环。腹股沟管在男性有精索通过，女性有子宫圆韧带通过。

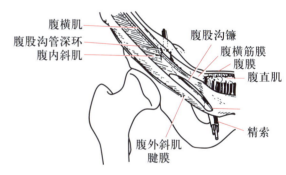

图 4-70　腹股沟管（左侧）

（4）腹股沟三角：位于腹前外侧壁的下部。它的内侧界是腹直肌的外侧缘，外侧界是腹壁下动脉，下界是腹股沟韧带。

学习提示

腹股沟管和腹股沟三角均为腹壁的薄弱区，腹腔内容物，可由此突出，形成腹股沟疝。

（五）会阴肌　指封闭小骨盆下口的肌，主要有肛提肌、会阴深横肌和尿道括约肌等（图 4-71）。

1. 肛提肌　呈漏斗状，起自小骨盆侧壁，肌束行向后内止于直肠壁、阴道壁和尾骨。肛提肌有承托盆腔器官，括约肛管和阴道等作用。

2. 会阴深横肌　位于小骨盆下口的前下部，肌束横行，两侧附着于坐骨支。

3. 尿道括约肌　环绕尿道膜部，在女性环绕尿道和阴道，有紧缩尿道和阴道的作用。

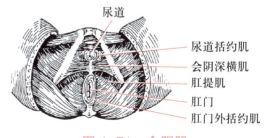

图 4-71　会阴肌

五、四肢肌

四肢肌分上肢肌和下肢肌。由于上肢执行复杂、精细的劳动功能，故上肢肌细小，数目较多，运动灵活；下肢肌数目较少，但粗壮有力，与下肢支持体重和行走功能相适应。

（一）上肢肌　按其所在部位，分为肩肌、臂肌、前臂肌和手肌。

1. 肩肌　配布在肩关节的周围（图4-72，图4-73），有三角肌、冈上肌、冈下肌和肩胛下肌等。能运动肩关节，并可增加肩关节运动时的稳固性。三角肌略呈三角形，起自于锁骨的外侧份、肩峰和肩胛冈，肌束从前、后和外侧3面包围肩关节，集中止于肱骨的三角肌粗隆。此肌收缩，可使肩关节外展。

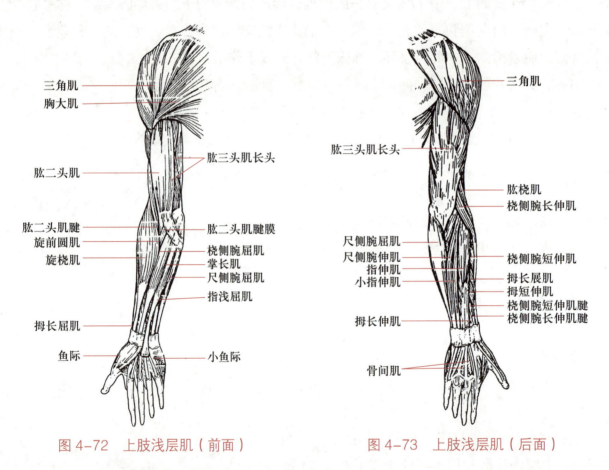

图 4-72　上肢浅层肌（前面）　　　　图 4-73　上肢浅层肌（后面）

学习提示

　　三角肌的外上1/3部，肌质丰厚，且无重要的血管和神经，是临床上经常选用的肌内注射部位。

2. 臂肌　配布在肱骨周围，主要作用于肘关节。分前群的屈肌和后群的伸肌。

（1）前群：主要有肱二头肌（图4-72），位于臂前部浅层，以长、短两头起于肩胛骨，止于桡骨上端的内侧面。其主要作用为屈肘关节。

（2）后群：主要有肱三头肌。位于臂的后部（图4-73），起自关节盂的下方和肱骨的后面，止于尺骨鹰嘴，是肘关节的主要伸肌。

3. 前臂肌　位于桡、尺骨的周围，多数起于肱骨的下端，少数起自桡、尺骨及前臂骨间膜；除少数外，多数肌的肌腹，位于前臂的近侧部，向远侧移行为细长的腱，止于腕骨或掌、指骨。

前臂肌分前、后两群。前群主要是屈肌和旋前肌；后群主要是伸肌和旋后肌。各肌的作用大致与其名称相一致。

（1）前群：位于前臂骨前面，分浅、深两层。浅层肌6块（图4-72），由桡侧向尺侧依次是肱桡肌、旋前圆肌、桡侧腕屈肌、掌长肌、指浅屈肌和尺侧腕屈肌。深层肌3块（图4-74），有拇长屈肌、指深屈肌和旋前方肌。

拇长屈肌止于拇指的远节指骨；指浅、深屈肌向远侧都分成4个肌腱，分别至第2～5指，其中指浅屈肌腱止于中节指骨；指深屈肌腱止于远节指骨。

（2）后群：位于前臂骨后面，分浅、深两层。浅层肌5块（图4-73），由桡侧向尺侧依次是桡侧腕长伸肌、桡侧腕短伸肌、指伸肌、小指伸肌和尺侧腕伸肌。深层肌5块（图4-75），有旋后肌、拇长展肌、拇短伸肌、拇长伸肌和示指伸肌。

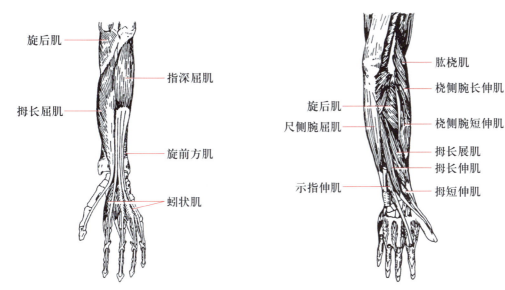

图4-74　前臂肌前群和手肌（深层）　　　　图4-75　前臂肌后群（深层）

前臂肌群

4. 手肌　位于手掌，由运动指的许多小肌组成，分为外侧、中间和内侧3群（图4-72，图4-74）。外侧群位于手掌的外侧部，较发达，它们共同形成的丰满隆起，称鱼际。此群肌可使拇指做内收、外展、屈和对掌运动。内侧群位于手掌的内侧部，形成小鱼际，其主要作用是屈小指和使小指外展。中间群包括蚓状肌和骨间肌，可使2～5指做内收和外展运动（指向中指靠拢为内收，反之为外展）。

5. 上肢的局部结构

（1）腋窝：位于胸外侧壁与臂上部之间，是一四棱锥形的腔隙。内有血管、神经、淋巴结、脂肪组织和结缔组织等。

（2）肘窝：位于肘关节前方，是尖向远侧的三角形凹窝，内有血管、神经和肱二头肌腱等结构。

（3）手的滑膜鞘和指腱鞘：在腕和手的背侧，所有伸肌的腱都各自包有滑膜鞘（图4-76）。

在腕部掌侧和手掌，指浅、深屈肌腱和拇长屈肌腱各包有一个滑膜鞘，分别称为屈肌总腱鞘（尺侧囊）和拇长屈肌腱鞘（桡侧囊）（图4-77）。每个指的指屈肌腱都包有指腱鞘，对肌腱起约束和滑车作用。

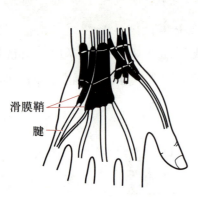

图 4-76　手背的滑膜鞘

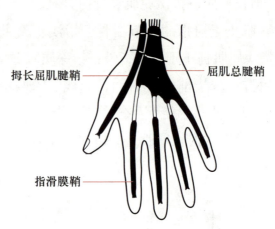

图 4-77　手掌侧的腱滑膜鞘

学习提示

伸肌的滑膜鞘是腱鞘囊肿的易发部位。

（二）下肢肌　按部位分为髋肌、股肌、小腿肌和足肌。

1. 髋肌　位于髋关节周围，起自骨盆侧壁的内面或外面，止于股骨，分前、后两群。

（1）前群：主要有髂腰肌，由腰大肌和髂肌合成（图4-68，图4-78）。位于腰椎体侧面和髋关节前方，止于股骨小转子，可使髋关节前屈和旋外。

（2）后群：主要有臀大肌、臀中肌、臀小肌和梨状肌（图4-79~图4-81）。

1）臀大肌：位于臀部浅层，略呈四边形，大而肥厚，起自髂骨和骶骨的后面，肌束斜向外下，止于股骨上部的后面。该肌收缩，可使大腿后伸并旋外。

学习提示

臀大肌位置表浅，肌质厚实，其外上部无重要的神经和血管，为肌内注射的常选部位。

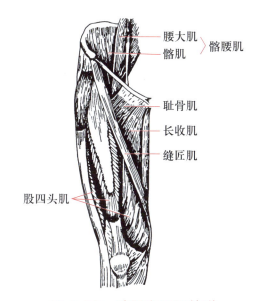

图 4-78 髋肌和股肌前群

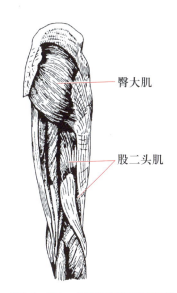

图 4-79 髋肌和股肌后群

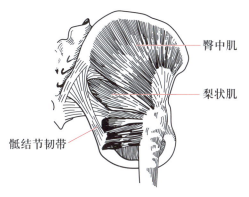

图 4-80 髋肌后群（中层）

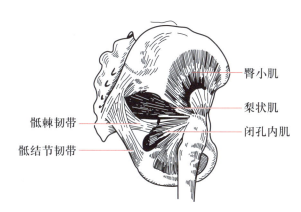

图 4-81 髋肌后群（深层）

2）臀中肌和臀小肌：臀中肌呈扇形位于臀大肌的深面；臀小肌在臀中肌的深面。两肌都可使髋关节外展和旋内。

3）梨状肌：位于臀大肌的深面和臀中肌的下方，该肌收缩可使髋关节旋外。

2. 股肌 配布在股骨周围，分前群、内侧群和后群。

（1）前群：位于股前部，有缝匠肌和股四头肌（图 4-78）。

1）缝匠肌：呈长带状，起自髂前上棘，斜向内下方，止于胫骨上部的内侧面，可屈髋关节和膝关节。

2）股四头肌：是股前部最强大的肌。以 4 个头起自髂骨和股骨，肌束向下附着于髌骨的周缘和前面，向下延续为髌韧带，止于胫骨粗隆。主要作用是屈髋关节和伸膝关节。

（2）内侧群：位于股的内侧部（图 4-78），共 5 块。其中位于缝匠肌中份内上方的，称长收肌；在长收肌外上方的，称耻骨肌。内侧群可使髋关节内收。

（3）后群：位于股后部（图 4-79），外侧的为股二头肌，内侧的为半腱肌和半膜肌。各肌均经过髋关节和膝关节的后方，有伸髋关节和屈膝关节的作用。

3. 小腿肌　位于胫、腓骨周围，可分为前群、外侧群和后群。

（1）前群：位于胫、腓骨前方，共有3块肌（图4-82），自胫侧向腓侧依次为：胫骨前肌、踇长伸肌和趾长伸肌。经过距小腿关节的前方到达足背或足趾背面。有伸距小腿关节、伸趾以及使足背屈、内翻的作用。

（2）外侧群：位于腓骨的外侧，由浅层的腓骨长肌和深层的腓骨短肌组成。经外踝的后方到足底，止于足骨。能使距小腿关节跖屈和足外翻。

（3）后群：位于小腿后部，分浅、深两层。

浅层有小腿三头肌，它由浅层的腓肠肌和其深面的比目鱼肌合成（图4-83）。其肌腹膨大，形成小腿后部的丰隆外形，向下形成粗大的跟腱，止于跟骨。可使距小腿关节跖屈。

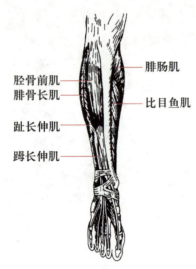

图4-82　小腿肌前群

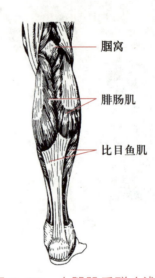

图4-83　小腿肌后群（浅层）

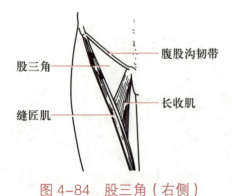

图4-84　股三角（右侧）

深层有3块肌，位于小腿三头肌的深面。有屈距小腿关节、屈趾和使足内翻的作用。

4. 足肌　主要位于足底，有屈趾骨间关节和支持足弓等作用。

5. 下肢的局部结构

（1）股三角：位于股前面的上部，由腹股沟韧带、长收肌和缝匠肌围成（图4-84）。股三角内的结构由内侧向外侧依次有股静脉、股动脉和股神经等。

（2）腘窝：是膝关节后方由肌围成的菱形凹窝，内有血管和神经等通过（图4-83）。

六、全身主要的肌性标志

全身主要的肌性标志有：咬肌、胸锁乳突肌、胸大肌、三角肌、肱二头肌、肱三头肌、臀大肌、股四头肌、股二头肌和小腿三头肌等。

本章内容概要

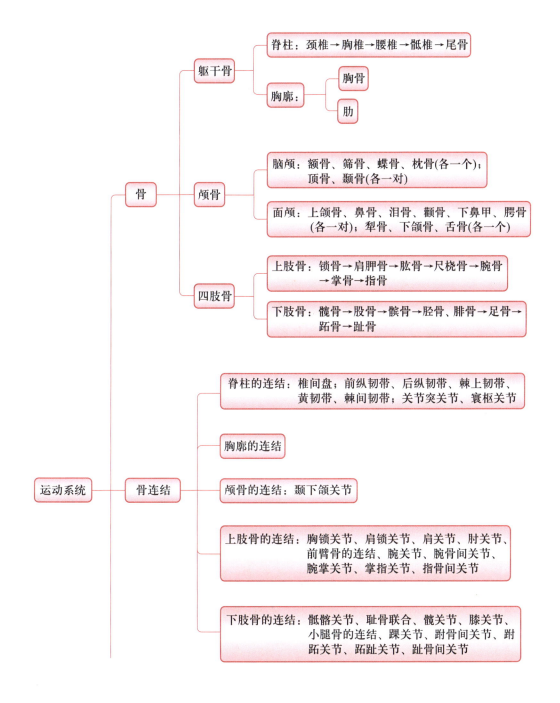

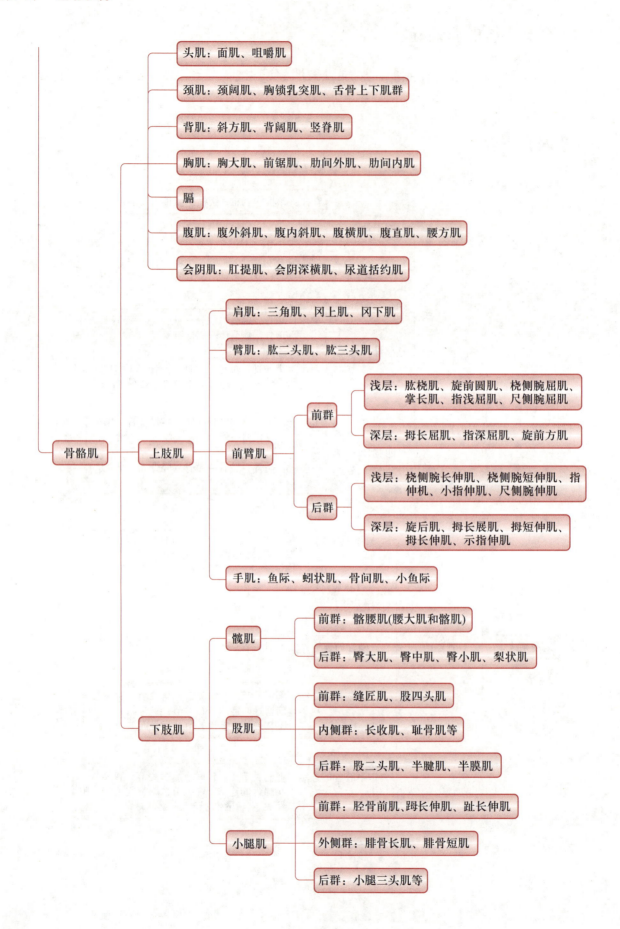

练习与思考

一、单项选择题

1. 终身保存红骨髓的骨是（　　　　）。

A. 颅骨 　　　　　　　　　B. 肩胛骨 　　　　　　　　C. 髂骨

D. 胫骨 　　　　　　　　　E. 尺骨

2. 骨沿关节的垂直轴进行的运动为（　　　　）。

A. 屈和伸 　　　　　　　　B. 旋转 　　　　　　　　　C. 内收和外展

D. 环转 　　　　　　　　　E. 以上选项均不对

3. 胸骨角平对（　　　　）。

A. 第 1 肋软骨 　　　　　　B. 第 2 肋软骨 　　　　　　C. 第 3 肋软骨

D. 第 4 肋软骨 　　　　　　E. 第 5 肋软骨

4. 下列不位于颅顶的是（　　　　）。

A. 冠状缝 　　　　　　　　B. 前囟 　　　　　　　　　C. 矢状缝

D. 人字缝 　　　　　　　　E. 茎乳孔

5. 肩胛骨下角平对（　　　　）。

A. 第 2 肋 　　　　　　　　B. 第 3 肋 　　　　　　　　C. 第 5 肋

D. 第 7 肋 　　　　　　　　E. 第 8 肋

6. 不在桡骨上的结构是（　　　　）。

A. 桡骨头 　　　　　　　　D. 尺切迹 　　　　　　　　C. 桡切迹

D. 茎突 　　　　　　　　　E. 桡骨粗隆

7. 不参与骨盆界线组成的是（　　　　）。

A. 骶骨岬 　　　　　　　　B. 耻骨联合面 　　　　　　C. 耻骨梳

D. 弓状线 　　　　　　　　E. 耻骨联合上缘

8. 下列不属于肌的辅助结构的是（　　　　）。

A. 深筋膜 　　　　　　　　B. 浅筋膜 　　　　　　　　C. 滑膜囊

D. 滑膜鞘 　　　　　　　　E. 韧带

9. 由腹外斜肌腱膜形成的结构是（　　　　）。

A. 腹股沟管浅环 　　　　　B. 腹股沟管深环 　　　　　C. 腹白线

D. 腹股沟镰 　　　　　　　E. 腹直肌鞘

10. 可屈髋和伸膝关节的肌是（　　　　）。

A. 肱二头肌 　　　　　　　B. 肱三头肌 　　　　　　　C. 三角肌

D. 股四头肌　　　　　　E. 缝匠肌

二、讨论与思考

1. 一中年男子在搬重物时，突然感到腰部和臀部剧烈疼痛，疼痛沿大腿后外侧向下放射，至小腿和足背，磁共振（MRI）显示 $L_4 \sim L_5$ 之间椎间盘突出。

（1）椎间盘的位置、形态怎样？

（2）髓核通常向何方向突出？为什么？

（3）为什么会引起下肢疼痛？

2. 一老年女性，下床时不慎跌坐于地，自述摔倒时听到一声响，遂感右髋部疼痛，下肢无法站起，被送往医院就诊。查体：右下肢较左下肢明显缩短，并呈外旋位。触诊时髋部有压痛，但肿胀不明显。大腿运动可导致剧烈疼痛，X 线显示右股骨颈囊内骨折，骨折远端外旋并向近侧移位。

（1）老年人股骨最易发生骨折的部位在哪里？

（2）为什么老年人这个部位的骨质如此脆弱？

（3）患者伤肢外旋、缩短的解剖学基础是什么？

（4）为什么肿胀不明显？

3. 某男，32 岁。酒后骑摩托车回村，为躲避街上玩耍的小朋友而侧翻跌倒，致昏迷，3 小时后引发脑疝在急诊室死亡。尸体解剖显示左翼点处骨折，颅内出血，脑组织被挤压移向枕骨大孔。请结合颅骨的解剖特点解释翼点处为何易骨折，伤后为何会造成颅内出血引发脑疝而死亡。

练习与　　　　学习小结　　　　参考答案
拓展

（花先）

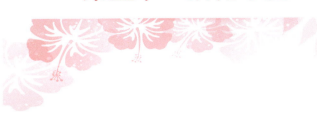

第五章　消化系统

消化系统

案　例

患者，女，70岁，4小时前因关节疼痛服用止痛片数片后出现呕吐血性液体，色鲜红含有血凝块，并排暗红色血便数次，伴有心慌、头晕、出冷汗，就诊。

经医生检查，初步诊断为上消化道出血，经补液、止血治疗后症状缓解，出血停止。请问：

1. 消化系统包括哪些器官？

2. 消化道又包括哪些器官？

3. 临床上，怎么区分上、下消化道？

学习目标

知识点/
考点

1. 掌握：消化系统的组成；上、下消化道的概念；咽的分部与交通；食管的生理性狭窄；胃的位置、形态；盲肠和结肠的特征性结构；阑尾的位置；肝的位置、形态；胆汁的排出途径。

2. 熟悉：胸部标志线和腹部分区；口腔的分部及结构；小肠的分部及结构特点；胰的位置、形态；腹膜与腹膜腔的概念。

3. 了解：消化管壁的结构；腹膜与脏器的关系及形成的结构。

4. 学会：辨认模型、标本中消化系统的各个器官及其重要结构。

5. 树立为健康服务的职业意识，培养学生利用学到的知识初步解释生活中遇到的有关消化系统的不适现象；培养健康意识从饮食开始，抵制垃圾食品。

<h1 style="text-align:center">第一节　概　　述</h1>

一、消化系统组成及功能

消化系统由消化管和消化腺两部分组成（图5-1）。消化管是一条长而迂曲的管道，包括口腔、咽、食管、胃、小肠（十二指肠、空肠、回肠）和大肠（盲肠、阑尾、结肠、直肠、肛管）。临床上通常把口腔至十二指肠的这一段消化管，称上消化道；把空肠以下的消化管，称下消化道。消化腺包括口腔腺、肝、胰等大消化腺以及消化管壁内的小消化腺。

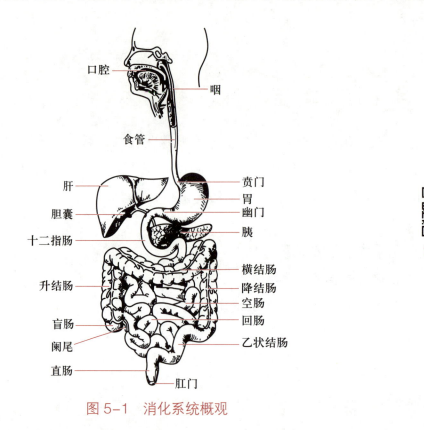

图 5-1　消化系统概观

消化系统
的组成

🎩 学习提示

描述上、下消化道时，十二指肠以上的消化管为上消化道，空肠以下的消化管为下消化道，分别包括十二指肠和空肠。

消化系统的主要功能是消化食物，吸收其中的营养物质，为机体新陈代谢提供物质和能量来源，并将食物残渣排出体外。口腔和咽还参与呼吸和语言活动。

二、胸腹部标志线及腹部分区

为了描述内脏器官的正常位置和体表投影，便于临床诊断检查需要，通常在胸、腹部体表确定若干标志线和分区（图 5-2）。

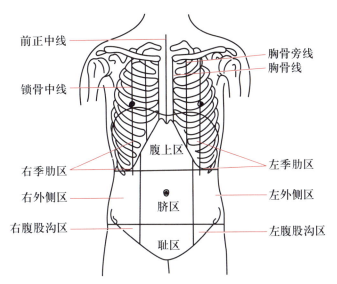

胸腹部标
志线及腹
部分区

图 5-2　胸腹部的标志线和腹部分区

（一）胸部的标志线

1. **前正中线**　沿身体前面正中所作的垂线。
2. **胸骨线**　沿胸骨外侧缘最宽处所作的垂线。
3. **锁骨中线**　通过锁骨中点所作的垂线。
4. **腋前线**　通过腋前襞所作的垂线。
5. **腋后线**　通过腋后襞所作的垂线。
6. **腋中线**　通过腋前、后线之间中点所作的垂线。
7. **肩胛线**　通过肩胛骨下角所作的垂线。
8. **后正中线**　沿身体后面正中所作的垂线。

（二）腹部的分区　通常用两条横线和两条纵线将腹部分为 9 个区。两条横线分别是通过两侧肋弓最低点连线的上横线和通过两侧髂结节连线的下横线。两条纵线分别是通过左、右腹股沟韧带中点的垂线。据此，将腹上部分为中间的腹上区和两侧的左、右季肋区；将腹中部分为中间的脐区和两侧的左、右腹外侧区；将腹下部分为中间的耻区（腹下区）和两侧的左、右腹股沟区（髂区）。

临床上常通过脐作水平线和垂线，将腹部分为左上腹、右上腹、左下腹和右下腹 4 个区。

第二节 消 化 管

一、消化管壁的一般结构

除口腔外，消化管壁的结构由内向外可分为4层，即黏膜、黏膜下层、肌层和外膜（图5-3）。

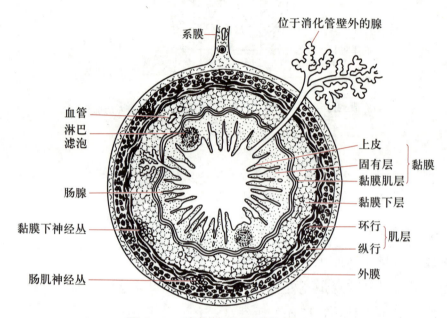

系膜

位于消化管壁外的腺

血管
淋巴
滤泡

上皮
固有层 }黏膜
黏膜肌层

肠腺

黏膜下层

黏膜下神经丛

环行
纵行 }肌层

肠肌神经丛

外膜

图5-3 消化管微细结构模式图

（一）黏膜 黏膜位于消化管壁的最内层，是消化和吸收的重要结构，自内向外又可分为上皮、固有层和黏膜肌层。

1. 上皮 衬于黏膜的内表面，口腔、咽、食管和肛管下部为复层扁平上皮，主要具有保护功能；其他消化管均为单层柱状上皮，主要具有消化和吸收功能。

2. 固有层 由结缔组织构成，内含消化腺、血管、淋巴管和淋巴组织等。

3. 黏膜肌层 由1~2层平滑肌构成，其收缩可使黏膜活动，促进腺体的分泌和血液、淋巴的运行，有利于营养物质的吸收。

（二）黏膜下层 黏膜下层由疏松结缔组织构成，内含较大的血管、淋巴管和黏膜下神经丛等。黏膜和部分黏膜下层共同突入食管、胃和小肠的管腔，形成皱襞，扩大了黏膜的表面积。

（三）肌层 口腔、咽、食管上段、肛门外括约肌处的肌层为骨骼肌；其余为平滑肌。平滑肌一般排列为内环、外纵两层，其间有肌间神经丛。消化管某些部位的环行平滑肌层增厚，形成括约肌。肌层的收缩和舒张，使消化管产生运动，将消化管内容物向下推送并与消化液充分混合，促进消化和吸收。

（四）外膜 外膜位于消化管壁的最外层。咽、食管和直肠下部等处的外膜由结缔组织构成，称纤维膜，具有连接、固定作用；其余各部的外膜由间皮和深面的结缔组织构成，称浆膜，具有保护和减轻器官之间摩擦的作用。

二、口腔

口腔是消化管的起始部，前借口裂通外界，后经咽峡与咽相通。其前壁为口唇，两侧壁为颊，顶为腭，底为肌性结构。口腔以上、下牙弓为界，分为口腔前庭和固有口腔两部分。当上、下颌牙列咬合时，口腔前庭与固有口腔借第3磨牙后方的间隙相通。

🌸 **学习提示**

临床上急救插管、灌药可在第3磨牙后方的间隙内进行。

（一）口唇和颊 口唇分为上唇和下唇，两唇之间为口裂，上、下唇结合处为口角。上唇外面正中有1条纵行浅沟，称人中，上唇两侧以弧形鼻唇沟与颊分界。颊位于口腔两侧，在上颌第二磨牙相对的颊黏膜上有腮腺导管的开口。

🌸 **学习提示**

1. 人中是人类特有的结构，昏迷患者急救时常在此指压或针刺。

2. 两唇内含丰富的毛细血管，呈鲜红色，当机体缺氧时，可变为暗红色至紫色，临床称发绀。

（二）腭 腭构成口腔的顶，位于口腔与鼻腔之间。前2/3为硬腭，以骨质为基础；后1/3为软腭，由肌和黏膜构成。软腭后缘游离，中央有一向下的突起，称腭垂。腭垂两侧各有两条弓形皱襞，前一对称腭舌弓，连于舌根两侧；后一对称腭咽弓，向下移行于咽侧壁。腭垂、两侧的腭舌弓和舌根共同围成咽峡，是口腔和咽的分界（图5-4）。

（三）舌 位于口腔底，由骨骼肌和黏膜构成（图5-4，图5-5）。具有搅拌食物、感受味觉、协助吞咽和辅助发音等功能。

1. 舌的形态 舌的上面称舌背，其前2/3为舌体，后1/3为舌根。舌体的前端，称舌尖。舌的下面黏膜光滑，在正中处有一条连于口腔底的黏膜皱襞，称舌系带。舌系带下端的两侧各有一黏膜隆起，称舌下阜。舌下阜向后外侧延续为舌下襞，其深面为舌下腺。

2. 舌黏膜 舌背的黏膜表面有许多小突起，称舌乳头，主要有菌状乳头、轮廓乳头和丝状乳头。菌状乳头和轮廓乳头含有味觉感受器（味蕾），能感受味觉；丝状乳头可感受触觉。舌根黏膜内有许多由淋巴组织构成的小结节，称舌扁桃体。

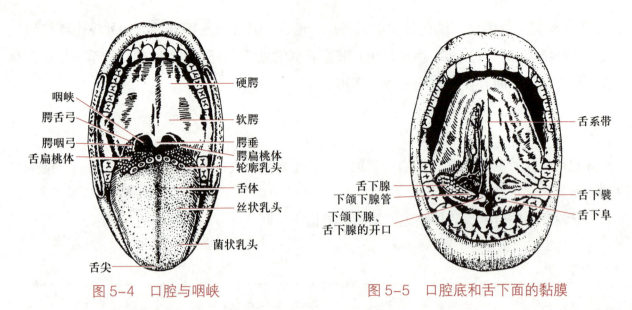

图 5-4 口腔与咽峡

图 5-5 口腔底和舌下面的黏膜

3. 舌肌 为骨骼肌，分舌内肌和舌外肌。舌内肌构成舌的主体，收缩时可改变舌的外形。舌外肌主要有颏舌肌，左右各一，收缩时可改变舌的位置。一侧颏舌肌收缩，舌尖伸向对侧；两侧同时收缩，使舌前伸。

（四）牙 牙是人体最坚硬的器官，嵌于上、下颌骨的牙槽内，主要是对食物进行机械加工，并有辅助发音的功能。

1. 牙的形态和构造 牙分为露在口腔内的牙冠、嵌于牙槽内的牙根和介于二者之间的牙颈 3 部分。牙由牙质、釉质、牙骨质和牙髓构成。牙质构成牙的主体，釉质覆于牙冠的表面，牙骨质包于牙颈和牙根的表面。牙内部的腔隙，称牙腔，腔内容纳牙髓。牙髓由结缔组织、神经、血管和淋巴管组成（图 5-6）。

2. 牙的分类和排列 人的一生有两套牙，按萌出先后，分乳牙和恒牙。乳牙共 20 个，分为乳切牙、乳尖牙和乳磨牙。一般在出生后 6 个月开始萌出，3 岁左右出齐，6~7 岁开始脱落；恒牙共 32 个，分为切牙、尖牙、前磨牙和磨牙（图 5-7）。乳牙逐渐脱落萌出恒牙，在 13~14 岁时，除第 3 磨牙外，其余恒牙出齐，第 3 磨牙的萌出要迟至 17~25 岁，故又称迟牙或智牙，也可终生不萌出。

一般乳牙的牙式用罗马数字表示，恒牙的牙式用阿拉伯数字表示（图 5-7）。

3. 牙周组织 包括牙龈、牙周膜和牙槽骨 3 部分（图 5-6）。牙龈是覆盖在牙槽弓和牙颈表面的口腔黏膜，血管丰富，呈淡红色。牙周膜是牙根与牙槽骨之间的致密结缔组织，固定牙根。牙槽骨是牙周围的骨质。牙周组织对牙有保护、支持和固定作用。

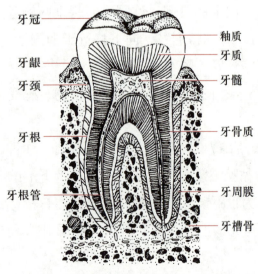

图 5-6 牙的纵切面

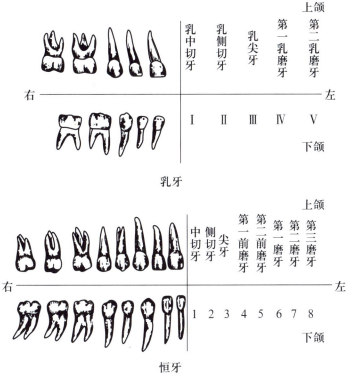

图 5-7　牙式

🫧 **学习提示**

1. 老年人由于牙龈和牙周膜的血管萎缩，营养降低，牙根萎缩，牙逐渐松动以致脱落，随后牙槽骨也逐渐萎缩和被吸收。

2. 临床上为便于记录，以"十"记号划分上、下颌和左、右两侧的牙位，共 4 区。例：十⁵ 表示左上颌第二前磨牙。

三、咽

　　咽（图 5-8）是前后略扁的漏斗形肌性管道，位于颈椎前方，上起颅底，下至第 6 颈椎体下缘移行为食管，长约 12 cm。咽的前壁不完整，分别与鼻腔、口腔和喉腔相通，因此将其相应分为鼻咽、口咽和喉咽 3 部分。咽是呼吸道和消化管的共同通道。

咽的分部

　　（一）鼻咽　位于软腭平面以上的部分，向前经鼻后孔通鼻腔，在侧壁上，平对下鼻甲后端有咽鼓管咽口，经咽鼓管与中耳鼓室相通。咽鼓管咽口的后上方有一纵行的深窝，称咽隐窝。咽的后上壁黏膜内有丰富的淋巴组织，称咽扁桃体。

　　（二）口咽　位于软腭与会厌上缘平面之间，向上通鼻咽，向下通喉咽，向前经咽峡通口腔。外侧壁腭舌弓和腭咽弓之间的凹窝内有腭扁桃体，其主要由淋巴组织构成。

由舌扁桃体、腭扁桃体和咽扁桃体在鼻腔、口腔通咽处共同围成咽淋巴环，具有防御功能。

学习提示

腭舌弓和腭咽弓之间可以看到腭扁桃体，即习惯上说的扁桃体（腺），常因感染引起扁桃体炎。

（三）喉咽　位于会厌上缘与第 6 颈椎体下缘之间，喉的后方。向前经喉口通喉腔，向上通口咽，向下续于食管。在喉口两侧各有一个凹窝，称梨状隐窝（图 5-9）。

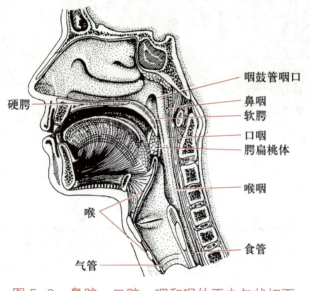

图 5-8　鼻腔、口腔、咽和喉的正中矢状切面

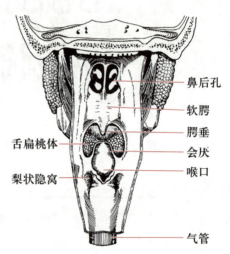

图 5-9　咽（后壁切开）

学习提示

1. 咽部感染时，细菌可经咽鼓管传播到中耳，引起中耳炎。
2. 咽隐窝是鼻咽癌的好发部位。
3. 梨状隐窝是异物容易滞留的部位。

四、食管

（一）食管的形态、位置和分部　食管为一前后略扁的肌性管道，长约 25 cm（图 5-10）。上端与咽相续，向下沿脊柱前面下降入胸腔，穿过膈的食管裂孔入腹腔，在第 11 胸椎的左侧与胃的贲门相接。依其行程以胸骨颈静脉切迹和食管裂孔为界可分为颈部、胸部和腹部 3 部分。

（二）食管的生理性狭窄　食管全长有 3 处生理性狭窄：第 1 处狭窄位于食管的起始处，距中切牙约 15 cm；第 2 处狭窄在食管与左主支气管交叉处，距中切牙约 25 cm；第 3 处狭窄在食管穿膈处，距中切牙约 40 cm。

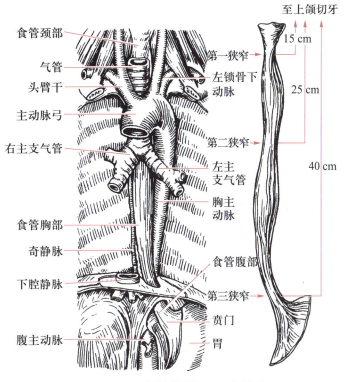

食管颈部
气管
头臂干
主动脉弓
右主支气管
食管胸部
奇静脉
下腔静脉
腹主动脉

至上颌切牙
第一狭窄
左锁骨下动脉
15 cm
25 cm
第二狭窄
左主支气管
胸主动脉
40 cm
食管腹部
第三狭窄
贲门
胃

食管的生理性狭窄

图 5-10 食管位置及三个狭窄

学习提示

食管的 3 处狭窄是肿瘤的好发部位，也是异物容易滞留的部位。

（三）食管壁的微细结构特点 食管壁由内向外依次为黏膜、黏膜下层、肌层和外膜。黏膜上皮为复层扁平上皮，具有保护作用；黏膜下层含有血管和食管腺，食管腺分泌黏液，对黏膜起润滑和保护作用；肌层上段为骨骼肌，下段为平滑肌，中段为两种肌混合；外膜为纤维膜。

五、胃

胃是消化管中最为膨大的部分，上接食管、下续十二指肠，具有暂时贮存食物和初步消化食物的功能。成人胃的容量约 1 500 mL，新生儿胃的容量约 30 mL。

（一）胃的形态和分部（图 5-11）

1. 形态 胃有两壁、两缘和两口。两壁即前壁和后壁。胃的入口称贲门，与食管相接；出口称幽门，与十二指肠相续。胃上缘较短，凹向右上方，称胃小弯，其最低点处有一切迹，称角切迹；下缘较长，凸向左下方，称胃大弯。

2. 分部 胃可分为 4 部分，靠近贲门的部分，称贲门部；贲门平面向左上方膨出的部分，称胃底；胃底与角切迹之间的部分，称胃体；角切迹与幽门之间的

胃的形态、分部

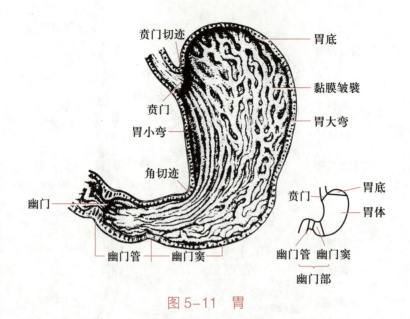

图 5-11 胃

部分，称幽门部，临床上又称胃窦，在幽门部大弯侧有一不明显的浅沟，将幽门部分为左侧较扩大的幽门窦和右侧呈长管状的幽门管。

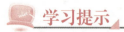 **学习提示**

幽门部和胃小弯附近是胃溃疡的好发部位。

胃的位置

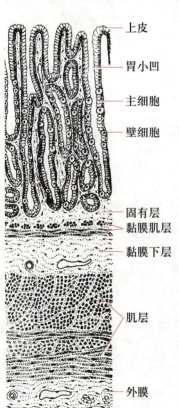

图 5-12 胃壁的微细结构

（二）胃的位置和毗邻 胃的位置随体形、体位和充盈程度的不同而有所变化。在中等充盈状态下，胃大部分位于左季肋区，小部分位于腹上区。胃前壁右侧与肝左叶相邻，左侧与膈相邻，中部直接与腹前壁相贴，此处是胃的触诊部位。胃后壁与胰、左肾、左肾上腺和脾等邻近。胃底与膈和脾相邻。

（三）胃壁的微细结构特点 胃壁由黏膜、黏膜下层、肌层和浆膜 4 层构成，其主要特点是黏膜内有分泌功能的上皮和大量胃腺，肌层较厚，分为内斜、中环和外纵 3 层（图 5-12）。

1. 黏膜 胃空虚时，黏膜形成许多皱襞，表面有许多针孔状的小凹，称胃小凹，小凹底有胃腺的开口。

（1）上皮：为单层柱状上皮，上皮细胞分泌黏液。

（2）固有层：内含许多管状的胃腺。胃腺可分为贲门腺、幽门腺和胃底腺，其分泌物经胃小凹排入胃腔内，形成胃液。胃底腺是胃的主要腺体，分布于胃底和胃体，主要由主细胞、壁细胞和颈黏液细胞构成。

1）主细胞：又称胃酶细胞，主要位于胃底腺的体部和底部，细胞呈柱状，核圆形，位于细胞的基底部，胞质嗜碱性。分泌胃蛋白酶原。

2）壁细胞：又称盐酸细胞，主要位于胃底腺的底部和颈部，胞体较大，呈圆形或锥体形，核圆形，位于细胞的中央，胞质嗜酸性。分泌盐酸和内因子。

3）颈黏液细胞：分泌黏液。

2. 肌层 胃的肌层较厚，分内斜、中环、外纵3层。环行平滑肌在幽门处增厚，形成幽门括约肌，有控制食糜从胃排入十二指肠的作用。

六、小肠

小肠是消化管中最长的一段，长为5～7 m，是消化食物和吸收营养物质的主要器官。它上接幽门，下续盲肠，从上向下依次分为十二指肠、空肠和回肠3部分。

胃插管术

小肠

（一）十二指肠 十二指肠为小肠的起始段，长约25 cm，呈"C"形包绕胰头，可分为上部、降部、水平部和升部4部分（图5-13）。

1. 上部 于第1腰椎的右侧起自胃的幽门，行向右后至肝门下方移行为降部。上部与幽门相连接处的肠腔较大，肠壁薄，黏膜较光滑，称十二指肠球。

2. 降部 在第1～3腰椎右侧下降，至第3腰椎弯向左侧续水平部。其后内侧壁上有一纵行的黏膜皱襞，此皱襞下端有一突起，称十二指肠大乳头，是胆总管和胰管的共同开口处。

3. 水平部 横行向左越过下腔静脉和腹主动脉前方，至第3腰椎左侧移行为升部。

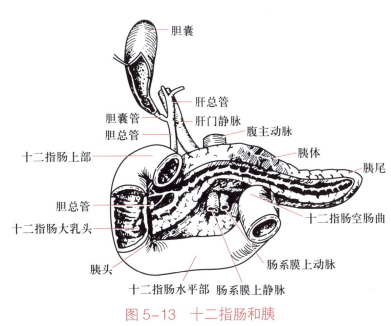

图5-13 十二指肠和胰

4. 升部　斜向左上至第 2 腰椎左侧，再向前下弯曲续于空肠，此弯曲称十二指肠空肠曲，被十二指肠悬肌固定于腹后壁。

学习提示

1. 十二指肠球是十二指肠溃疡的好发部位。
2. 十二指肠悬肌是手术时识别空肠起始端的标志。

（二）空肠和回肠　空肠和回肠盘曲在腹腔的中、下部（图 5-1），全部被腹膜包被，借肠系膜连于腹后壁。空肠和回肠之间无明显界限，空肠位于腹腔的左上部，占空回肠全长近侧 2/5，管腔较大，管壁较厚，血液供应丰富，黏膜环状皱襞密而高，有散在的孤立淋巴滤泡；回肠位于腹腔的右下部，占空回肠全长远侧 3/5，管腔较小，管壁较薄，血液供应较少，黏膜环状皱襞疏而低，有集合淋巴滤泡。

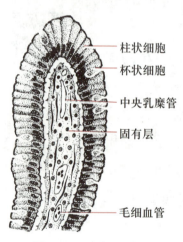

柱状细胞

杯状细胞

中央乳糜管

固有层

毛细血管

图 5-14　小肠绒毛

（三）小肠黏膜的微细结构特点　小肠黏膜腔面有许多环行皱襞和肠绒毛，扩大了小肠腔面的表面积，利于营养物质的消化和吸收。小肠固有层内有大量的肠腺。

1. 环行皱襞　小肠各段的腔面，除十二指肠起始段光滑外，其余各段黏膜与黏膜下层形成许多环行或半环行的皱襞，在十二指肠末段和空肠头段极发达，至回肠中段以下基本消失。

2. 小肠绒毛　小肠黏膜表面有许多由上皮和固有层向肠腔内突出而形成的细小指状突起，称小肠绒毛（图 5-14）。

（1）上皮：为单层柱状细胞。绒毛上皮由吸收细胞、杯状细胞和少量内分泌细胞组成。

1）吸收细胞：又称柱状细胞。数量最多，细胞游离面有由密集排列的微绒毛组成的纹状缘，扩大了小肠黏膜表面积。

2）杯状细胞：散在于吸收细胞之间，分泌黏液，对肠黏膜起润滑和保护作用。

（2）固有层：形成绒毛的中轴，内有 1~2 条以盲端起始的纵行毛细淋巴管，称中央乳糜管。中央乳糜管周围有丰富的有孔毛细血管和散在的平滑肌纤维，平滑肌纤维收缩有利于血液与淋巴的运行及营养物质的吸收。

3. 肠腺　为管状腺，开口于相邻肠绒毛根部之间。构成肠腺的细胞主要有柱状细胞、杯状细胞、潘氏细胞和内分泌细胞。柱状细胞是肠腺的主要细胞，数量最多，分泌多种消化酶。潘氏细胞可分泌溶菌酶。内分泌细胞可分泌多种激素。

4. 淋巴组织　小肠固有层内散布着许多淋巴组织和淋巴小结。淋巴小结在十二指肠和空肠多为散在分布的孤立淋巴小结，在回肠多为密集成群的集合淋巴小结。淋巴组织有重要的防御作用。

七、大肠

大肠起于回肠，终于肛门，全长约 1.5 m。分为盲肠、阑尾、结肠、直肠和肛管 5 部分。大肠管径较大，除直肠、肛管与阑尾外，盲肠和结肠的表面有 3 种特征性结构（图 5-15）：① 结肠带：由肠壁纵行的平滑肌增厚而成，沿肠的纵轴排列，有 3 条；② 结肠袋：是肠壁被许多横沟隔成囊状突出的结构；③ 肠脂垂：是结肠带附近所聚集大小不等的脂肪突起。3 种特征性结构是盲肠和结肠与小肠区别的重要依据。大肠的主要功能是吸收水分、分泌黏液和使食物残渣形成粪便排出体外。

（一）盲肠　盲肠位于右髂窝内，是大肠的起始部。它左接回肠，上续结肠，呈囊袋状。回肠末端开口于盲肠，开口处形成上、下两个唇状皱襞，称回盲瓣，它既可控制回肠内容物进入盲肠的速度，又有阻止大肠内容物返流的作用。在回盲瓣的下方约 2 cm 处，有阑尾的开口。

（二）阑尾　阑尾为一蚓状盲管，一般长为 6~8 cm，连于盲肠的后内侧壁，末端游离，位置变化较大（图 5-16），但其根部的位置较恒定，位于盲肠的 3 条结肠带汇集处。阑尾根部的体表投影在脐与右髂前上棘连线的中、外 1/3 交点处，此点称麦氏点。

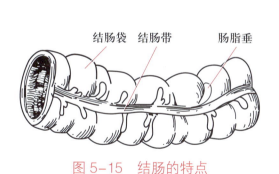

图 5-15　结肠的特点

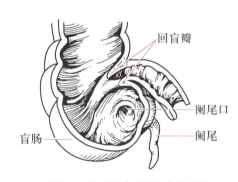

图 5-16　回盲部的内面观

学习提示

阑尾是一条蚓状盲管，易感染。盲肠的 3 条结肠带汇集处与阑尾根部相连，是阑尾手术时寻找阑尾的重要标志。麦氏点是确定手术切口的标志。

（三）结肠　结肠始于盲肠，终于直肠，呈框状围绕在空肠和回肠的周围，可分为升结肠、横结肠、降结肠和乙状结肠 4 部分。

1. 升结肠　长约 15 cm，为盲肠的延续，沿腹后壁右侧上升至肝右叶的下方，向左转折形成结肠右曲，移行为横结肠。

2. 横结肠　长约 50 cm，起自结肠右曲，向左横行至脾的下方，向下转折形成结肠左曲，移行为降结肠。

3. 降结肠　长约 25 cm，起自结肠左曲，沿腹后壁左侧下行至左髂嵴处续于乙状结肠。

4. 乙状结肠　长约 40 cm，呈"乙"字形弯曲，向下至第 3 骶椎平面续于直肠。乙状结肠全部被腹膜包被，并借乙状结肠系膜连于胃盆侧壁，活动度较大。

（四）直肠　直肠位于小盆腔内，沿骶、尾骨前面下行，穿过盆膈移行为肛管，全长为 10~14 cm。<u>直肠并不直，在矢状面上有两个弯曲</u>，即上部凸向后的<u>骶曲</u>和下部凸向前的<u>会阴曲</u>（图 5-17）。直肠下段的肠腔膨大，称直肠壶腹。直肠腔内有 2~3 个半月形皱襞，称直肠横襞（图 5-18）。其中位于直肠右前壁者，位置较恒定，距肛门约 7 cm，是直肠镜检查的定位标志。男性直肠前方有膀胱、前列腺和精囊腺；女性直肠前方有子宫和阴道，直肠指诊可触到这些器官。

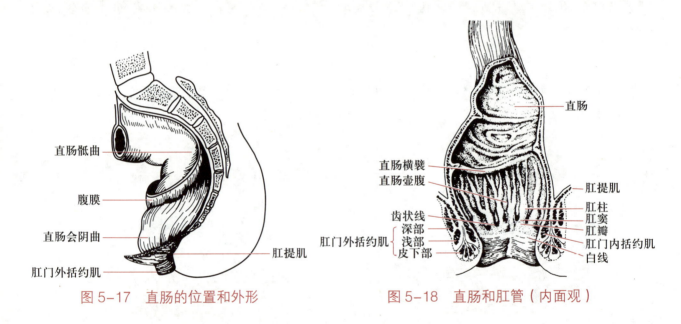

图 5-17　直肠的位置和外形　　　　图 5-18　直肠和肛管（内面观）

学习提示

做直肠镜或乙状结肠镜检查时，应注意直肠的两个弯曲和直肠横襞，以免造成直肠的损伤。

（五）肛管　肛管上接直肠，末端终于肛门，长为 3~4 cm（图 5-18）。肛管上段黏膜形成 6~10 条纵行的黏膜皱襞，称肛柱，肛柱下端彼此之间借半月形的黏膜皱襞相连，称肛瓣。相邻肛柱下端与肛瓣共同围成的小隐窝，称肛窦。<u>肛柱下端与肛瓣边缘共同连成锯齿状的环状线，称齿状线</u>，齿状线下方约 1 cm 处，有一环行浅沟，称白线。齿状线与白线之间的环行区，称肛梳。肛管下端有肛门内、外括约肌环绕。内括约肌由平滑肌增厚形成，无明显的括约作用，可协助排便；外括约肌为骨骼肌，受意识支配，可控制排便。

🔖 **学习提示**

1. 肛窦内易积存粪屑，诱发感染，引起肛窦炎。

2. 齿状线是黏膜和皮肤的分界线，齿状线以上的黏膜深面和以下的皮下组织中都含有丰富的静脉丛，由于病理原因，静脉丛曲张突起形成痔，齿状线以上的痔称内痔，齿状线以下的痔称外痔。

3. 肛管结构复杂，难以理解和记忆，用手掌与肛管直观对应的办法即可迎刃而解。手指对应肛柱，从手掌侧看手指根部之间的半月形结构（指璞）对应肛瓣，所有指根与指璞的连线对应齿状线；从手背侧看两指根间的凹窝对应肛窦。手掌的掌横纹对应白线，指璞连线与掌横纹之间对应肛梳。大、小鱼际对应肛门内外括约肌，两鱼际之间的区域相当于肛门。将双手略鼓合掌，即为肛管的立体结构。

第三节　消　化　腺

消化腺由大唾液腺、肝、胰等大消化腺和位于消化管壁内的小消化腺组成，它们有分泌消化液，参与消化食物的功能。

一、唾液腺

唾液腺又称口腔腺，分泌唾液，排入口腔，具有清洁口腔、消化食物的作用。唾液腺通常分为大唾液腺和小唾液腺两种，小唾液腺为黏膜腺，如唇腺、颊腺等。大唾液腺有腮腺、下颌下腺和舌下腺3对（图5-19）。

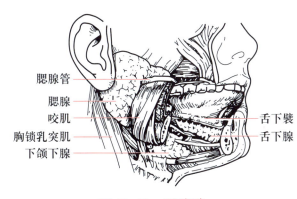

图 5-19　唾液腺

1. **腮腺**　是最大的一对唾液腺，位于外耳道的前下方及下颌支与胸锁乳突肌之间的窝内。呈不规则三角形，腮腺管从腮腺前缘发出，穿过颊肌，开口于上颌第 2 磨牙相对的颊黏膜上。

2. **下颌下腺**　位于下颌骨体下方的软组织深面，其导管开口于舌下阜。

3. **舌下腺**　位于舌下襞的深面，其导管开口于舌下襞和舌下阜。

二、肝

肝是人体最大的腺体，具有分泌胆汁，参与物质代谢、解毒和防御等功能。在胚胎时期，肝还有造血功能。

（一）肝的位置和形态

1. 位置及体表投影 肝大部分位于右季肋区和腹上区，小部分位于左季肋区。肝的前面大部分被胸廓所掩盖，仅在腹上区直接与腹前壁接触。肝上界与膈穹窿一致，其最高点在右侧相当于右锁骨中线与第 5 肋的交点处；在左侧相当于左锁骨中线与第 5 肋间隙的交点处。成人肝下界，在右侧与右肋弓一致，在腹上区可达剑突下 3～5 cm。7 岁以下的小儿，肝下界可超出右肋弓下缘，但一般不超过 2 cm。肝的位置可随呼吸运动而上、下移动 2～3 cm。

2. 形态 肝呈红褐色，质软而脆，受暴力打击易破裂出血。肝似楔形，分为前、后两缘，上、下两面（图 5-20，图 5-21）。前缘锐利；后缘钝圆，有 2～3 条肝静脉注入下腔静脉。上面隆凸，与膈相贴，又称膈面，被镰状韧带分为大而厚的肝右叶和小而薄的肝左叶；下面凹凸不平，邻接腹腔器官，又称脏面。脏面中部有一呈 "H" 形的沟，其横沟称肝门，是肝固有动脉、肝门静脉，肝左、右管及神经和淋巴管等出入肝的部位；右纵沟的前部为胆囊窝，容纳胆囊；右纵沟的后部为腔静脉沟，有下腔静脉通过。左纵沟的前部有肝圆韧带，后部有静脉韧带。肝的脏面借 "H" 形沟分为 4 叶，左纵沟左侧为左叶，右纵沟右侧为右叶，左、右纵沟之间横沟前方为方叶，横沟后方为尾状叶。

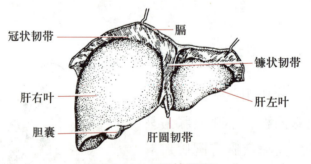

图 5-20 肝的膈面

肝的形态

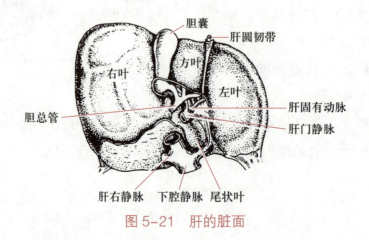

肝脏面
歌诀

图 5-21 肝的脏面

（二）肝的微细结构 肝的表面被覆致密结缔组织被膜，被膜在肝门处随肝固有动脉、肝门静脉和肝管伸入肝内，将肝实质分隔成许多肝小叶。肝小叶间有肝门管区（图5-22）。

1. 肝小叶 是肝的基本结构和功能单位，呈多面棱柱状，成人肝有50万～100万个。每个肝小叶中央有一条纵贯长轴的中央静脉。肝细胞以中央静脉为中心呈放射状排列，形成肝板，在切片中肝板呈索状，称肝索。肝板之间为肝血窦。相邻细胞之间有胆小管（图5-23）。

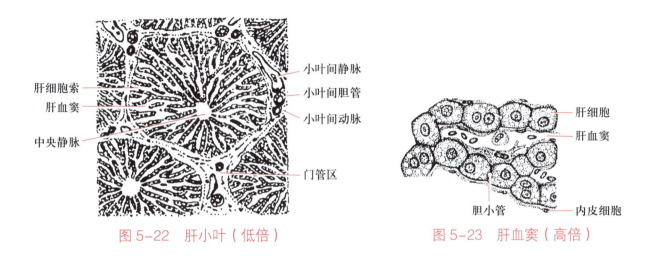

图 5-22　肝小叶（低倍）　　　　　　　　　图 5-23　肝血窦（高倍）

（1）肝细胞：体积较大，呈多面体形，核大而圆，居中央。细胞质内含有各种细胞器，与肝功能多样性有关。肝细胞具有多方面的功能：① 能合成多种血浆蛋白质；② 合成并分泌胆汁，参与脂质、糖、激素代谢；③ 解毒功能。

（2）肝血窦：是肝板之间互相吻合的网状管道，其内有来自肝固有动脉和肝门静脉的血液。窦壁由有孔的内皮细胞构成，内皮细胞之间有较大间隙，内皮外无基膜，因此，肝血窦通透性大，有利于肝细胞与血液之间进行物质交换。肝血窦内有肝巨噬细胞，体积较大，形态不规则，具有很强的吞噬能力。

（3）窦周隙：是肝血窦的内皮细胞与肝细胞之间狭窄的间隙，称窦周隙，它是肝细胞与血液间进行物质交换的场所。窦周隙内有贮脂细胞，此细胞有贮存维生素A的功能。

（4）胆小管：是相邻两个肝细胞的细胞膜凹陷形成的微细管道。肝细胞分泌的胆汁直接排入胆小管。

学习提示

当肝细胞发生病变或胆道堵塞时，胆小管的结构被破坏，胆汁流经窦周隙进入肝血窦，导致血液内出现胆汁，即肝细胞性黄疸。

2. 肝门管区 相邻肝小叶之间的区域，称肝门管区。内有较多的结缔组织、小叶间动脉、小叶间静脉和小叶间胆管通过。

（三）肝的血液循环　肝的血液供应丰富，有两个来源，进入肝的血管包括：功能血管肝门静脉和营养血管肝固有动脉，出肝的血管是肝静脉。其血液循环途径如下：

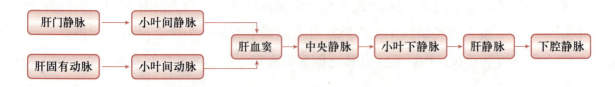

（四）胆囊与输胆管道

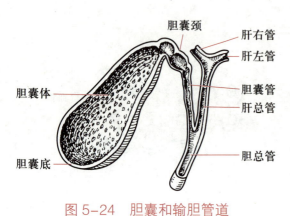

图 5-24　胆囊和输胆管道

1. 胆囊　位于右季肋区，肝下面的胆囊窝内，借结缔组织连于肝。有贮存、浓缩胆汁等功能，容积为 40～60 mL。胆囊呈梨形，可分为胆囊底、胆囊体、胆囊颈和胆囊管 4 部分（图 5-24）。胆囊底可露出于肝前缘，与腹前壁相贴，其体表投影在右锁骨中线与右肋弓交点的稍下方。胆囊颈和胆囊管的黏膜形成螺旋皱襞，有控制胆汁进出的作用。

学习提示

急性胆囊炎时，在胆囊底的体表投影有压痛，临床上称墨菲征阳性。

2. 输胆管道　是将胆汁输送至十二指肠的管道，分肝内和肝外两部分。肝内的胆小管汇入小叶间胆管，小叶间胆管逐渐汇合成肝左管、肝右管，两管出肝门后汇合成一条肝总管，肝总管与胆囊管汇合成胆总管。胆总管在肝十二指肠韧带内下降，经十二指肠上部的后方，至胰头与十二指降部之间与胰管汇合成略膨大的肝胰壶腹，开口于十二指肠大乳头。肝胰壶腹周围环行平滑肌增厚，称肝胰壶腹括约肌，可控制胆汁和胰液的排出（图 5-25）。胆汁的分泌和排出途径如下：

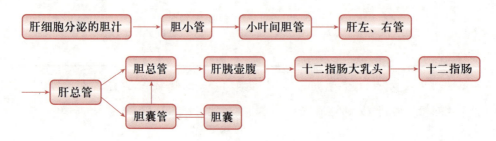

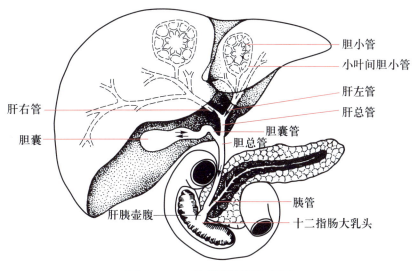

图 5-25　输胆管道模式图

学习提示

1. 胆汁由肝细胞分泌，胆囊是贮存和浓缩胆汁的器官。

2. 当肝和胆道产生疾病时，使胆汁的合成和分泌排出障碍，会出现脂肪的消化和吸收不良及脂溶性维生素吸收减少。

三、胰

胰是人体第二大腺体。其内既有外分泌组织，又有内分泌组织。

（一）胰的形态、位置和分部　胰细长，呈长三棱形，质柔软，色灰红。横卧于胃的后方，在第 1、2 腰椎水平，借结缔组织连于腹后壁。胰分胰头、胰体和胰尾 3 部分。胰头右端膨大，被十二指肠环抱；胰体位于头和尾之间，占胰的大部分；胰尾较细，伸向左上方至脾门（图 5-13）。

胰的输出管称胰管，位于胰实质内，贯穿胰的全长，与胆总管汇合成肝胰壶腹，共同开口于十二指肠大乳头（图 5-25）。

（二）胰的微细结构　胰表面被覆结缔组织被膜。该膜伸入腺的实质内，将其分隔为许多小叶。胰的实质由外分泌部和内分泌部组成。

1. 外分泌部　占胰组织的大部分，由腺泡和导管构成。腺泡细胞呈锥体形，核圆形，位于细胞的基底部。腺泡细胞分泌胰液，经胰管排出。胰液中含有多种消化酶，有重要的消化作用。

2. 内分泌部　又称胰岛，是散在于腺泡之间大小不等的内分泌细胞团。详见内分泌系统。

第四节　腹　　膜

院士风采：
吴孟超

一、腹膜及腹膜腔

　　腹膜是被覆于腹、盆壁的内表面及腹、盆腔器官外表面的一层薄而光滑的浆膜，由间皮和少量结缔组织构成。衬贴于腹、盆壁内表面的，称壁腹膜；被覆于腹、盆腔器官外表面的，称脏腹膜。壁腹膜与脏腹膜相互移行所围成的潜在性间隙，称腹膜腔。男性腹膜腔是密闭的间隙；女性腹膜腔则借输卵管、子宫和阴道与外界相通。腹膜能分泌少量的浆液，起润滑作用，可减少脏器之间的摩擦。腹膜还具有吸收、保护、支持、修复和防御等功能（图 5-26）。

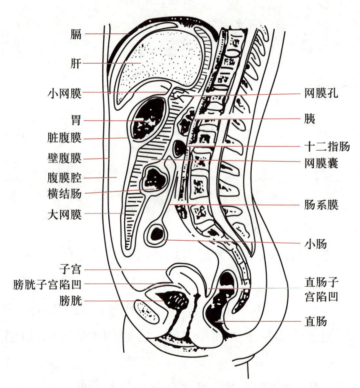

图 5-26　腹膜的配布（矢状切面）

🗨 学习提示

　　由于上腹部腹膜吸收能力比下腹部强，因此临床上对腹膜炎或手术后的患者多采用半卧位，使炎性渗出液流入下腹部，以延缓腹膜对毒素的吸收。

二、腹膜与器官的关系

　　根据腹、盆腔器官被腹膜包被的程度，可将其分为 3 种类型。

（一）腹膜内位器官 指器官表面几乎都被腹膜覆盖的器官，如胃、十二指肠上部、空肠、回肠、盲肠、阑尾、横结肠、乙状结肠、脾、卵巢和输卵管等。这类器官活动度大。

（二）腹膜间位器官 指器官表面 3 面或大部分被腹膜覆盖的器官，如肝、胆囊、升结肠、降结肠、膀胱和子宫等。这类器官活动度较小。

（三）腹膜外位器官 指器官表面仅有 1 面被腹膜覆盖的器官，如十二指肠降部及水平部、直肠中下部、胰、肾、肾上腺和输尿管等。这类器官位置较固定、不易活动。

三、腹膜形成的结构

腹膜在器官之间以及器官与腹、盆壁之间的移行过程中形成网膜、系膜和韧带等结构。这些结构不仅对器官起着连接和固定作用，也是血管和神经出入器官的途径。

（一）网膜 网膜包括小网膜和大网膜。

1. 小网膜 是连于肝门与胃小弯和十二指肠上部之间的双层腹膜结构（图 5-27），包括肝门与胃小弯之间的肝胃韧带和肝门与十二指肠上部之间的肝十二指肠韧带两部分。在肝十二指肠韧带内有胆总管、肝固有动脉和肝门静脉通过。小网膜右缘游离，后方为网膜孔，经此孔通网膜囊（图 5-28）。网膜囊是位于小网膜和胃后方的扁窄间隙，为腹膜腔的一部分。

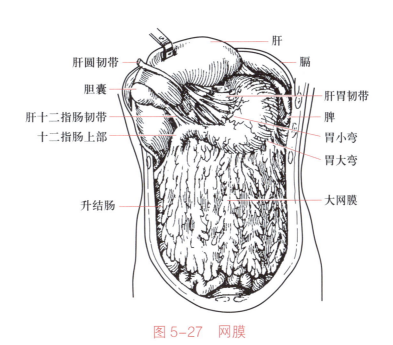

图 5-27 网膜

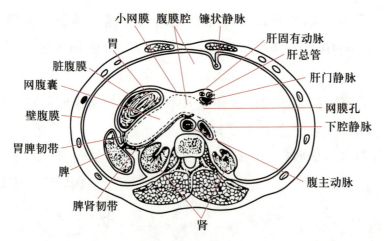

图 5-28　腹膜腔横切面示意图（通过网膜孔）

2. 大网膜　是连于胃大弯与横结肠之间的 4 层腹膜结构（图 5-27），呈围裙状覆盖于横结肠和空、回肠前面，内有血管、淋巴管和脂肪。有防御、吸收功能。

🌸 **学习提示**

　大网膜有防御、吸收功能，当腹腔脏器有炎症时，大网膜可包绕、粘连病灶，限制炎症蔓延。

（二）**系膜**　系膜是将肠管连于腹后壁之间的双层腹膜结构。内含血管、神经、淋巴管、淋巴结和脂肪等。主要有小肠系膜、阑尾系膜、横结肠系膜和乙状结肠系膜等。

（三）**韧带**　韧带是连于腹、盆壁与脏器之间或连于相邻脏器之间的双层腹膜结构。对脏器起固定作用。主要有肝镰状韧带、肝冠状韧带、胃脾韧带和脾肾韧带等。

（四）**陷凹**　是腹膜在盆腔脏器之间移行所形成的凹陷（图 5-26）。男性在膀胱与直肠之间有直肠膀胱陷凹。女性在膀胱与子宫之间有膀胱子宫陷凹，直肠与子宫之间为直肠子宫陷凹。站立或半卧位时，上述陷凹为腹膜腔的最低部位，故积液常存在这些陷凹内。

本章内容概要

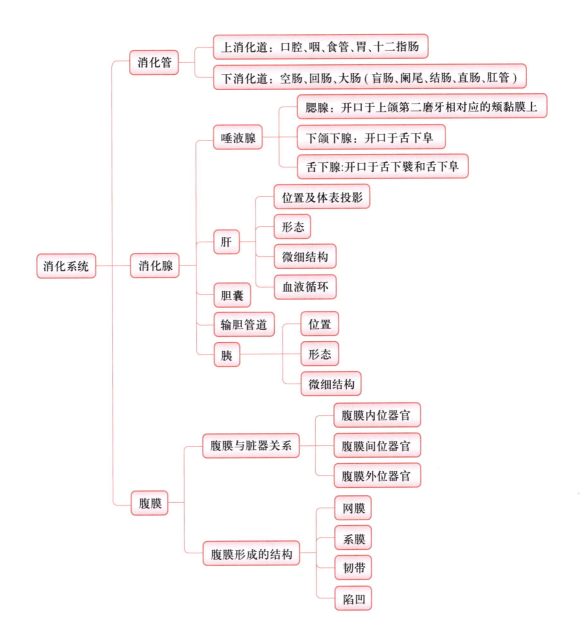

消化系统
- 消化管
  - 上消化道：口腔、咽、食管、胃、十二指肠
  - 下消化道：空肠、回肠、大肠（盲肠、阑尾、结肠、直肠、肛管）
- 消化腺
  - 唾液腺
    - 腮腺：开口于上颌第二磨牙相对应的颊黏膜上
    - 下颌下腺：开口于舌下阜
    - 舌下腺：开口于舌下襞和舌下阜
  - 肝
    - 位置及体表投影
    - 形态
    - 微细结构
    - 血液循环
  - 胆囊
  - 输胆管道
  - 胰
    - 位置
    - 形态
    - 微细结构
- 腹膜
  - 腹膜与脏器关系
    - 腹膜内位器官
    - 腹膜间位器官
    - 腹膜外位器官
  - 腹膜形成的结构
    - 网膜
    - 系膜
    - 韧带
    - 陷凹

练习与思考

一、单项选择题

1. 下消化道不包括（　　　）。

A. 盲肠　　　　　　　　B. 十二指肠　　　　　　　C. 回肠

D. 结肠　　　　　　　　E. 阑尾

2. 平对上颌第二磨牙颊黏膜上的开口是（　　　）。

A. 腮腺导管的开口　　　　B. 下颌下腺的开口　　　　C. 舌下腺的开口

D. 咽鼓管的开口　　　　　E. 以上都不是

3. 胃窦是指（　　　）。

A. 幽门窦　　　　　　　　B. 幽门管　　　　　　　　C. 十二指肠球

D. 幽门部　　　　　　　　E. 胃底

4. 角切迹是指（　　　）。

A. 胃底与胃体的分界　　　B. 胃大弯的最低处　　　　C. 幽门窦和幽门管的分界

D. 胃体与幽门管的分界　　E. 胃小弯的最低处

5. 十二指肠溃疡的好发部位是（　　　）。

A. 降部　　　　　　　　　B. 上部　　　　　　　　　C. 水平部

D. 升部　　　　　　　　　E. 以上都不是

6. 手术时识别空肠起始端的标志是（　　　）。

A. 十二指肠球　　　　　　B. 十二指肠悬肌　　　　　C. 十二指肠纵襞

D. 十二指肠大乳头　　　　E. 十二指肠空肠曲

7. 在肛管的管腔面，黏膜与皮肤的分界标志是（　　　）。

A. 白线　　　　　　　　　B. 痔环　　　　　　　　　C. 齿状线

D. 肛梳　　　　　　　　　E. 肛柱

8. 不经肝门出入的结构是（　　　）。

A. 门静脉　　　　　　　　B. 肝固有动脉　　　　　　C. 肝左管

D. 肝静脉　　　　　　　　E. 肝右管

9. 胆总管（　　　）。

A. 由肝左管和肝右管组成　　　B. 由肝左管、肝右管和胆囊管组成

C. 由胆囊管和肝总管合成　　　D. 由肝总管和胰管汇合而成

E. 由肝左管和肝总管合成

10. 下列哪个属于腹膜内位器官？（　　　）

A. 肝　　　　　　　　　　B. 升结肠　　　　　　　　C. 降结肠

D. 阑尾　　　　　　　　　E. 膀胱

二、讨论与思考

1. 食管在颈部续咽，经胸腔进入腹腔接胃，说出食管的分部，三个狭窄的位置及距中切牙的距离。临床上插胃管时，如何判断胃管已到达的部位？

2. 慢性萎缩性胃炎的患者往往会出现巨幼红细胞性贫血，为什么胃部病变会引起血液系统的疾病？

3. 当人患肝炎、肝硬化、肝癌等疾病时，往往会出现皮肤、巩膜黄染的情况，临床上称之为黄疸，这是怎么回事呢?

练习与
拓展 　　学习小结 　　参考答案

（王明鹤）

第六章　呼吸系统

呼吸系统

案　例

小明今年刚满 1 岁，和邻居家小孩一起玩耍时抓了几个花生豆填在嘴里边玩边吃，不久出现剧烈咳嗽，脸色涨红，发青。到医院经检查为花生豆进入了气管，及时取出。请问：

花生豆最易落到哪一侧支气管，为什么？

学习目标

1. 掌握：上、下呼吸道的概念；喉的位置；肺的位置、形态及体表投影；胸膜和胸膜腔的结构特点。

2. 熟悉：气管、支气管的形态特点；喉腔的分部。

3. 了解：喉软骨、喉黏膜和喉肌，气管和支气管的结构；纵隔的概念、境界和内容；肺的结构。

4. 学会：辨认模型、标本中呼吸系统的各个器官及镜下观察肺泡的结构。

5. 树立为健康服务的职业意识，培养利用学到的呼吸系统知识，参与防治大气污染行动，宣传不吸烟等健康生活方式的能力。

呼吸系统由呼吸道和肺组成（图 6-1）。呼吸道包括鼻、咽、喉、气管和左、右主支气管等器官。通常将鼻、咽、喉，称上呼吸道；气管、左右主支气管及其在肺内的分支，称下呼吸道。肺由肺泡及肺内各级支气管组成。

呼吸道是传送气体的管道，肺是气体交换的器官。

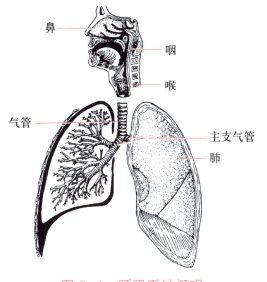

鼻

咽

喉

气管

主支气管

肺

知识点 /
考点

图 6-1　呼吸系统概观

第一节　呼　吸　道

一、鼻

鼻既是气体的通道，又是嗅觉器官，并可辅助发音。鼻可分为外鼻、鼻腔和鼻旁窦 3 部分。

鼻

（一）**外鼻**　以骨和软骨为支架，外被皮肤而成。外鼻呈棱锥形，上端狭窄，与额部相连，称鼻根。鼻根向下移行为鼻背，鼻背的末端游离而隆起，称鼻尖。鼻尖两侧的弧形隆起部，称鼻翼，此部只有软骨支撑，有微小的活动能力。

🎓 学习提示

1. 外鼻软骨部表面皮肤因富含皮脂腺和汗腺，是痤疮和酒糟鼻的易发部位。

2. 当呼吸困难时可见鼻翼扇动，尤其小儿更显著。

（二）**鼻腔**　鼻腔被一矢状位的鼻中隔分为左、右两部分。鼻中隔的前下份是软骨部，其他部分为骨性部（图 6-2）。成人鼻中隔常偏向一侧，以偏左侧最为常见。鼻腔借鼻孔与外界相通，向后经鼻后孔通鼻咽，每侧鼻腔又可分为鼻前庭和固有鼻腔两部分。

1. **鼻前庭**　位于鼻腔的前下部，大致为鼻翼所遮盖的部分，内衬皮肤，生有鼻毛，可滤过空气和阻挡异物。鼻前庭是疖肿的好发部位。

2. **固有鼻腔**　位于鼻腔的后上部，由骨性鼻腔内衬黏膜构成，外侧壁有上、中、下 3 个鼻甲及各鼻甲下方的上、中、下鼻道（图 6-2）。上鼻甲的后上方，有蝶筛隐窝；下鼻道的前端有鼻泪管的开口（图6-3）。

固有鼻腔的黏膜，依其结构和功能分为嗅区和呼吸区两部分。

（1）嗅区：位于上鼻甲和鼻中隔上部的黏膜，呈淡黄色，内含嗅细胞，能感受气味的刺激。

（2）呼吸区：指嗅区以外的黏膜，呈淡红色，富含血管和混合腺，表层为假复层纤毛柱状上皮。

（三）鼻旁窦 又称副鼻窦。由骨性鼻旁窦内衬黏膜构成，共4对，均开口于鼻腔。其中蝶窦开口于蝶筛隐窝，上颌窦、额窦和前、中筛窦开口于中鼻道，后筛窦开口于上鼻道（图6-3）。

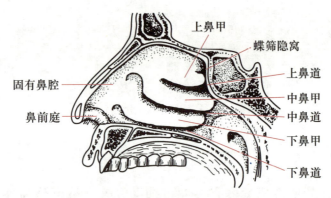

图6-2 鼻腔的外侧壁（右侧）

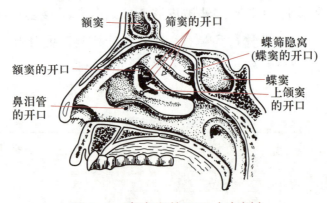

图6-3 鼻旁窦的开口（右侧）

学习提示

1. 呼吸区黏膜因含丰富血管和腺体，对空气有湿润、加温和除尘的作用。

2. 鼻中隔的前下份黏膜内小血管丰富，位置表浅，易受理化因素的影响引起鼻出血，称易出血区。

3. 由于鼻旁窦黏膜是鼻黏膜的延续，因此，鼻腔炎症常蔓延到鼻旁窦，引起鼻旁窦炎症。

4. 上颌窦的窦腔较大，开口高于窦腔底，分泌物不易排出，因此慢性上颌窦炎最为多见。

二、咽（见消化系统）

三、喉

喉既是气体的通道，又是发音器官。

（一）喉的位置　喉位于颈前部，喉咽的前方。成人的喉相当于第 3~6 颈椎的高度，小儿时期喉的位置较高，随着年龄的增长，逐渐降至成人的位置。

喉的上部借韧带和肌与舌骨相连，下方与气管相续，后部与喉咽紧密相贴，故喉除可随吞咽和发音作上、下移动外，当头部转动时，喉和咽均可左、右移动。

（二）喉的构造　喉以喉软骨为支架，附有喉肌，内衬黏膜。

1. 喉软骨及其连接　喉软骨主要有甲状软骨、环状软骨、杓状软骨和会厌软骨等（图6-4，图6-5）。

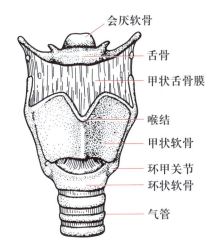

图 6-4　喉的软骨及连结（前面）

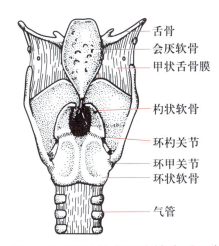

图 6-5　喉的软骨及连结（后面）

（1）甲状软骨：位于舌骨的下方，是喉软骨中最大的一块。甲状软骨由左、右两块略呈方形的软骨板，在其前缘处相互愈合而成，愈合处构成凸向前方的角，角的上部突向体表，称喉结，成年男性尤为明显。喉结上方两板相互分开，形成甲状软骨上切迹，临床常以此作为颈前正中线的标志。甲状软骨的上缘与舌骨之间，以甲状舌骨膜相连，下缘中部借韧带与环状软骨相连，两侧还借后缘向下伸出的突起与环状软骨构成环甲关节。

（2）环状软骨：位于甲状软骨的下方，下与气管相连。环状软骨呈环状，前部窄低，后部宽高。

（3）杓状软骨：左、右各一，位于环状软骨后部的上方。杓状软骨略呈锥形，尖向上，底向下，与环状软骨后部的上缘构成环杓关节。杓状软骨底的前端与甲状软骨角的内面有声韧带相连。声韧带是发音的基础。

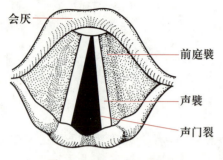

图 6-6 喉腔上面观

（4）会厌软骨：呈树叶状，位于甲状软骨的后方。吞咽时，喉上升，会厌封闭喉口，阻止异物进入喉腔。

2. 喉腔与喉黏膜 喉的内腔称喉腔，内衬黏膜。它向上经喉口与喉咽相通，向下至环状软骨的下缘与气管腔相续。喉口是喉的入口，朝向后上方。喉腔中部的侧壁有两对矢状位的黏膜皱襞（图 6-6～图 6-8），上方的一对称前庭襞，呈淡红色，下方的一对称声襞，呈苍白色。声襞紧覆声韧带，是喉癌的易发部位。两侧前庭襞之间的窄隙，称前庭裂，两侧声襞之间的窄隙，称声门裂。

喉腔可分 3 部分：① 喉前庭，是前庭裂平面以上的部分；② 喉中间腔，是前庭裂与声门裂两平面之间的部分。它向两侧突出的梭形隐窝，称喉室；③ 声门下腔，是声门裂平面以下的部分。

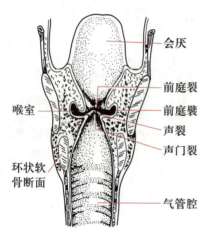

图 6-7 喉腔的冠状切面

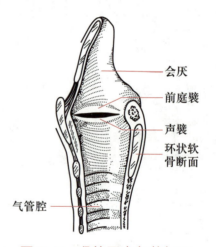
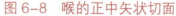

图 6-8 喉的正中矢状切面

喉

声带

3. 喉肌 为数块小骨骼肌，其舒缩可使环甲关节或环杓关节产生运动，引起声带紧张或松弛，声门裂开大或缩小，从而调节音调的高低和音量的大小。

学习提示

1. 环状软骨与第 6 颈椎平对，其前部可被触及，是颈部重要的体表标志。

2. 声襞通常称声带是不恰当的，声带是由声襞覆盖声韧带构成。

3. 声门裂是喉腔最狭窄的部位。

4. 声门下腔黏膜下组织比较疏松，小儿的喉腔较窄小，易因炎症而发生水肿，引起呼吸困难。

生命赞歌：口对口吸痰

四、气管和主支气管

气管和左、右主支气管连于喉和两肺之间（图6-9，图6-10）。由若干"C"形气管软骨借韧带相连而成。气管软骨的缺口向后，由结缔组织和平滑肌构成的膜性壁封闭，不完整的软骨环和膜性壁，使气管和主支气管在吸气时可有轻度的扩张。

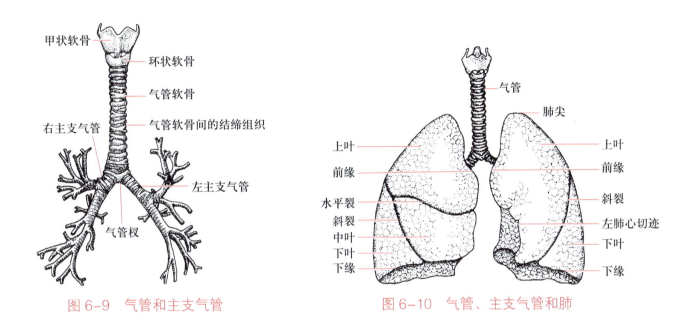

图6-9　气管和主支气管　　　　　图6-10　气管、主支气管和肺

（一）**气管**　气管上端连于环状软骨下缘，向下入胸腔，至胸骨角平面，分为左、右主支气管，其分叉处，称气管杈。构成气管的气管软骨有16~20个。以胸骨的颈静脉切迹为界，可将气管分为颈、胸两部分。

1. 颈部　位于颈前部正中，位置表浅，可在体表触及。气管的前方除有皮肤、舌骨下肌群覆盖外，在第2~4气管软骨的前面还有甲状腺峡横过。气管的两侧有颈部的大血管和甲状腺的左、右叶，后方与食管相邻。

2. 胸部　较长，位于胸腔内。

（二）**主支气管**　左、右各一，自气管杈发出后，行向下外，经肺门入肺。左主支气管细而长，走行方向近似水平。右主支气管粗而短，走行方向较垂直。

（三）**气管与主支气管的微细结构**　气管与主支气管的管壁由内向外依次分为黏膜、黏膜下层和外膜3层（图6-11）。

1. 黏膜　由上皮和固有层构成。上皮为假复层纤毛柱状上皮，纤毛有净化空气的作用。杯状细胞可分泌黏蛋白，黏蛋白与管壁内腺体的分泌物在上皮表面共同构成黏液性屏障。固有层由富含弹性纤维的结缔组织构成，也常见淋巴组织，具有防御功能。

2. 黏膜下层　为疏松结缔组织，除含血管、淋巴管和神经外，还有较多混合性腺。

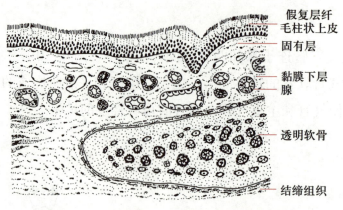

假复层纤
毛柱状上皮
固有层

黏膜下层
腺

透明软骨

结缔组织

图 6-11　气管与主支气管的微细结构

气管和
主支气管

3. 外膜　较厚，主要由透明软骨构成支架，软骨的缺口处有弹性纤维组成的韧带和平滑肌束。

🌸 **学习提示**

1. 气管颈部位置较浅，临床作气管切开时，常选取第3~4或第4~5气管软骨，沿前正中线切开。

2. 经气管坠入的异物，易进入右主支气管的原因为右主支气管粗、短，走行方向较垂直。

第二节　肺

生命赞歌：
环保卫士

一、肺的位置、形态及体表投影

（一）肺的位置和形态　肺左、右各一（图6-10，图6-12），位于胸腔内纵隔的两侧。肺质软而轻，呈海绵状，富有弹性。幼儿的肺呈淡红色，因吸入空气中的灰尘，不断沉积于肺，肺的颜色随年龄的增长逐渐变为灰暗，甚至呈蓝黑色。右肺因肝的影响较粗短，左肺因心偏左而较狭长。

肺的位置
和形态

肺形似纵切的半个圆锥形，有一尖、一底、两面和两缘。肺尖，即肺的上端，钝圆，经胸廓上口突入颈根部。肺底微凹陷，与膈相对。外侧面圆隆邻肋和肋间隙。内侧面贴近纵隔，其中份椭圆形的凹陷，称肺门，是主支气管、血管、淋巴管和神经出入肺的部位。这些出入肺的结构被结缔组织包绕在一起，称肺根。肺的下缘和前缘都薄而锐利。左肺前缘的下部有一弧形凹陷，称左肺心切迹。

左肺被自后上斜向前下的斜裂分为上、下两叶；右肺除有与左肺相应的斜裂外，还有一条起自斜裂，向前呈水平走向的水平裂，因此右肺被斜裂和水平裂分为上、中、下3叶。

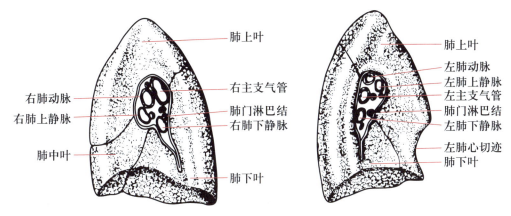

图 6-12　肺的内侧面

（二）肺的体表投影　肺尖高出锁骨内侧 1/3 部 2~3 cm，相当于第 7 颈椎棘突的高度（图 6-13~图 6-15）。左、右肺的前缘，自肺尖开始，斜向内下，经过胸锁关节的后方，至第 2 胸肋关节的水平，左、右靠近，并垂直下降，右侧直达第 6 胸肋关节，移行为右肺的下界；左侧下降至第 4 胸肋关节后，因有左肺心切迹，而转向左，沿第 4 肋软骨的下缘行向外下，继而转向下内，至第 6 肋软骨的中点（距前正中线约 4 cm）处，移行于左肺的下界。在平静呼吸时，两肺的下界，各沿第 6 肋向外侧行走，在锁骨中线处与第 6 肋相交，在腋中线处与第 8 肋相交，在肩胛线处与第 10 肋相交，继续向内侧，最后终于第 10 胸椎棘突的外侧。当深呼吸时，两肺的下界均可向上、下移动 2~3 cm。

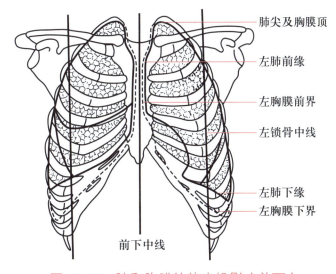

图 6-13　肺和胸膜的体表投影（前面）

学习提示

1. 临床上大叶性肺炎即指一个或几个肺叶的炎症。

2. 肺尖已经越出胸廓上口突入颈根部，颈根部手术或穿刺等操作应注意避免损伤肺尖。

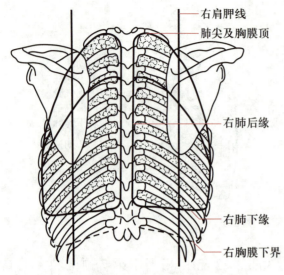

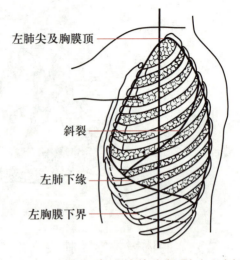

图 6-14　肺和胸膜的体表投影（后面）　　图 6-15　肺和胸膜的体表投影（左侧）

二、肺的微细结构

肺表面被覆浆膜（胸膜脏层）。肺组织分实质和间质两部分。间质为结缔组织、血管、淋巴管及神经等。实质即肺内支气管各级分支及其终末的大量肺泡。主支气管经肺门入肺内，顺

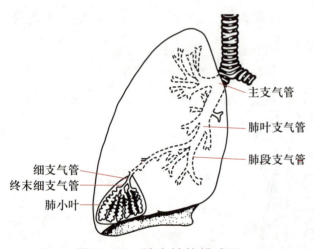

图 6-16　肺内结构模式图

序分支为肺叶支气管、肺段支气管、小支气管（内径为 2~3 mm）、细支气管（内径约 1 mm）、终末细支气管（内径约 0.5 mm）、呼吸性细支气管、肺泡管、肺泡囊和肺泡（图 6-16）。支气管在肺内反复分支呈树枝状，故称支气管树。从叶支气管至终末细支气管为肺的导气部；呼吸性细支气管以下的分支为肺的呼吸部。每个细支气管连同其各级分支和肺泡，组成一个肺小叶。肺小叶呈锥形，尖朝向肺门，底向肺表面，小叶之间有结缔组织间隔。

（一）肺导气部　　是肺内传送气体的管道。肺导气部随分支而管腔渐小，管壁渐薄，管壁结构也逐渐变化，趋于简单。其变化的主要特点是：

1. 黏膜逐渐变薄，上皮由假复层纤毛柱状上皮，逐渐变为单层纤毛柱状上皮及单层柱状上皮，上皮内杯状细胞逐渐减少至消失。

2. 黏膜下层内气管腺体逐渐减少，最后消失。

3. 外膜中的透明软骨由不规则片状逐渐减少至消失。

4. 平滑肌相对增多，从分散排列至终末细支气管壁已成一完整的环形。环形平滑肌在神经的支配下收缩或舒张，以调节进出肺小叶的气流量。

1. 临床上称仅累及若干肺小叶的炎症为小叶性肺炎。

2. 在支气管哮喘等病理情况下，平滑肌发生痉挛性收缩，以致呼吸困难。

（二）肺呼吸部 是进行气体交换的部分。包括呼吸性细支气管、肺泡管、肺泡囊和肺泡（图 6-17）。

1. 呼吸性细支气管 管壁上皮为单层立方上皮，上皮下有少量结缔组织和环行平滑肌。管壁上有少量肺泡相连，故管壁不完整。

2. 肺泡管 肺泡管管壁上有许多肺泡，故其自身的管壁结构很少，在切片上呈现为一系列相邻肺泡开口之间的结节状膨大。

3. 肺泡囊 为数个肺泡共同开口的囊腔。

4. 肺泡 为半环形小囊，开口于肺泡囊、肺泡管和呼吸性细支气管。肺泡是进行气体交换的场所，是肺的主要结构。肺泡壁极薄，由单层肺泡上皮与基膜构成。

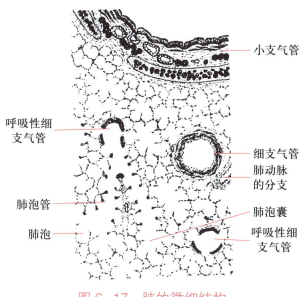

图 6-17 肺的微细结构

肺泡上皮由Ⅰ型肺泡细胞和Ⅱ型肺泡细胞组成（图 6-18）：① Ⅰ型肺泡细胞，细胞扁平，数量多，构成广阔的气体交换面；② Ⅱ型肺泡细胞，细胞较小，呈立方形或圆形，散在并凸向Ⅰ型肺泡细胞之间，其分泌物在肺泡上皮表面形成一层薄液体膜，称表面活性物质，该物质有降低肺泡表面张力，稳定肺泡大小的作用，并参与组成气－血屏障（又称呼吸膜）。气－血屏障是肺泡内气体与血液内气体进行交换所通过的结构，包括肺泡上皮与基膜、毛细血管内皮和基膜。

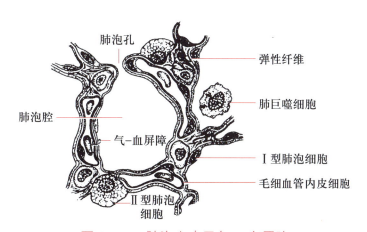

图 6-18 肺泡上皮及气－血屏障

肺的
呼吸运动

相邻肺泡之间的薄层结缔组织构成肺泡隔。其内含毛细血管、弹性纤维和肺巨噬细胞等。弹性纤维的弹性起回缩肺泡的作用；肺巨噬细胞来源于血液的单核细胞，能清除进入肺泡和肺间质的尘粒、细菌等异物，还可吞噬衰老的红细胞。吞噬了较多尘粒的肺巨噬细胞，称尘细胞。肺泡隔上有肺泡孔，相邻肺泡可借该孔相通，有平衡肺泡内气压的作用。

学习提示

1. 肺导气部结构变化规律归纳为4个字：三无一多，即上皮内杯状细胞逐渐减少，至消失；管壁中混合腺体逐渐减少，至消失；软骨片逐渐减少，至消失；平滑肌相对增多，成为完整的环行层。

2. 吞噬大量灰尘的肺巨噬细胞，死亡后沉积在肺泡隔内，使肺的颜色逐渐变黑。严重者可使肺泡隔增厚，影响气－血交换。

三、肺的血管

肺有两套血管系统，一套是功能性血管，与肺的气体交换有关，由肺动脉和肺静脉组成。另一套是营养肺组织的血管，包括支气管动脉和支气管静脉。

（一）肺的功能性血管系统　肺动脉从右心室发出，经肺门入肺，伴支气管的分支分布，最后形成毛细血管网包绕在肺泡周围，之后逐渐汇集成肺静脉，流回左心房。

（二）营养性血管系统　支气管动脉自胸主动脉发出后经肺门入肺，随支气管分支而分布，在支气管壁的外膜和黏膜下层分别形成毛细血管网，营养支气管和肺组织，最后汇成支气管静脉。

第三节　胸膜与纵隔

院士风采：
钟南山

一、胸膜

（一）胸膜与胸膜腔的概念　胸膜属浆膜，分脏胸膜和壁胸膜两部分。脏胸膜紧贴于肺的表面，不易分离，并陷入斜裂及水平裂内；壁胸膜按部位可分为4部分（图6-19）：① 肋胸膜，贴于胸壁内面；② 膈胸膜，贴于膈的上面；③ 纵隔胸膜，贴附于纵隔的两侧；④ 胸膜顶，突至颈根部，呈穹隆状，覆盖肺尖，由肋胸膜和纵隔胸膜向上延伸而形成。

壁胸膜的各部相互连续，并在肺根部与脏胸膜相互移行，因而脏胸膜和壁胸膜共同形成一个封闭的囊腔，称胸膜腔（图6-19）。胸膜腔左右各一，互不相通，腔内呈负压，含有少量浆液，涂敷于脏、壁胸膜之间，使二者相互贴附，故胸膜腔是一个潜在性的腔隙。

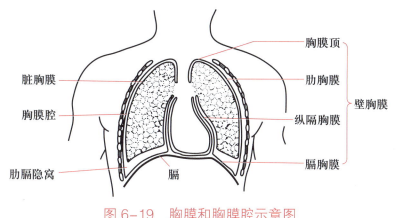

图 6-19 胸膜和胸膜腔示意图

胸膜腔在肋胸膜和膈胸膜的返折处，形成一个半环形深隙，即使在深吸气时，肺也不能伸入其内，称肋膈隐窝（肋膈窦）。

学习提示

1. 肋膈隐窝是胸膜腔最低的部分，胸膜炎的渗出液首先积聚于此。

2. 肋膈隐窝是一个半环形深隙，不是三角形。

（二）壁胸膜的体表投影 胸膜顶和胸膜前界的体表投影，分别与肺尖和肺前缘的体表投影大致相同（图 6-13）。胸膜的下界是膈胸膜和肋胸膜的返折线，平静呼吸时，此线较肺下缘约低 2 个肋骨。当深吸气时，由于肺下缘向下延伸，因此两者差距随之减小（图 6-13~图 6-15）。

学习提示

1. 如果胸膜腔内进入气体，称气胸。可致胸内负压减少甚至消失，可造成肺塌陷，严重影响呼吸功能，甚至危及生命。

2. 两侧胸膜前界的下段，有一个尖向上的三角形胸膜间区，心包在此区内，临床常在第 4~5 肋间隙的胸骨左缘进行心内注射，不会损伤肺和胸膜。

二、纵隔

（一）纵隔的概念和境界 纵隔是两侧纵隔胸膜之间的所有器官和组织的总称。纵隔上界为胸廓上口，下界为膈，前界为胸骨，后界为脊柱的胸部，两侧界为纵隔胸膜（图 6-20）。

（二）纵隔的分部和内容 纵隔可以通过胸骨角的平面分为上纵隔和下纵隔两部分。

纵隔

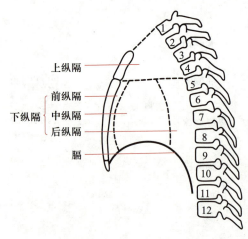

上纵隔
前纵隔
下纵隔 中纵隔
后纵隔
膈

图 6-20　纵隔的分部

1. **上纵隔**　主要有胸腺、出入心的大血管、迷走神经、膈神经、气管、食管及胸导管等。

2. **下纵隔**　以心包为界又分为 3 部分。

（1）前纵隔：位于胸骨与心包之间，有疏松结缔组织、淋巴结等。

（2）中纵隔：被心、心包、连心的大血管及主支气管的起始部所占据。

（3）后纵隔：位于心包的后方，内有食管、胸主动脉、奇静脉、迷走神经、交感干、胸导管及淋巴结等。

学习提示

下纵隔以"心包"为界又分为前、中、后 3 部分，而不是以"心"为界。

本章内容概要

生命赞歌：
最美逆行者

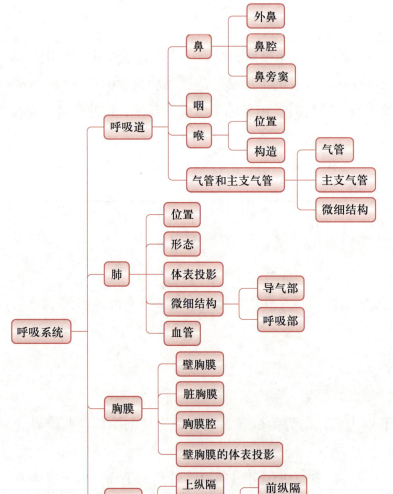

练习与思考

一、单项选择题

1. 鼻黏膜的易出血区在（　　　）。

A. 下鼻道的前端 　　　　　　　　　　　B. 上鼻甲以下部分

C. 上鼻甲平面以上和鼻中隔上部 　　　　D. 鼻中隔前下部

E. 以上均不对

2. 呼吸区黏膜特点是（　　　）。

A. 位于上鼻甲及对应的鼻中隔 　　　　　B. 淡红色

C. 有嗅觉功能 　　　　　　　　　　　　D. 缺乏血管

E. 缺乏腺体

3. 上颌窦开口于（　　　）。

A. 中鼻道 　　　　　B. 上鼻甲的后上方 　　　C. 上鼻道

D. 下鼻道 　　　　　E. 以上均不对

4. 开口于上鼻甲后上方的是（　　　）。

A. 额窦 　　　　　　B. 筛窦 　　　　　　　　C. 鼻泪管

D. 蝶窦 　　　　　　E. 上颌窦

5. 开口于下鼻道前端的是（　　　）。

A. 上颌窦的开口 　　B. 鼻泪管的开口 　　　　C. 额窦的开口

D. 前筛窦的开口 　　E. 蝶窦的开口

6. 窦口高于窦底的鼻旁窦是（　　　）。

A. 蝶窦 　　　　　　B. 筛窦 　　　　　　　　C. 上颌窦

D. 额窦 　　　　　　E. 以上均不对

7. 关于喉的位置，错误的是（　　　）。

A. 成人与第 4～5 颈椎相对 　　　　　　B. 位于喉咽部的前方

C. 小儿喉的位置高于成人 　　　　　　　D. 随吞咽上、下移动

E. 向上与舌骨相连

8. 在吞咽时遮盖喉口的软骨是（　　　）。

A. 甲状软骨 　　　　B. 环状软骨 　　　　　　C. 会厌软骨

D. 杓状软骨 　　　　E. 气管软骨

9. 成对的软骨是（　　　）。

A. 甲状软骨 　　　　B. 环状软骨 　　　　　　C. 会厌软骨

D. 杓状软骨　　　　　　　E. 以上均不对

10. 喉腔最狭窄的部位是（　　　）。

A. 前庭裂　　　　　　　　B. 声门裂　　　　　　　　C. 喉口

D. 喉中间腔　　　　　　　E. 声门下腔

二、讨论与思考

1. 一患者在途中发生急性喉阻塞，根据你的解剖学知识，这种紧急情况下该怎么处理？述其道理。

2. 一个上肢骨折的患者，做手术治疗，要做臂丛神经麻醉，选择锁骨上麻醉点，医生很清楚，此处麻醉进针一定要慎重，否则会损伤肺尖。你认为有这种必要吗？肺尖的体表投影在何处？

练习与　　　学习小结　　　呼吸系统　　　参考答案
拓展　　　　　　　　　　学习小结

（郝海峰）

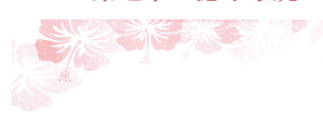

第七章　泌尿系统

泌尿系统

某男，34岁，傍晚突然出现腰背部疼痛，向腹股沟区放射，疼痛呈持续性、绞痛。到医院经B超检查提示泌尿系结石，直径1.0 cm。经静脉滴注654-2，多饮水，配合蹦跳，症状渐缓解，第二天疼痛消失，活动自如。复查B超结石排出。请问：

1. 肾盂内的结石一旦脱落易卡在输尿管的哪些部位？

2. 通常直径大于多少的结石就不易自行排出了，必须借助体外碎石或手术治疗？

学习目标

1. 掌握：肾的位置、形态及内部结构；输尿管的三处狭窄部位及临床意义；膀胱的位置、形态、膀胱三角的结构特点及临床意义；女性尿道的结构特点。

2. 熟悉：肾的被膜及肾门的体表投影；肾的微细结构。

3. 了解：球旁复合体的组成；肾的血液循环特点。

4. 学会：在标本或模型上辨认肾、输尿管、膀胱及女性尿道的位置、结构。

5. 能够利用泌尿器官的解剖生理功能向患者解释"是药三分毒"的原理及泌尿系感染的预防关键所在。

泌尿系统由肾、输尿管、膀胱和尿道组成（图7-1）。肾是产生尿液的器官，输尿管输送尿液到膀胱暂时储存，尿液在膀胱内储存到一定量时，便可在神经系统的支配下，经尿道排出体外。肾的泌尿作用，不但能排出代谢过程中产生的废物，而且还调节着机体的水盐代谢和酸碱平衡。

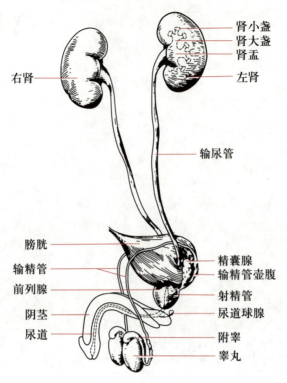

肾小盏
肾大盏
肾盂
左肾
右肾
输尿管
膀胱
精囊腺
输精管
输精管壶腹
前列腺
射精管
阴茎
尿道球腺
尿道
附睾
睾丸

图 7-1 男性泌尿生殖系统模式图

知识点 /
考点

泌尿系统
组成概述

泌尿系统
功能概述

第一节 肾

一、肾的形态

肾是暗红色的实质性器官，左、右各一，形似蚕豆。肾分上、下两端，前、后两面，内、外侧两缘。上下端、前后面及外侧缘均较隆突；内侧缘中部凹陷，称肾门。肾门是肾动脉、肾静脉、肾盂、神经及淋巴管等出入肾的门户，这些出入肾门的结构，合称肾蒂。肾门向肾内凹陷，形成一个较大的腔，称肾窦。内含肾血管、淋巴管、神经、肾盏、肾盂及脂肪组织等。

> 📖 **学习提示**
>
> 肾门的体表投影相当于竖脊肌的外侧缘与第 12 肋的夹角处，此处称肾区，当肾部有病变时，该处可有叩击痛。

二、肾的位置

肾位于腹后壁脊柱的两侧，腹膜后方，是腹膜外位器官（图 7-2，图 7-3）。左肾上端平第 11 胸椎体下缘，下端平第 2 腰椎体下缘；右肾由于受肝的影响，位置比左肾约低半个椎体。一般女性低于男性，儿童低于成人。

肾的形态

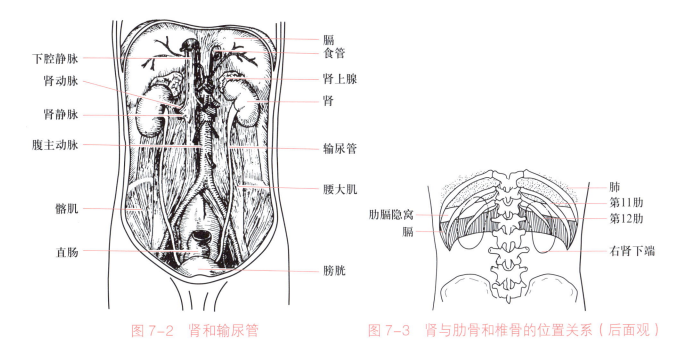

图 7-2 肾和输尿管

图 7-3 肾与肋骨和椎骨的位置关系（后面观）

三、肾的内部结构

以肾的冠状切面观（图 7-4），肾的内部结构包括肾实质、肾盏和肾盂。肾实质可分为肾皮质和肾髓质两部分。肾皮质位于外周部，富含血管，新鲜标本上呈暗红色，肾皮质深入肾髓质内的部分，称肾柱；肾髓质位于肾皮质的深层，颜色较淡，主要由 15～20 个肾锥体组成。肾锥体呈圆锥形，底朝向肾皮质，尖端朝向肾窦，呈乳头状，称肾乳头，表面有许多小孔，是许多乳头管的开口。肾乳头被漏斗状的肾小盏包绕，以承接其排出的尿液。2～3 个肾小盏合成一个肾大盏，再由 2～3 个肾大盏汇集成扁漏斗状的肾盂。肾盂出肾门后弯行向下，逐渐变细移行为输尿管。

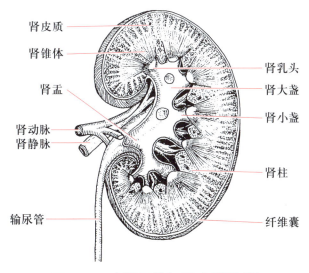

肾的构造

图 7-4 右肾冠状切面（后面观）

四、肾的被膜

肾的表面有 3 层被膜包绕，由内向外依次为纤维囊、脂肪囊和肾筋膜（图 7-5，图 7-6）。纤维囊为紧贴肾表面薄层致密坚韧的结缔组织膜，内含少量弹性纤维，此膜与肾实质易剥离。脂肪囊为包在纤维囊外周的囊状脂肪组织层，对肾起保护作用。肾筋膜位于肾脂肪囊外周，由腹膜外组织发育而来，该膜发出许多结缔组织小束，穿脂肪囊连于纤维囊，对肾起固定作用。

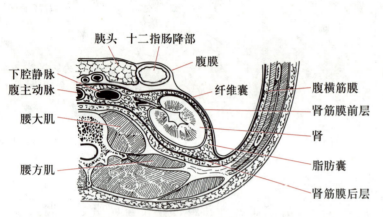

图 7-5　肾的被膜横断面（平第 1 腰椎、上面观）

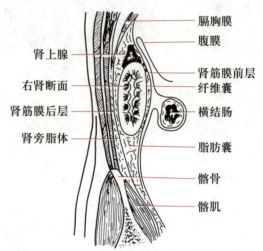

图 7-6　肾的被膜纵断面（经右肾和肾上腺）

学习提示

1. 临床上的肾囊封闭，就是将药物注入脂肪囊。

2. 肾正常位置的维持除依赖于肾被膜之外，肾血管、腹膜、腹内压及邻近器官的承托，也起一定的固定作用。

五、肾的组织结构

肾实质主要由大量泌尿小管构成，其间有血管和少量的结缔组织等。泌尿小管是形成尿液的结构，它包括肾单位和集合小管（图 7-7）。

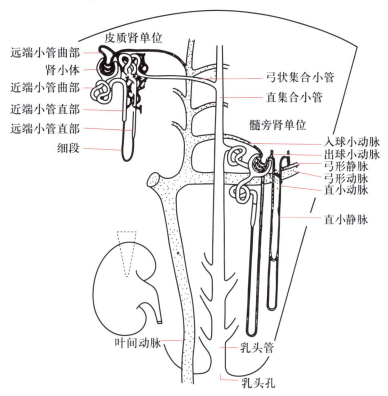

图 7-7　泌尿小管和肾血管模式图

（一）肾单位　肾单位是肾的基本结构和功能单位。每个肾有 100 万～150 万个肾单位，肾单位可分为球形的肾小体和细长弯曲的肾小管两部分。其组成如下：

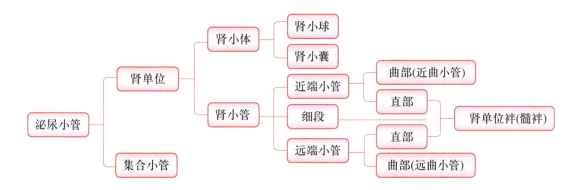

1. 肾小体　呈小球状，位于皮质，由肾小球和肾小囊所组成（图 7-8～图 7-10）。

（1）肾小球：是由肾小囊包绕的一团盘曲成球状的毛细血管，又称血管球。它在两条小动脉之间形成，一端由来自肾动脉的分支，称入球小动脉，分成许多分支，互相缠绕盘曲成毛细血管球，然后又汇集成一条离开肾小球的小动脉，称出球小动脉。出球小动脉出肾小球后，在肾小管周围再分支形成毛细血管，供给肾的营养。入球小动脉一般较出球小动脉粗而短，从而使肾小球内保持较高的血压。另外，血管球的毛细血管壁很薄，由一层内皮细胞及其外面的基膜构成。电镜下观察，内皮细胞上有许多小圆孔，基膜厚约 0.1 μm。

（2）肾小囊：是肾小管的盲端膨大凹陷所形成的杯状囊，囊把血管球包绕起来。囊的内层紧贴血管球的毛细血管外表面，称脏层，由单层有突起的足细胞构成；囊的外层称壁层，是单层扁平上皮。脏、壁两层之间的腔隙，称肾小囊腔。

电镜下观察，肾小囊脏层的足细胞从胞体伸出几个大的初级突起，每个初级突起又分出许多指突状的次级突起，紧贴在毛细血管基膜外，相邻（或自身）足细胞的次级突起相互交错呈栅栏状，这些次级突起之间的窄隙，称裂孔，裂孔上盖有一层薄膜，称裂孔膜（图7-10，图7-11）。由于毛细血管有孔的内皮、基膜和足细胞裂孔膜对大小不同分子的滤过起限制作用，故合称为滤过膜或滤过屏障。

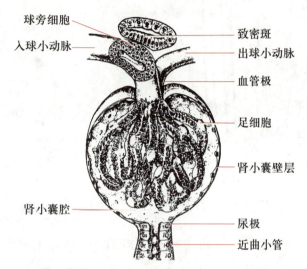

图7-8　肾小体结构立体模式图

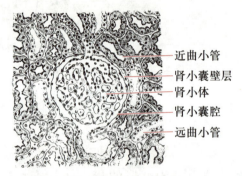

图7-9　近曲小管和远曲小管

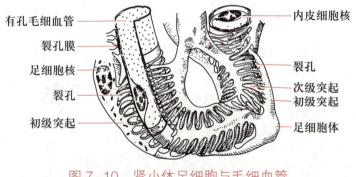

图7-10　肾小体足细胞与毛细血管
超微结构模式图

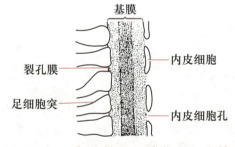

图7-11　肾小体足细胞与毛细血管
超微结构模式图

 学习提示

1. 当血液流经肾小球的毛细血管时，血浆中除大分子的蛋白质等物质外，其他物质均可经毛细血管有孔的内皮、基膜和足细胞裂孔膜滤入肾小囊腔成为滤液即原尿。

2. 原尿除不含大分子的蛋白质外，其余成分和血浆相似，若滤过膜受损，则血浆中大分子物质和血细胞均可漏出，出现蛋白尿和血尿。

2. 肾小管 是一条细长弯曲的管道，起始于肾小囊，行于皮质和髓质中，终于集合小管（图 7-12）。全长可分为近端小管、细段和远端小管 3 段。

（1）近端小管：肾小管壁是由单层上皮构成，具有重吸收和分泌的功能，近端小管是肾小管的起始段，为最长最粗的一段。它在肾小体旁先盘曲行进，此部称近端小管曲部（近曲小管），然后直行入髓质，此部称近端小管直部。近端小管上皮细胞呈立方形或锥体形，细胞分界不清，细胞游离面有由密集而细长的微绒毛形成的刷状缘。近端小管的上皮具有很强的重吸收功能，当

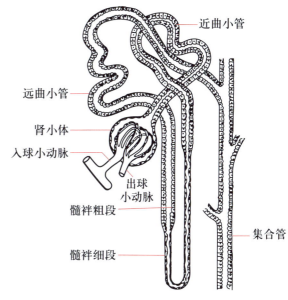

图 7-12 肾单位示意图

肾小体滤液流经此段时，其中 85% 的水分、几乎全部的葡萄糖和氨基酸及大部分离子等被重吸收；此外，近端小管上皮尚能向腔内分泌和排出某些物质，如氨及外来的药物等。

（2）细段：为肾小管中最细的一段。一端与近端小管相连，另一端续于远端小管，并与二者的直部共同形成肾单位袢（髓袢）。细段管壁很薄，为单层扁平上皮，水和离子易透过。

（3）远端小管：为细段的延续，终于集合小管。从髓质向皮质直行的部分称远端小管直部。在到达肾小体附近时，又呈迂曲状，称远端小管曲部（远曲小管）。远端小管上皮为单层立方上皮，与近端小管上皮相比，细胞较为矮小，着色浅，游离面无刷状缘。远端小管直部能重吸收钠；曲部有重吸收钠和水及排钾的功能。

（二）集合小管（集合管） 分为弓状集合小管、直集合小管和乳头管 3 段，续接远端小管曲部，由肾皮质行向肾髓质（图 7-7）。直集合小管下行到肾乳头时，改称为乳头管，开口于肾乳头。集合小管的上皮，随着管径的增大，逐渐由单层立方上皮变为单层柱状上皮。集合小管也有重吸收水和钠的功能。

（三）球旁复合体 由球旁细胞和致密斑等组成，又称肾小球旁器或近血管球复合体（图 7-8）。

1. 球旁细胞 由接近肾小球处，入球小动脉管壁的平滑肌细胞变形为上皮样细胞而成。它能分泌肾素和促红细胞生成素。

2. 致密斑 远端小管曲部靠近肾小球一侧的上皮细胞变高，排列紧密，形成一个椭圆形的结构，称致密斑。其为 Na^+ 感受器，可感受肾小管液内 Na^+ 浓度的变化，并将信息传向球旁细胞，调节肾素的分泌。

六、肾的血液循环特点

肾的血液循环有两种作用，一是营养肾组织，二是参与尿的生成。其主要特点如下：

（一）肾血流量大　肾的血液供应很丰富，正常成人安静时每分钟约有 1 200 mL 血液流经肾，相当于心输出量的 20%～25%，肾血流量大有利于完成肾的泌尿功能。

（二）肾血液循环中有两次形成毛细血管　一是肾小球毛细血管网（动脉毛细血管），其内压力高，有利于原尿生成；二是肾小管周围的毛细血管网，其内压力低，有利于肾小管重吸收。

（三）肾血流量主要靠自身调节　一般情况下，血流量相对稳定。当全身血 80～180 mmHg 范围内变动时，肾血流量能通过自身调节保持相对恒定，以利于完成泌尿功能。

第二节　输　尿　管

输尿管是细长的肌性管道，左、右各一，长为 20～30 cm（图 7-1，图 7-2）。上端与肾盂相连，在腹后壁沿脊柱两侧下降入盆腔，斜穿膀胱壁，开口于膀胱内面。输尿管根据其行程可分为 3 段，即腹段、盆段和壁内段。输尿管全长有 3 处生理性狭窄：即输尿管起始处、输尿管入小骨盆上缘处和穿膀胱壁处。输尿管壁由黏膜、肌层和外膜构成，上皮为变移上皮。

输尿管

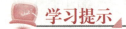 **学习提示**

肾结石易在输尿管的 3 处狭窄嵌顿，可引起肾绞痛。

第三节　膀　　胱

膀胱是一个伸缩性较大的肌性囊状器官，它的大小、形状和位置随尿液充盈程度而异。膀胱的容量在成人一般为 300～500 mL。

一、膀胱的形态、位置和毗邻

膀胱的形态和毗邻

膀胱的形态分为尖、底、体、颈 4 部分（图 7-13），其尖朝向前上方，底向后下方，尖、底之间的部分为膀胱体。膀胱的最下部，称膀胱颈，其内有尿道内口。膀胱充盈时呈卵圆形。

成人膀胱位于盆腔内，耻骨联合的后方。膀胱空虚时，其尖与耻骨联合的上缘平齐；充盈时，其上部可突入腹腔，并与腹前壁相贴。膀胱底在男性与精囊、输精管末段和直肠相邻；在女性与子宫颈和阴道相邻。

学习提示

学习提示

当膀胱尿潴留时，可在耻骨联合上缘进行膀胱穿刺，不进入腹膜腔，可避免腹膜的损伤及腹膜腔的感染。

二、膀胱壁的构造

膀胱壁分黏膜、肌层和外膜3层（图7-14）。黏膜上皮是变移上皮，黏膜有许多皱襞，皱襞在膀胱充盈时消失。在膀胱底的内面，有左、右输尿管的开口和一个尿道内口，3个口的连线之间围成的三角区，不论膀胱充盈或空虚时，此区黏膜均光滑无皱襞，称膀胱三角。肌层由平滑肌构成，称膀胱逼尿肌，其环行平滑肌在尿道内口处形成膀胱括约肌。外膜在膀胱上面是浆膜，其余部分为纤维膜。

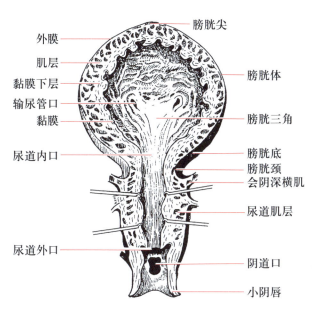

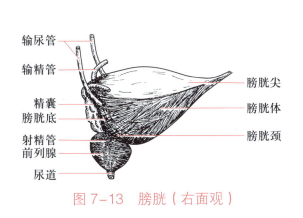

图7-13 膀胱（右面观）

图7-14 女性膀胱与尿道冠状切面（前面观）

学习提示

膀胱三角是肿瘤和结核的好发部位。

第四节 尿 道

尿道是膀胱通向体外的排尿管道，起于膀胱尿道内口，止于尿道外口。女性尿道长为3~5 cm，位于阴道前方，开口于阴道前庭，阴道口前方。

学习提示

女性尿道的特点是短、宽、直，故易引起泌尿系逆行感染，导致膀胱炎、肾盂肾炎等。

男性尿道详见男性生殖系统。

本章内容概要

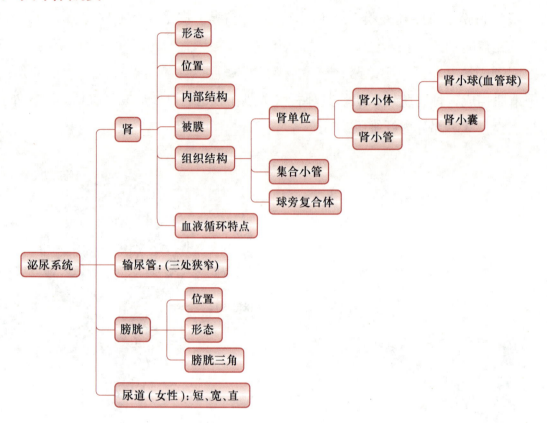

练习与思考

一、单项选择题

1. 出入肾门的结构不包括（　　　）。
A. 肾动脉　　　　　　　　B. 肾静脉　　　　　　　　C. 肾盂
D. 输尿管　　　　　　　　E. 神经及淋巴

2. 肾门向肾内凹陷形成的腔称（　　　）。
A. 肾窦　　　　　　　　　B. 肾盂　　　　　　　　　C. 肾小盏
D. 肾大盏　　　　　　　　E. 肾区

3. 在肾的额状切面上肉眼不能辨别的是（　　　）。
A. 肾锥体　　　　　　　　B. 肾乳头　　　　　　　　C. 肾小管

D. 肾柱 　　　　　　　　　E. 肾窦

4. 肾被膜最内层是（　　　　）。

A. 肾外膜 　　　　　　B. 纤维囊 　　　　　　C. 脂肪囊

D. 肾筋膜 　　　　　　E. 肾内膜

5. 下列哪个结构没有重吸收功能？（　　　　）

A. 近端小管 　　　　　B. 细段 　　　　　　　C. 集合管

D. 乳头管 　　　　　　E. 远端小管

6. 输尿管的第 2 狭窄处位于（　　　　）。

A. 小骨盆入口处 　　　B. 输尿管起始处 　　　C. 进入骨盆腔后

D. 近膀胱底处 　　　　E. 输尿管中段

7. 膀胱黏膜上皮是（　　　　）。

A. 单层扁平上皮 　　　B. 复层扁平上皮 　　　C. 变移上皮

D. 单层柱状上皮 　　　E. 假复层纤毛柱状上皮

8. 膀胱三角位于（　　　　）。

A. 膀胱尖 　　　　　　B. 膀胱底 　　　　　　C. 膀胱体

D. 膀胱颈 　　　　　　E. 以上均不对

9. 与女性膀胱底相邻的结构是（　　　　）。

A. 直肠 　　　　　　　B. 卵巢 　　　　　　　C. 精囊

D. 输卵管 　　　　　　E. 阴道

10. 有关女性尿道的描述，错误的是（　　　　）。

A. 长为 3~5 cm 　　　B. 开口于阴道前庭 　　C. 呈细而弯曲的肌性管道

D. 易引起逆行感染 　　E. 内径宽

二、讨论与思考

1. 简述肾的位置。

2. 何谓膀胱三角，有何特点及临床意义？

3. 女性尿道的特点如何？

练习与拓展　　　学习小结　　　参考答案

（花先）

第八章　生殖系统

生殖系统

案例

患者，王某，男，42岁，因车祸受伤入院，拟行手术，术前护士为其导尿。请问：插入导尿管时，应注意男性尿道的哪些解剖特点？

学习目标

1. 掌握：男、女性生殖系统的组成；男、女性生殖腺的位置与功能；男性尿道的分部、狭窄和弯曲；子宫、阴道、乳房的位置、形态与结构。

2. 熟悉：男性输精管道和附属腺的结构与功能；输卵管的分部及各部意义；会阴的位置。

3. 了解：男、女性外生殖器。

4. 学会：辨认模型、标本中生殖系统的各个器官。

5. 树立为健康服务的职业意识，培养学生利用所学知识初步解释可能遇到的生殖系统问题，理解生命来之不易，学会珍爱生命。

知识点/
考点

生殖系统包括男性生殖器官和女性生殖器官，二者又分为位于盆腔内部的内生殖器和暴露于体表的外生殖器。生殖系统的主要功能是产生生殖细胞、繁衍新的个体、分泌性激素、维持正常的性功能和第二性征。

第一节　男性生殖系统

男性内生殖器包括生殖腺（睾丸）、输精管道（附睾、输精管、射精管、男性尿道）和附属腺（精囊腺、前列腺、尿道球腺）；外生殖器包括阴囊和阴茎（图 8-1）。

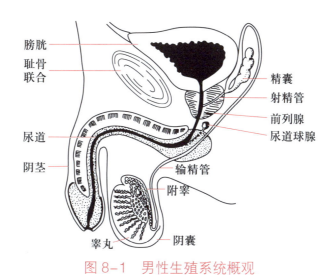

图 8-1　男性生殖系统概观

一、睾丸

（一）**睾丸的位置和形态**　睾丸位于阴囊内，左右各一，呈扁椭圆形。表面光滑，其后缘和上端与附睾相连，并有血管、神经和淋巴管经后缘出入。随着性的发育和成熟，睾丸迅速生长，至老年后睾丸随其功能衰退而萎缩变小。

男性生殖系统的组成

（二）**睾丸的结构及功能**　睾丸除后缘外，表面被覆脏、壁两层鞘膜，二者相互移行形成鞘膜腔，内有少量的液体起润滑作用（图 8-2）。脏层鞘膜深面有一层与睾丸实质紧密结合的致密结缔组织膜，称白膜。白膜在睾丸后缘增厚突入睾丸内形成睾丸纵隔，由睾丸纵隔发出许多睾丸小隔，将睾丸分成许多锥体形的睾丸小叶，每个睾丸小叶内含有 1~4 条盘曲的精曲小管和位于精曲小管之间的睾丸间质。精曲小管汇合成精直小管，进入睾丸纵隔交织形成睾丸网。睾丸网发出 12~15 条睾丸输出小管，经睾丸后缘上部进入附睾。

精曲小管是产生精子的部位。其管壁由支持细胞和生精上皮细胞构成，支持细胞对

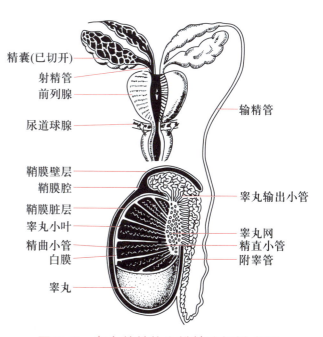

图 8-2　睾丸的结构和排精途径模式图

生精上皮细胞起支持营养作用。生精上皮细胞由一系列不同发育阶段的生殖细胞构成，靠近基膜是体积较小，呈椭圆形，染色较深的精原细胞。进入青春期后，在垂体促性腺激素的作用下，精原细胞逐渐发育增殖，一部分经初级精母细胞、次级精母细胞等发育过程，体积增大并逐渐向管腔移近，最后形成精子细胞。精子细胞体积较小，不再进行分裂，经变形后形成精子（图8-3）。精子形如蝌蚪，分头、尾两部分。头部由细胞核浓缩而成，前2/3有顶体覆盖，内含顶体酶；尾部较长，可推进精子的运动。精子形成后，经睾丸输出小管进入附睾内，贮存并继续发育成熟。位于睾丸精曲小管之间的结缔组织，称睾丸间质，主要由睾丸间质细胞构成，细胞呈圆形或椭圆形，其主要功能是分泌雄激素（睾丸酮）。雄激素的主要作用是促进男性生殖器官的发育和第二性征的出现，还可以促进红细胞的生成。

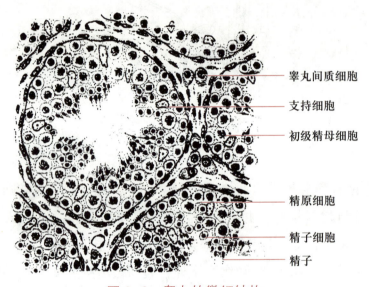

图 8-3　睾丸的微细结构

睾丸间质细胞
支持细胞
初级精母细胞
精原细胞
精子细胞
精子

学习提示

1. 睾丸鞘膜腔内液体分泌增多或吸收不良，可致睾丸鞘膜积液。

2. 睾丸的功能除产生生殖细胞外，还能分泌雄激素，以促进男性生殖器官的发育和第二性征的出现。

3. 精子在发育过程中，易受外界因素（如射线照射、睾丸温度过高，过度饮酒和吸烟等）的影响而发生畸形变和功能障碍。

二、附睾、输精管及射精管

（一）附睾　附睾附于睾丸的上端及后缘（图8-2）。由上至下分为附睾头、附睾体和附睾尾3部分。附睾头由睾丸输出小管盘曲而成，输出小管合成一条附睾管，附睾管盘曲而成附睾体和附睾尾。

附睾的功能是贮存精子，并为精子的发育提供营养，促进精子的成熟。

（二）输精管及射精管 输精管是附睾管的直接连续，长约 50 cm。管壁肌组织较厚，管腔狭窄，活体触摸呈索状。起自附睾尾，沿睾丸内侧上行至阴囊根部，穿腹股沟管入盆腔，绕至膀胱底的后方管腔变膨大，称输精管壶腹，壶腹末端变细，与精囊腺的排泄管合成射精管（图 8-2）。射精管长约 2 cm，穿入前列腺实质，开口于尿道前列腺部。

从睾丸上端至腹股沟管深环之间，有一条柔软的索状结构，称精索，其内包裹有输精管、睾丸动脉、蔓状静脉丛、淋巴管和神经等。

三、附属腺

（一）精囊腺 位于膀胱底后方及输精管末端的外侧，呈梭形囊状，表面凹凸不平。其排泄管与输精管共同合成射精管，开口于尿道前列腺部（图 8-2）。其分泌物构成精液的一部分。

（二）前列腺 前列腺位于膀胱与尿生殖膈之间，包绕尿道起始部，为不成对的实质性器官，呈前后略扁的栗子形。上端膨大，下端尖细，后面有一纵行的浅沟，沟与直肠前壁相邻，故活体直肠指检可触及此沟。前列腺炎或前列腺增生时，该沟可变浅或消失（图 8-2）。

前列腺由腺组织、平滑肌和结缔组织构成。质地较实，其排泄管开口于尿道前列腺部。分泌物构成精液的一部分。

前列腺
歌诀

（三）尿道球腺 尿道球腺为一对豌豆样的腺体。埋入尿生殖膈的肌内，其排泄管开口于尿道球部（图 8-2）。其排泄物构成精液的一部分。

输精管道以及附属腺体的分泌物与精子共同构成精液，精液呈乳白色，弱碱性。正常成年男性一次射精量为 2~5 mL，内含 3 亿~5 亿个精子。

🎓 **学习提示**

1. 精索在阴囊根部位置较浅，为输精管结扎的部位。输精管结扎后，仅精子排出通道受阻，而腺体的分泌物排出不受影响。因此，射精时仍有无精子的精液排出。

2. 小儿前列腺较小，性成熟期腺体迅速发育，至 24 岁左右达高峰，老年腺体萎缩变小。有些老年人前列腺内结缔组织增生，压迫尿道，引起排尿困难。

四、阴囊和阴茎

（一）阴囊 阴囊为一皮肤囊袋，位于阴茎的后方。由皮肤和肉膜构成，皮肤薄而柔软，富有伸展性；肉膜内含有平滑肌纤维（图 8-4）。肉膜在阴囊正中向深部发出阴囊中隔，将阴囊分为左、右两部分，其内各容纳一侧睾丸、附睾和输精管起始部。

（二）阴茎　阴茎是男性的性交器官，可分为阴茎头、阴茎体和阴茎根 3 部分（图 8-5）。阴茎根附着耻骨下支、坐骨支及尿生殖膈；阴茎体悬垂于耻骨联合前下方；阴茎前端为阴茎头，有矢状位开口的尿道外口。

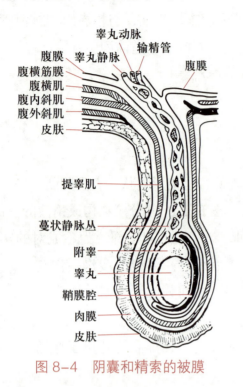

图 8-4　阴囊和精索的被膜

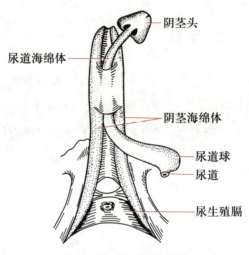

图 8-5　阴茎海绵体

阴茎由两条阴茎海绵体和一条尿道海绵体构成，外面包以筋膜和皮肤。阴茎海绵体位于阴茎背侧，尿道海绵体位于腹侧，尿道贯穿尿道海绵体全长。尿道海绵体前端膨大为阴茎头，后端膨大为尿道球，附着于尿生殖膈下面。3 条海绵体外面还共同包有筋膜和皮肤。皮肤薄而柔软，富有伸展性。皮肤在阴茎前端形成双层的环形皱襞，称阴茎包皮。

学习提示

1. 阴囊肉膜内平滑肌随外界温度变化而舒缩，以调节阴囊内温度一般低于体温约 2 ℃，有利于精子的发育。

2. 包皮长短因人而异，幼儿包皮较长，随着年龄的增长，包皮渐后缩，若成人包皮过长，包被阴茎头或不能退缩，称包皮过长或包茎。包皮腔内易存积包皮垢，可诱发龟头炎或阴茎癌的发生。

五、男性尿道

男性尿道兼有排尿和排精功能。起自膀胱尿道内口，终于尿道外口，全长为 16～22 cm。整个尿道可分为前列腺部、膜部和海绵体部（图 8-6）。

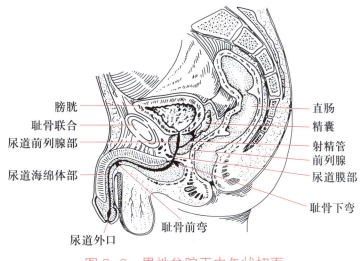

膀胱
耻骨联合
尿道前列腺部
尿道海绵体部
尿道外口
耻骨前弯

直肠
精囊
射精管
前列腺
尿道膜部
耻骨下弯

图 8-6 男性盆腔正中矢状切面

男性尿道
歌诀

1. 前列腺部 为尿道贯穿前列腺的部分，长约 2.5 cm，管腔中部扩大，此处有前列腺和射精管的开口。

2. 膜部 为尿道穿过尿生殖膈的部分，短而窄，长约 1.2 cm，周围有尿道括约肌环绕。此肌收缩和舒张可控制排尿。

3. 海绵体部 为尿道贯穿整个尿道海绵体的部分，长约 15 cm。尿道走行于尿道球内的部分最宽，称尿道球部，尿道球腺管开口于此。

男性尿道平均管径为 5～7 mm，全长有 3 处狭窄、2 个弯曲。3 处狭窄分别位于尿道内口、膜部和尿道外口。2 个弯曲分别是耻骨下弯和耻骨前弯。耻骨下弯位于耻骨联合下方，凹向前上方，此弯曲恒定无变化；耻骨前弯，位于耻骨联合前下方，凹向后下方，此弯曲可发生改变。

男性尿道
的狭窄和
弯曲

🌸 **学习提示**

1. 临床上把前列腺部、膜部称为后尿道，海绵体部称为前尿道。

2. 男性尿道海绵体部为尿道贯穿整个尿道海绵体的部分，不要误认为在尿道 3 条海绵体之间。

3. 男性尿道结石易滞留于 3 个狭窄处，由于尿道外口最狭窄，故临床上遇见排尿过程中突然出现尿路中断，尿液不能继续排除时，即为尿道结石，应首先在尿道外口处查找结石。

4. 导尿时，将阴茎向上提起，耻骨前弯即可消失，以便于导尿管的插入。

第二节 女性生殖系统

女性生殖
系统的
组成

女性生殖系统包括内生殖器和外生殖器。内生殖器由生殖腺（卵巢）、输送管道（输卵管、子宫、阴道）和附属腺（前庭大腺）构成（图 8-7）；外生殖器即女阴。

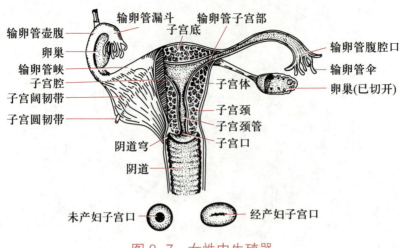

输卵管壶腹
卵巢
输卵管峡
子宫腔
子宫阔韧带
子宫圆韧带
输卵管漏斗
输卵管子宫部
子宫底
输卵管腹腔口
输卵管伞
卵巢(已切开)
子宫体
子宫颈
子宫颈管
阴道穹
子宫口
阴道
未产妇子宫口
经产妇子宫口

图 8-7　女性内生殖器

一、卵巢

（一）卵巢的位置和形态　卵巢是产生卵子和分泌雌激素及孕激素的器官，左右各一。位于盆腔髂总动脉分叉处稍下方的卵巢窝内。卵巢呈扁卵圆形，分为上下两端、前后两缘和内外侧两面（图 8-7）。上端借卵巢悬韧带连于盆壁，下端借卵巢固有韧带连于子宫底的两侧。前缘借卵巢系膜连于子宫阔韧带，其中部有血管、神经等出入；后缘游离。内侧面朝向盆腔，外侧面贴于盆腔侧壁。

（二）卵巢的结构和功能　卵巢表面包被有一层浆膜，在浆膜的深面为一层致密结缔组织构成的白膜，白膜的深面为卵巢实质，分为皮质和髓质两部分。皮质位于白膜的深面，内含不同发育阶段的卵泡；髓质位于中央部，由疏松结缔组织构成，内含血管、神经和淋巴管等结构。

1. 卵泡的发育　出生时，两侧卵巢内含有 70 万～200 万个原始卵泡。进入青春期后，在垂体促性腺激素的作用下，原始卵泡开始发育，经生长卵泡至成熟卵泡并排卵。

（1）原始卵泡：位于卵巢皮质的浅层，体积小，数量多。中央有一个体积较大的卵母细胞和周围一层体积较小而扁平的卵泡细胞构成（图 8-8）。此时卵母细胞为卵细胞的幼稚阶段，即卵原细胞；卵泡细胞对卵母细胞起支持和营养作用。

（2）生长卵泡：进入青春期后，在垂体分泌的促性腺激素的作用下，原始卵泡开始生长发育。其周围的卵泡细胞开始发育，由一层变为多层；中央的卵原细胞也开始生长发育，形成初级卵母细胞（图 8-8）。初级卵母细胞逐渐增大，并在其周围出现了一层富含蛋白的嗜酸性膜，称为透明带。卵泡细胞逐渐发育，细胞之间出现一些含有液体的小腔隙，这些小腔隙内含的液体，称卵泡液。小腔隙逐渐融合形成一个大腔，称卵泡腔。这时，初级卵母细胞和周围的卵泡细胞被挤到卵泡的一侧，称卵丘。初级卵母细胞周围的卵泡细胞逐渐变为柱状，围绕透明带呈辐射状排列，称放射冠；其他的卵泡细胞形成卵泡壁。随着卵泡的发育，

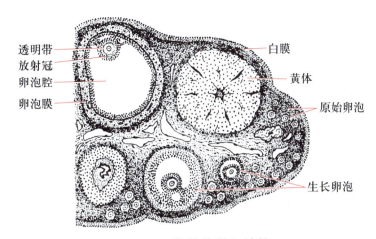

透明带
放射冠
卵泡腔
卵泡膜

白膜
黄体
原始卵泡

生长卵泡

图8-8 卵巢的微细结构

卵泡周围的结缔组织也逐渐发育形成卵泡膜。

卵泡细胞和卵泡膜细胞与雌激素的生成和分泌有关。雌激素的主要作用是：促进女性生殖器官的生长发育和女性第二性征的出现及维持；同时能促使子宫内膜发生增殖期的变化，使子宫内膜增厚。

（3）成熟卵泡：生长卵泡经过生长发育，10~14天形成成熟卵泡。此时初级卵母细胞经过发育，已形成次级卵母细胞。成熟卵泡的卵泡液急剧增多，使卵泡壁变薄并突向卵巢的表面，当卵泡液的内压力大于卵泡壁的张力时，卵泡壁破裂。此时次级卵母细胞连同放射冠、透明带一起随卵泡液排入腹膜腔，该过程称排卵。排卵一般发生在月经周期的第14天左右。

2. 黄体的形成与功能 排卵后，卵泡壁塌陷，卵泡壁周围的卵泡细胞增殖分化，形成黄体细胞；黄体细胞聚集成一个富含血管的内分泌团，新鲜时呈黄色，称黄体（图8-8）。黄体分泌孕激素和雌激素。孕激素通常在雌激素作用的基础上发挥作用，主要是促进子宫内膜出现分泌期的变化，子宫内膜增厚，腺体增生，为受精卵植入做准备；降低子宫平滑肌的兴奋性；促进乳腺的发育和机体产热等。

🎓 学习提示

1. 卵巢的大小、形状随年龄的增长而变化。幼女卵巢表面光滑、较小，性成熟期较大。由于以后多次排卵，排卵后卵巢表面形成瘢痕，呈凹凸不平状。进入更年期后，卵巢逐渐萎缩。

2. 一般情况下，一个月经周期中，只有一个卵泡发育成熟并排卵，排出的卵细胞并不是成熟的卵细胞而是次级卵母细胞。两侧卵巢通常交替排卵。在女性的一生中排卵400~500个，其余均在不同发育阶段退化，形成闭锁卵泡或者不发育。

3. 若排出的卵未受精，黄体维持两周左右即退化，称月经黄体；若排出的卵已受精，黄体则在绒毛膜促性腺激素的作用下继续发育，称妊娠黄体。妊娠黄体可存在4~6个月。黄体退化后，被结缔组织取代形成瘢痕样的白体。

二、输卵管

输卵管为一对运送卵细胞的肌性管道，长为 10～12 cm，位于子宫阔韧带上缘内，外侧端游离，以输卵管腹腔口开口于腹膜腔；内侧端连于子宫，以输卵管子宫口开口于子宫腔（图 8-7）。

输卵管由外侧向内侧依次分为 4 部分：① 输卵管漏斗部，为外侧端的扩大部分，呈漏斗状，其游离缘有许多伞状突起，称输卵管伞；② 输卵管壶腹部，管径较大，长而弯曲，约占输卵管全长的 2/3；③ 输卵管峡部，位于输卵管内侧，紧贴子宫壁，细而较直；④ 输卵管子宫部，为贯穿子宫壁的一段结构，以输卵管子宫口开口于子宫腔。

输卵管壁由内向外依次是黏膜、肌层和外膜。黏膜由单层柱状上皮和固有层构成。上皮由分泌细胞和纤毛细胞构成。分泌细胞分泌物构成输卵管液，可营养卵细胞，辅助卵细胞的运行；纤毛细胞的纤毛向子宫方向摆动，可将卵细胞推向子宫腔。

学习提示

1. 输卵管伞是手术时识别输卵管的标志；输卵管壶腹部是卵细胞受精的场所；输卵管峡部是输卵管结扎的部位。

2. 输卵管伞可将卵巢排入腹膜腔的次级卵母细胞收入输卵管内。

3. 输卵管的内膜也随月经周期的改变而发生变化。

4. 临床上将卵巢和输卵管合称为子宫附件。

三、子宫

（一）子宫的形态　子宫为孕育胎儿的场所，是一腔小壁厚的肌性器官。成年未产妇的子宫呈略似倒置的梨形，可分为子宫底、子宫体和子宫颈 3 部分。子宫底位于两侧输卵管子宫口连线以上的圆隆部分，向下移行为子宫体。子宫体向下移行为狭细圆管状的子宫颈。子宫颈下 1/3 伸入阴道内，称子宫颈阴道部；子宫颈上 2/3 在阴道以上，称子宫颈阴道上部（图 8-7）。

子宫歌诀

子宫的内腔狭窄，可分为由子宫底和子宫体围成的呈倒置三角形的子宫腔，和位于子宫颈内呈梭形的子宫颈管。子宫颈管上口通向子宫腔，下口伸入阴道，称子宫口。未产妇的子宫口呈圆形，经产妇的子宫口呈横裂形（图 8-7）。

学习提示

1. 子宫的大小：长为 7～8 cm，宽为 4～5 cm，厚为 2～3 cm，重约 50 g。

2. 子宫颈和子宫体连接处的狭细部分，称子宫峡，长约 1 cm。在妊娠期，子宫峡逐渐伸展变长，形成子宫下段；妊娠末期可长达 7~10 cm。临床上剖宫术多在此处进行。

3. 子宫颈管内有黏液栓附着，可防止子宫腔内感染。

（二）子宫的位置　子宫位于盆腔内，介于膀胱和直肠之间。成年女性子宫正常位置呈前倾前屈位（图 8-9）。前倾是指整个子宫向前倾斜，即子宫的长轴与阴道长轴形成向前开放的钝角；前屈是指子宫体与子宫颈之间形成向前开放的钝角。

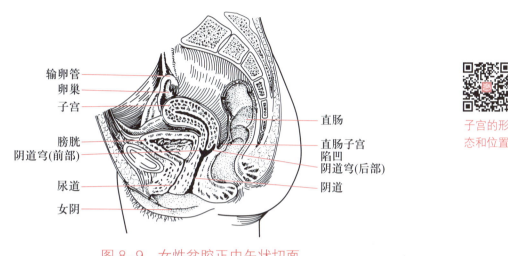

图 8-9　女性盆腔正中矢状切面

（三）子宫的固定装置　子宫的正常位置依赖于盆底肌的承托以及周围韧带的牵拉和固定。维持子宫正常位置的韧带有以下韧带。

1. 子宫阔韧带　是子宫两侧至盆腔侧壁之间的双层腹膜皱襞。内含输卵管、卵巢、子宫圆韧带、子宫主韧带及血管、淋巴管和神经等（图 8-7）。该韧带可限制子宫向两侧移位。

2. 子宫圆韧带　起自子宫侧缘上部，输卵管与子宫连接处的下方，穿经腹股沟管，止于大阴唇皮下（图 8-7，图 8-10）。该韧带可维持子宫前倾位。

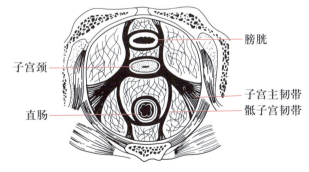

图 8-10　女性盆底的韧带

3. 子宫主韧带　位于子宫阔韧带下部两层之间，从子宫颈阴道上部连至骨盆侧壁（图 8-10）。该韧带可防止子宫脱垂。

4. 骶子宫韧带　起自子宫颈阴道上部的后方，弯曲绕行直肠的两侧而止于骶骨的前面（图 8-10）。该韧带可维持子宫前屈位。

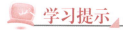　学习提示

膀胱和直肠的充盈状况可直接影响子宫的位置，故临床妇科检查时，常需受检者排空尿液。

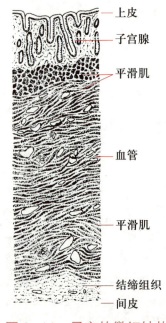

上皮
子宫腺
平滑肌
血管
平滑肌
结缔组织
间皮

图 8-11　子宫的微细结构

（四）子宫壁的微细结构　子宫壁较厚，由外向内依次是：子宫外膜、子宫肌层、子宫内膜（图 8-11）。

1. 子宫外膜　为浆膜。

2. 子宫肌层　较厚，由成束的平滑肌构成，肌束之间以结缔组织分隔，其内含有丰富的血管。

3. 子宫内膜　由单层柱状上皮和固有层构成。上皮内含有分泌细胞和散在的纤毛细胞；固有层较厚，由增殖、分化能力较强的结缔组织构成，内含大量的单管状子宫腺和高度盘曲的螺旋小动脉。

子宫内膜可分为浅层的功能层和深层的基底层。功能层较厚，自青春期开始，在卵巢分泌的雌激素和孕激素的作用下，发生周期性的变化，脱落出血形成月经。基底层较薄，有增生、修复功能层的作用，但不参与月经的形成。

（五）子宫内膜的周期性变化　自青春期开始，在卵巢分泌的雌激素和孕激素的周期性作用下，子宫内膜功能层每 28 天左右发生一次脱落、出血、修复和增生，称月经周期。月经周期可分为月经期、增生期和分泌期（图 8-12）。

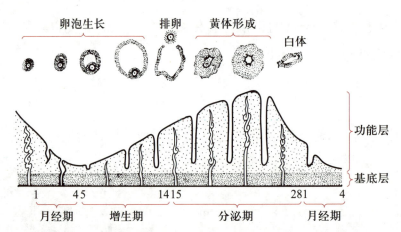

卵泡生长　　排卵　　黄体形成　　白体

功能层
基底层

1　45　1415　281　4
月经期　增生期　分泌期　月经期

图 8-12　子宫内膜周期性变化与卵巢周期性变化的关系示意图

1. 月经期（第 1~4 天）　排卵后未受精，月经黄体退化，体内的雌激素和孕激素的水平急剧下降，螺旋小动脉收缩，子宫内膜功能层发生缺血性坏死。之后，螺旋小动脉短暂扩张，血液涌入功能层，内膜表面的坏死组织发生脱落，随血液一同进入子宫腔，而后经阴道排出形成月经。在月经期末，功能层全部脱落，基底层的子宫腺迅速分裂、增生，以修复功能层，进入增生期。

2. 增生期（第 5~14 天）　此期卵巢内部分卵泡处于生长发育阶段。在卵巢分泌雌激的作用下，子宫内膜开始增生。早期子宫腺少而短；晚期内膜增厚，子宫腺增多、增长，子宫腺腔增大，上皮细胞呈高柱状，胞质内部出现糖原，螺旋小动脉逐渐延长并且出现弯曲；末期卵巢内卵泡发育形成成熟卵泡并排卵。

3. 分泌期（第15~28天）　排卵后，卵巢黄体逐渐形成。在黄体分泌的雌激素和孕激素的作用下，子宫内膜继续增厚，螺旋小动脉也进一步增长弯曲，子宫腺大量增生并极度弯曲，同时子宫腺腔内充满含有大量糖原的分泌物，以利于胚泡的植入和发育。胚泡植入后，子宫内膜在孕激素的作用下，继续增殖发育形成蜕膜；否则，随着黄体的退化，孕激素急剧下降，子宫内膜功能层脱落，进入月经期。

学习提示

月经周期主要是在大脑皮质的调控下，通过下丘脑、垂体及卵巢所分泌的激素进行调节；若调节过程出现异常，则产生月经周期的改变。

四、阴道

阴道是连接子宫和外生殖器之间的肌性管道，是性交接器官，也是胎儿正常娩出和排出月经的通道。

（一）阴道的位置和形态　阴道位于盆腔的中央，前面与膀胱和尿道相邻，后面与直肠相邻。阴道上部比较宽阔，包绕子宫颈阴道部，在子宫颈的周围形成环状的阴道穹。阴道穹的后部较深，与直肠子宫陷凹之间仅隔以阴道后壁和腹膜。当直肠子宫陷凹内有积液时，可经阴道穹后部穿刺或者引流，以辅助诊断和治疗。阴道下部较窄，以阴道口开口于阴道前庭。阴道口处有处女膜，处女膜破裂后，阴道口处留下处女膜痕。

（二）阴道黏膜的结构特点　阴道由黏膜、肌层和外膜构成。黏膜由上皮和固有层构成，黏膜突起形成许多环行皱襞，上皮为复层扁平上皮，其形态可随月经周期发生变化；固有层含有丰富的毛细血管和弹性纤维。肌层较薄，为左右螺旋交织的平滑肌束，使阴道壁易于扩张，肌束间含有丰富的弹性纤维；外膜是富含弹性纤维的结缔组织。

五、女阴

女阴即女性的外生殖器，包括阴阜、大阴唇、小阴唇、阴道前庭、阴蒂和前庭大腺等（图8-13）。

（一）阴阜　是位于耻骨联合前面的皮肤隆起，由较多的脂肪组织构成，性成熟后，表面生有阴毛。

（二）大阴唇　是一对纵行隆起的具有色素沉着和生有阴毛的皮肤皱襞。前端和后端左

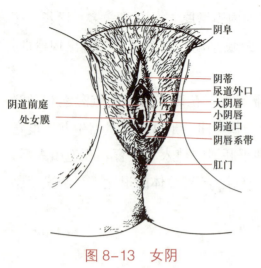

图 8-13　女阴

右连合，形成唇前连合和唇后连合。

（三）小阴唇　位于大阴唇内侧，是一对较薄的皮肤皱襞，表面光滑无毛。两侧小阴唇的前端向前延伸形成阴蒂包皮和阴蒂系带，后端连合形成阴唇系带。

（四）阴道前庭　为位于两侧小阴唇之间的裂隙，前部有尿道外口，后部有阴道口。

（五）阴蒂　位于两侧小阴唇的前端连合处，由两条阴蒂海绵体构成。阴蒂内富含丰富的神经末梢，感觉极为灵敏。

（六）前庭大腺　位于阴道口两侧后部的皮肤深面，形如豌豆，左右各一。导管开口于阴道前庭，其分泌物有润滑阴道口的作用。

学习提示

导尿时要注意区别阴道口与尿道外口的位置关系，尿道外口在阴道前庭的前部，阴道口在后部。

六、乳房

（一）乳房的位置和形态　乳房位于胸大肌及其筋膜的表面。成年女性未产妇的乳房呈半球形，紧张而富有弹性。乳房中央有乳头，平对第 4 肋间隙或第 5 肋，其顶端有输乳管的开口。乳头周围颜色较深的环行区域，称乳晕。乳头和乳晕皮肤较薄，很容易损伤。

（二）乳房的结构　乳房由皮肤、乳腺、脂肪组织和纤维组织构成（图 8-14）。脂肪组

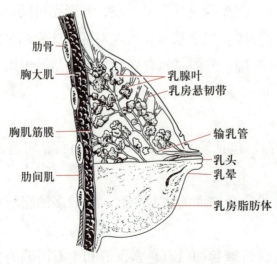

图 8-14　女性乳房的矢状切面

乳房的形态和结构

织位于皮下；纤维组织包绕乳腺，并将乳腺分隔成 15~20 个乳腺叶，每个乳腺叶有一个输乳管。输乳管以乳头为中心呈放射状排列，开口于乳头。乳房皮肤与胸肌筋膜之间连有许多结缔组织小束，称乳房悬韧带，对乳房起固定和支持作用。

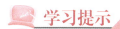　学习提示

1. 由于乳腺叶和输乳管围绕乳头呈放射状排列，因此乳房手术时，要尽量作放射性切口，避免损伤乳腺叶和输乳管。

2. 妊娠后期和哺乳期乳腺增生，乳房明显增大；停止哺乳后，乳腺萎缩，乳房变小。老年妇女的乳房萎缩得更加明显。

3. 当乳腺癌组织侵及乳房悬韧带时，纤维束变短，牵拉表面皮肤产生凹陷，形成"酒窝征"，这是乳腺癌早期的常见体征。另外，淋巴回流受阻引起皮肤淋巴水肿，使局部皮肤呈橘皮样改变。

七、会阴

会阴可分为狭义会阴和广义会阴。狭义会阴又称产科会阴，是指肛门和外生殖器之间的区域。广义会阴是指封闭骨盆下口的所有软组织，呈菱形。其前方为耻骨联合下缘，后方为尾骨尖，两侧为耻骨下支、坐骨支、坐骨结节和骶结节韧带。以两侧坐骨结节前缘之间的连线为界，可将会阴分为前后两个三角形的区域。前方的为尿生殖三角（尿生殖区），男性有尿道通过，女性有尿道和阴道通过；后方的为肛门三角（肛区），有肛管通过（图 8-15）。

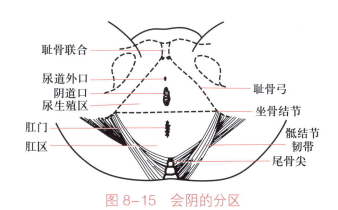

图 8-15　会阴的分区

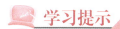　学习提示

产科会阴在分娩时伸展扩张较大，结构变薄，容易造成会阴撕裂，应注意保护。

本章内容概要

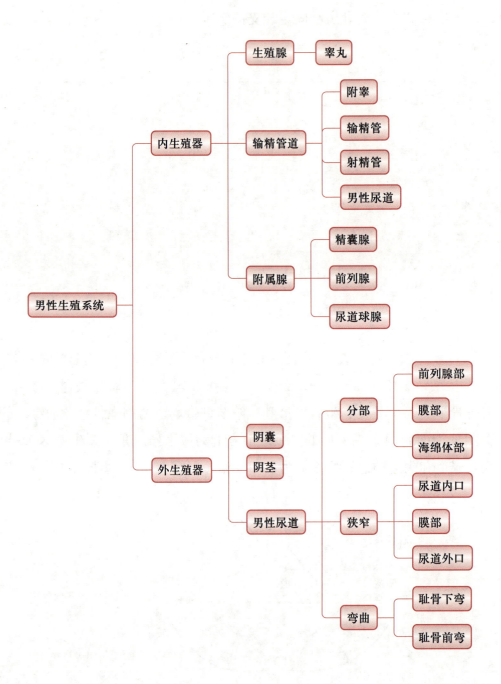

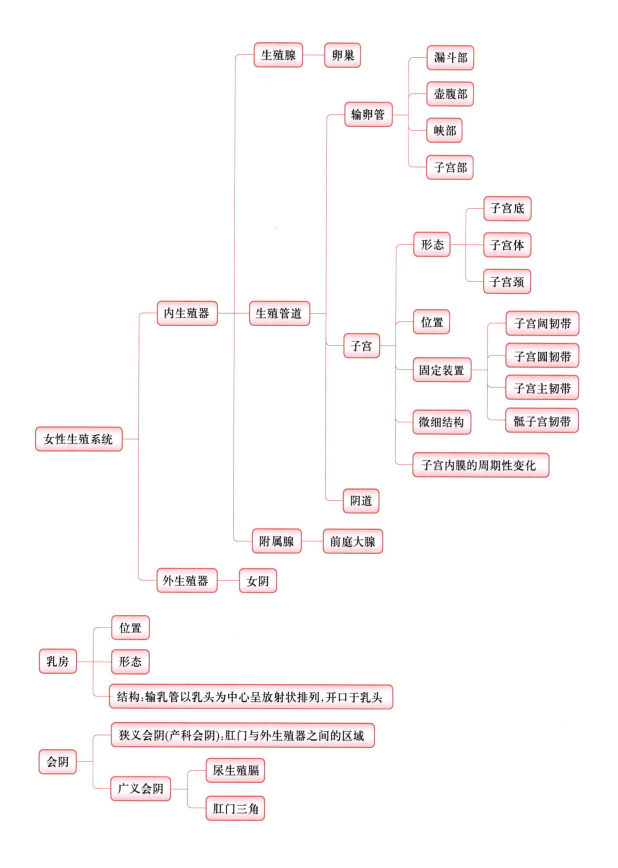

练习与思考

一、单项选择题

1. 男性生殖腺是（　　　）。

A. 睾丸   B. 附睾   C. 前列腺

D. 精囊腺   E. 尿道球腺

2. 产生精子的部位是（　　　）。

A. 精曲小管   B. 睾丸间质   C. 睾丸输出管

D. 附睾管   E. 输精管

3. 有关附睾功能描述，正确的是（　　　）。

A. 产生精子   B. 分泌精液   C. 储存精子

D. 储存、营养精子   E. 以上均不正确

4. 精索内不包括（　　　）。

A. 附睾管   B. 输精管   C. 睾丸动脉

D. 蔓状静脉丛   E. 神经

5. 有关前列腺的描述，错误的是（　　　）。

A. 是不成对的实质性器官   B. 尿道自中央纵行穿过   C. 后面与尿道相邻

D. 活体经肛门指诊可触及   E. 与膀胱颈相邻

6. 女性生殖腺是（　　　）。

A. 输卵管   B. 子宫   C. 卵巢

D. 阴道   E. 前庭大腺

7. 女性排卵时哪项不被排出？（　　　）

A. 初级卵母细胞   B. 次级卵母细胞   C. 透明带

D. 放射冠   E. 卵泡液

8. 阴道穿刺部位常选在阴道穹的（　　　）。

A. 前部   B. 后部   C. 左侧

D. 右侧   E. 中部

9. 排卵一般发生在月经周期的（　　　）。

A. 第 10 天   B. 第 12 天   C. 第 14 天

D. 第 20 天   E. 第 28 天

10. 有关乳房的描述，错误的是（　　　）。

A. 乳头皮肤较薄易于损伤

B. 输乳管以乳头为中心呈放射状排列

C. 橘皮样变是乳腺癌的重要征象

D. 乳房悬韧带将乳腺分隔成 15～20 个乳腺叶

E. 乳房悬韧带对乳房起支持固定作用

二、讨论与思考

1. 张某，男，行双侧输精管结扎术后。请问：

（1）输精管结扎的常选部位是何处？

（2）该患者术后有无精子从尿道排出？

（3）正常情况下，精子的产生部位及排出途径是什么？

2. 试述男性肾盂结石患者，结石自然排出体外所经过的狭窄及弯曲有哪些。

3. 简述阴道穹的形成以及与腹膜腔的关系和临床意义。

练习与 拓展　　　学习小结　　　参考答案

（徐晓霞）

第九章 脉管系统

脉管系统

知识点/
考点

案 例

某女，30岁，个体经营户，工作较忙，近日患感冒，同时上唇处有一较大的疖子，局部红肿。工作之余经常对疖子进行挤压，两日后突然出现寒战、高热，头痛明显。加大感冒药剂量后仍不见好转，次日进入昏迷状态，入院诊断为颅内感染，抢救治疗无效，数日后死亡。请问：

1. 长疖子的区域属于什么区？
2. 疖子被挤压后为什么会继发颅内感染而危及生命？
3. 该疖子应该怎样护理和治疗？

学习目标

1. 掌握：大、小循环的途径及特点；心的位置、外形及心腔结构；心传导系的组成；心的体表投影；全身各部动脉主干的名称、分布和主要的压迫止血点；颈外静脉和四肢浅静脉的名称和位置；门静脉的组成、属支及与上、下腔静脉的吻合途径；胸导管的起始、行程、收集范围和注入部位；脾的位置、形态。

2. 熟悉：左、右冠状动脉的起始、走行和分布；心包的结构；上、下腔静脉的组成和收集范围；淋巴系统的组成，淋巴干的名称和收集范围。

3. 了解：全身主要淋巴结群的分布；胸腺的位置。

4. 学会：在标本或模型上辨认心、动静脉及淋巴管的主要结构特点和走行。

5. 利用本章所学知识能够明确心搏骤停患者胸外按压施救的方法及原理；能够向不同

部位出血的患者指出临时压迫止血的部位及方法。

脉管系统是人体行使运输功能的连续和密闭的管道系统，它包括心血管系统和淋巴系统。心血管系统由心、动脉、毛细血管和静脉组成；淋巴系统由淋巴管道、淋巴器官和淋巴组织组成。血液在心血管系统内循环流动，淋巴管道内流动着淋巴。淋巴最终也注入心血管系统。

第一节　心血管系统

心是中空的肌性器官，可分为左心和右心两部分，每侧心又分为上部的心房和下部的心室，同侧的心房和心室借房室口相通，左、右心互不相通。

心是推动血液流动的动力器官。血液沿心血管系统周而复始的循环流动，称血液循环（图 9-1）。

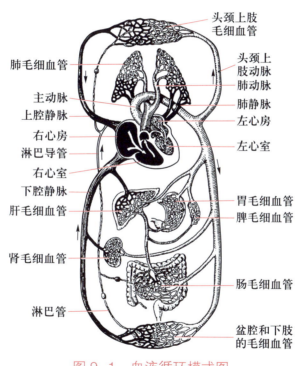

图 9-1　血液循环模式图

一、心

（一）心的位置、外形和体表投影

1. 心的位置　心位于胸腔的中纵隔内，约 2/3 在正中线的左侧，1/3 在正中线的右侧。心前面大部分被肺和胸膜遮盖，只有小部分与胸骨体下部及左侧第

4~6肋软骨相邻贴；心后方与食管及胸主动脉相邻；下方与膈的中心腱邻贴；两侧与纵隔胸膜相依（图9-2）。

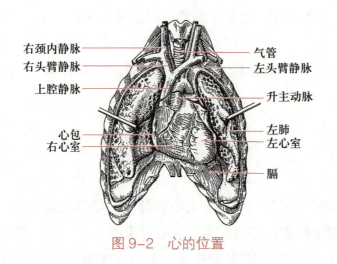

心的概述

图9-2　心的位置

学习提示

临床上在行心内注射时，多在左侧第4肋间隙靠胸骨边缘进针，以免伤及肺和胸膜。

2. 心的外形　心呈前后略扁的倒置圆锥形。有一尖、一底、两面和三缘。心尖，钝圆，朝向左前下方，于左侧第5肋间隙距前正中线7~9 cm处可触及其搏动。心底，朝向右后上方，与出入心的大血管相连。心的两面：前面为朝向胸骨及肋软骨的面，又称胸肋面（图9-3）。下面与膈的中心腱相邻，又称膈面（图9-4）。心的三缘：左缘主要由左心室形成，右缘主要由右心房形成；下缘由左、右心室形成。心的3条沟：冠状沟为心表面的环行沟。在心的胸肋面和膈面各有一条自冠状沟起始行向心尖稍右侧的前室间沟（前纵沟）和后室间沟（后纵沟），这3条沟内都走行有营养心壁的血管并被脂肪充填。

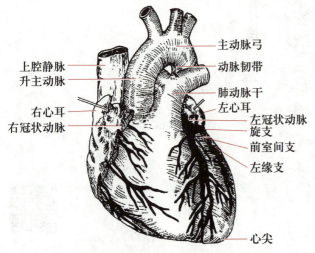

图9-3　心的外形和血管（前面观）

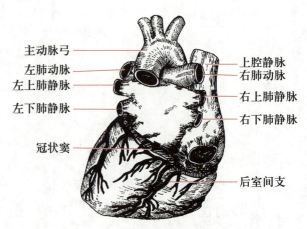

图9-4　心的外形和血管（后下面观）

冠状沟是心房和心室的表面分界标志；前室间沟（前纵沟）和后室间沟（后纵沟），是左、右心室的表面分界标志。

3. 心的体表投影　成人心在胸前壁的体表投影，一般可用下列 4 个点的连线来反映。

（1）左侧第 2 肋软骨下缘，距胸骨左缘约 1.2 cm 处。

（2）右侧第 3 肋软骨上缘，距胸骨右缘约 1.0 cm 处。

（3）右侧第 6 胸肋关节处。

（4）左侧第 5 肋间隙，距前正中线 7~9 cm 处。

将上述 4 个点用弧形线连接即为成人心在胸前壁的体表投影（图 9-5）。

（二）心腔的结构　心腔包括左、右心房和左、右心室。左、右侧的心腔之间有房间隔和室间隔，故不直接相通，同侧心腔之间借房室口由心房通向心室。

1. 右心房　位于心的右上部，壁薄腔大（图 9-6）。右心房向左前方呈锥体形的囊状突起，称右心耳。右心房的入口有 3 个，上腔静脉口居上，下腔静脉口居下，冠状窦口位于下腔静脉口的前内侧。右心房的出口称右房室口，位于右心房的前下部，右心房由此通向右心室。在房间隔的下部有一浅窝，称卵圆窝。是胚胎时期卵圆孔在出生后闭锁的遗迹，此处为房间隔缺损的好发部位。

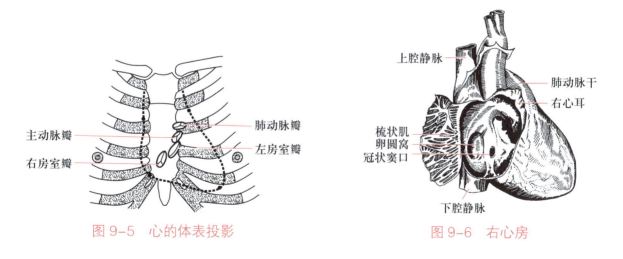

图 9-5　心的体表投影　　　　　图 9-6　右心房

若卵圆孔在出生后没有闭锁，称卵圆孔未闭，是先天性心脏病的一种。

2. 右心室　位于右心房的左前下方，占据胸肋面大部分（图 9-7）。右心室入口即右房室口，其周缘有 3 片三角形瓣膜，称右房室瓣（三尖瓣），瓣膜的游离缘与乳头肌顶端之间连有数条丝状的腱索。该瓣膜在心室收缩时关闭右房室口，防止血液逆流回右心房。在右心室壁上有许多肌性隆起，其中有 3 组锥状突入室腔的隆起，称乳头肌，心室收缩时该肌也收缩，并通过腱索牵拉右房室瓣，防止瓣膜向心房方向翻转，在血液的推挤力作用下瓣膜相互贴紧，有效地关闭房室口。右心室的出口位于该室腔的左上部，称肺动脉口，通向肺动脉干。该口周缘有 3 片半月形瓣膜，称肺动脉瓣。当心室舒张时瓣膜被回冲血液充满使瓣膜游离部互相贴紧，关闭肺动脉口，防止已进入肺动脉干的血液再逆流回右心室。

3. 左心房　构成心底大部，为最靠后的心腔（图 9-8）。左心房突向前方的囊状突起，称左心耳。左心房的入口称肺静脉口，位于左心房的后部，每侧各有两个肺静脉口，为动脉血流入左心房的入口。左心房的出口称左房室口，向下通向左心室。

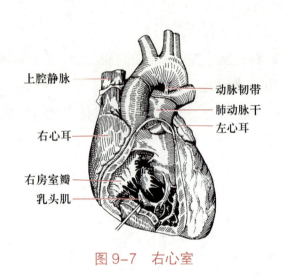

图 9-7　右心室

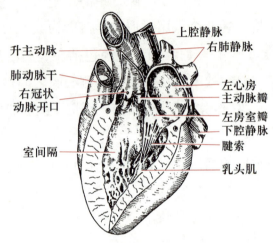

图 9-8　左心房和左心室

4. 左心室　大部分位于右心室的左后下方，其左前下部构成心尖。其主要形态结构与右心室基本相似（图 9-8）。左心室的入口即左房室口，该口周缘有两片三角形的瓣膜，称左房室瓣（二尖瓣），形态和作用与右房室瓣相同，也有腱索与乳头肌相连。左心室的出口为主动脉口，位于左房室口的右前方，该口周缘有主动脉瓣，其形态和功能与肺动脉瓣相同。

🛋 学习提示

风湿性心脏病患者，病变常侵蚀左、右心室的入口及出口处的瓣膜，可出现瓣膜的狭窄或关闭不全。

左、右心室之间借室间隔相隔，室间隔的大部分由心肌构成，称肌部；在室间隔近心房处，有一卵圆形区域无心肌，称膜部（图 9-9）。

🛋 学习提示

由于室间隔的膜部较薄，常为室间隔缺损的好发部位，是先天性心脏病的一种。

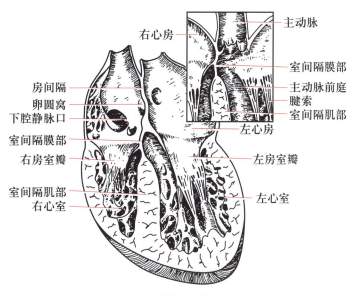

图 9-9　房间隔与室间隔

（三）心壁的微细结构和心的传导系统

1. 心壁的微细结构　心壁由内向外依次由心内膜、心肌层和心外膜构成（图 9-10）。

（1）心内膜：是由内皮及其深面的结缔组织构成的表面光滑的薄膜。心内膜折叠构成瓣膜，并与血管内膜相延续。

（2）心肌层：为心壁最厚的一层，由心肌纤维构成。心室肌较心房肌厚，左心室肌最厚。在房室口和动脉口处都有由致密结缔组织构成的纤维环，心房肌和心室肌分别附着于纤

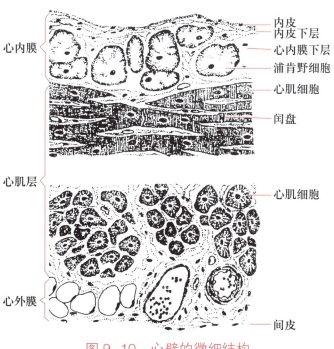

图 9-10　心壁的微细结构

维环上，互不相连。所以兴奋不能由心房肌直接传给心室肌，即心房和心室不能同时收缩。心的瓣膜也附着于纤维环。所以纤维环又称为心的"骨骼"，对心起支架的作用。

学习提示

由于心肌纤维借闰盘相连，而闰盘又是一种特殊的连接方式，因此，凡是借闰盘相连的心肌纤维，可以称为一个合胞体。

（3）心外膜：为被覆于心肌外面的一层浆膜。表面为间皮，间皮深面有少量结缔组织，内含有血管，淋巴管和神经等。

2. 心的传导系统　心的传导系统由特殊分化的心肌纤维构成，主要由窦房结、房室结、房室束及其分支等组成（图9-11）。

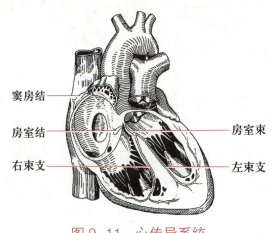

心的
传导系

图9-11　心传导系统

学习提示

心传导系统是由特殊分化的心肌纤维构成的，不是神经纤维，但有传导兴奋的功能。

（1）**窦房结**：位于上腔静脉与右心房交界处前方的心外膜深面，呈长椭圆形。**为心的正常起搏点**。它发出分支至心房肌和房室结。

（2）房室结：位于冠状窦口前上方的心内膜深面，呈扁椭圆形。它主要将窦房结的兴奋传向心室，其本身也有产生兴奋的作用，由于其频率较窦房结低，所以正常情况下不起作用。

（3）房室束及其分支：房室束起自房室结，沿室间隔膜部下降，至肌部上缘分为左束支和右束支，分别沿室间隔两侧的心内膜深面下降，最后形成浦肯野细胞分布于心室肌。

（四）心的血管

1. 动脉　营养心壁的动脉为左、右冠状动脉，均起自升主动脉根部（图9-3，图9-4）。

（1）右冠状动脉：经右心耳与肺动脉干之间沿冠状沟向右行，绕心右缘到心的膈面，移行为后室间支沿后室间沟下行，在心尖稍右侧与左冠状动脉的前室间支吻合。该动脉主要布于右心房、右心室、左心室后壁和室间隔的后下部及窦房结和房室结。

（2）左冠状动脉：经左心耳与肺动脉干之间左行，至冠状沟分为两支。前室间支，沿前室间沟下行与右冠状动脉的后室间支吻合。主要布于左心室前壁、右心室前壁的小部分和室间隔前上部；旋支，沿冠状沟向左行至膈面。主要布于左心房、左心室的侧壁和后壁。

学习提示

冠状动脉是营养心的血管，因冠状动脉的狭窄和阻塞所引起的心脏病，简称冠心病。

2. 静脉 心的静脉多与动脉伴行，最后于冠状沟后部汇合成冠状窦（图9-3，图9-4），再经冠状窦口注入右心房。

（五）心包

心包是包裹心及出入心的大血管根部的膜性囊。可分为纤维心包和浆膜心包（图9-12）。

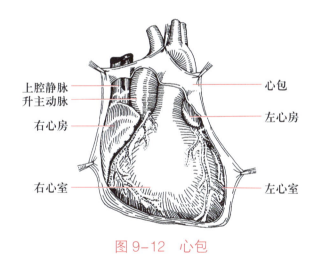

图 9-12 心包

1. 纤维心包 为坚韧的结缔组织囊。其上方与出入心的大血管外膜延续，下方附着于膈的中心腱。

2. 浆膜心包 为纤维心包内的一个密闭的浆膜囊，分为脏层和壁层。脏层即心外膜；壁层紧贴纤维心包的内面。脏层和壁层在大血管根部相互移行，围成心包腔。心包腔内含少量浆液，可减少心搏动时的摩擦。

学习提示

患心肌炎的患者，心包腔内可出现大量积液，称心包积液。

二、血管的概述

（一）血管的分类及吻合　血管分为动脉、毛细血管和静脉3类。动脉是将心室射出的血液运送到毛细血管的血管，动脉在走行中不断分支并变细，最后移行为毛细血管；毛细血管介于微动脉和微静脉之间，是血液与组织液之间进行物质交换的部位；静脉是将血液带回心房的血管，静脉在向心行进中以小静脉逐级汇合变粗，最后汇集成大静脉注入心房。

动脉和静脉又可分为大、中、小3级。大动脉是指由心室发出的血管主干，其管径大、管壁厚，如主动脉和肺动脉；管径小于1.0 mm的动脉，称小动脉，其中接近毛细血管的部分，称微动脉；介于大、小动脉之间的若干动脉均为中动脉，如肱动脉和桡动脉等。大静脉是指注入心房的静脉主干，如上、下腔静脉和肺静脉，其管径大于10.0 mm；管径小于2.0 mm的称小静脉，其中与毛细血管相连的部分，称微静脉；介于大、小静脉之间的若干静脉均属于中静脉，如大隐静脉和肱静脉等。中级血管由于分支、属支多，逐渐移行，所以管径差异较大。

人体内的血管互相吻合现象十分普遍，毛细血管普遍吻合成毛细血管网，使血液流速变缓而利于物质交换；动脉之间有动脉弓、交通支和动脉网等吻合形式；静脉之间有静脉网、静脉丛等吻合形式；在小动脉与小静脉之间还有动静脉吻合等。血管吻合对缩短循环、增加局部血流量、调节体温及内环境稳定都起着重要作用。此外，有些较大的血管在其主干的近段发出与主干平行的侧支，主干的远端也可发出与其平行但走向相反的返支，二者之间彼此吻合，称侧支吻合。在正常情况下，侧支管径都较细小，当某一主干血流受阻时，侧支管径则逐渐增粗以代替主干输送血液。侧支吻合对保证器官在缺血情况下有效供血起到了至关重要的作用，故有重要的临床意义。

（二）血管壁的微细结构　除毛细血管外，动脉和静脉都由内膜、中膜和外膜3层构成（图9-13～图9-15）。

1. 动脉（图9-13，图9-14，图9-16）

（1）内膜：为动脉壁结构中最薄的一层，由内皮及其外面的少量结缔组织构成。内膜游离面光滑，可减少血液流动的阻力。内膜邻接中膜处有由弹性纤维形成的内弹性膜。

（2）中膜：为动脉壁结构中最厚的一层，由平滑肌和弹性纤维构成。大动脉的中膜以弹性纤维为主，因其有较大的弹性，故又称为弹性动脉。中动脉和小动脉的中膜以平滑肌为主，故又称为肌性动脉。小动脉管壁平滑肌的舒缩不但可改变其口径，影响器官、组织的血流量，还可改变血流的外周阻力，影响血压，所以又称其为阻力血管。

（3）外膜：为管壁构造中较薄的一层，由结缔组织构成，含有小血管、淋巴管和神经等。

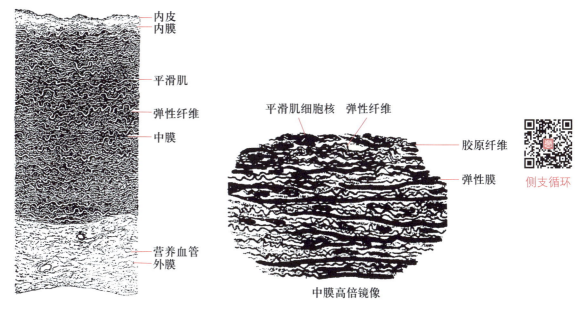

图 9-13 大动脉的微细结构

侧支循环

平滑肌细胞核　弹性纤维

胶原纤维

弹性膜

中膜高倍镜像

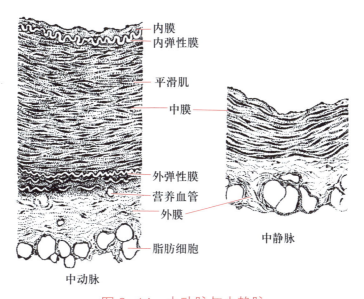

内膜
内弹性膜

平滑肌

中膜

外弹性膜
营养血管
外膜

脂肪细胞

中动脉

中静脉

图 9-14 中动脉与中静脉

学习提示

由于动脉和心始终不停地进行舒缩活动，因此它们较其他器官易发生损伤和衰老，尤其以主动脉、冠状动脉和脑基底动脉变化最为明显。人到老年，血管壁增厚，内膜出现脂质沉积和钙化，血管壁硬度加大。

2. 静脉　静脉管壁薄，3层之间相互分界不明显。其内膜最薄，由内皮和其外面的少量结缔组织构成；中膜较薄，有数层分布稀疏的平滑肌；外膜最厚，由内含小血管、淋巴管和神经的结缔组织构成。大静脉的外膜结缔组织内还含有较多纵行的平滑肌（图 9-15）。此外，

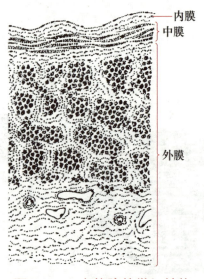

图 9-15 大静脉的微细结构

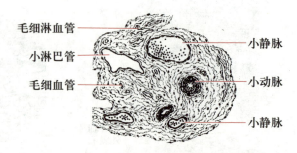

图 9-16 小动脉和小静脉的微细结构

在大部分的静脉管壁内面，还有由内膜形成的半月形向心开放的静脉瓣，可阻止血液逆流。

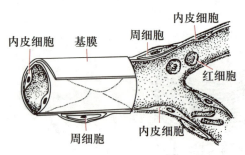

图 9-17 毛细血管模式图

3. 毛细血管 毛细血管是分布最广泛、管腔最细的血管，且吻合成网状，一般只允许血细胞排成单行通过；毛细血管的管壁最薄，主要由一层内皮及其外面的基膜构成（图 9-17）。内皮细胞之间有 10～20 nm 的间隙；有的毛细血管内皮有孔或内皮外的基膜不完整甚至缺乏，这些特点都利于血液与组织之间的物质交换。布于肝、脾、骨髓和某些内分泌腺等处的毛细血管，腔大壁薄粗细不等，称血窦。

三、体循环与肺循环的概念

心通过有节律的收缩和舒张，推动血液沿心血管系统周而复始地循环流动，根据血液循环的途径不同，可分为体循环和肺循环。两个循环同时进行，彼此相通（图 9-1）。

体循环（大循环） 当心室收缩时，血液由左心室射入主动脉，经主动脉及其各级动脉分支流向毛细血管，在此与周围的组织和细胞进行物质交换，再经各级静脉回流，最后经上、下腔静脉等返回右心房。体循环的特点是流程长，血液由动脉血变成静脉血。

体循环

肺循环（小循环） 血液由右心室射出，经肺动脉干及其分支到达肺泡毛细血管，进行气体交换，再经肺静脉返回左心房。肺循环的特点是流程短，血液由静脉血变成动脉血。

肺循环

四、肺循环的血管

（一）肺循环的动脉　肺循环的动脉主干是起于右心室的肺动脉干，是一行向左上方的短干。肺动脉干行至主动脉弓下方时分为左肺动脉和右肺动脉。左、右肺动脉分别行向左、右肺门入肺。肺动脉干末端与主动脉弓之间连有一条结缔组织索，称动脉韧带（动脉导管索），是胚胎时期的动脉导管在出生后闭锁形成的遗迹（图9-3）。左、右肺动脉入肺后沿支气管经多次分支后形成肺泡毛细血管网。

学习提示

若动脉导管在出生后没有闭锁，临床上称动脉导管未闭，也是先天性心脏病的一种。

（二）肺循环的静脉　肺循环的静脉即肺静脉。起始于肺内毛细血管，经逐级汇合，在两肺门处各形成两条肺静脉出肺，注入左心房（图9-4）。

五、体循环的主要动、静脉

（一）体循环的动脉　体循环的动脉多对称分布，一般走行于躯干和四肢的屈侧等较安全的部位。人体各器官动脉的口径及血管的配布形式与该器官的功能相适应，如肾动脉口径较大、胃肠等器官的动脉形成的动脉弓或动脉环、关节周围的动脉网等，它们可满足器官功能的需要以及在位置和形态变化时的血液供应。

体循环动脉的主干，称主动脉。它起于左心室，先行向右上，继而呈弓形弯向左后方，沿脊柱下降，经膈的主动脉裂孔入腹腔，沿腰椎体前方下行至第4腰椎体下缘分为左、右髂总动脉。主动脉全长可分为升主动脉、主动脉弓和降主动脉3段（图9-18）：

升主动脉　是主动脉行向右上的部分，其起始处发出左、右冠状动脉。

主动脉弓　是继升主动脉向左后呈弓形弯曲走行的一段，位于胸骨柄后方，其凸侧发出3个分支，由右向左依次为头臂干、左颈总动脉和左锁骨下动脉。头臂干上升到右胸锁关节高度时发出右颈总动脉和右锁骨下动脉。主动脉弓壁内有压力感受器；主动脉弓下方有化学感受器，称主动脉小球。

降主动脉　为主动脉的下行段，此段最长，以膈的主动脉裂孔为界分为胸主动脉和腹主动脉。

1. 头颈部的动脉　头颈部的动脉主干是左、右颈总动脉。沿气管及喉的外侧上行，至甲状软骨上缘高度处分为颈外动脉和颈内动脉。颈总动脉末端和颈内动脉起始处略膨大，称颈动脉窦，窦壁内有压力感受器。在颈总动脉分叉处的后壁有一卵圆形小体，称颈动脉小球，为化学感受器。

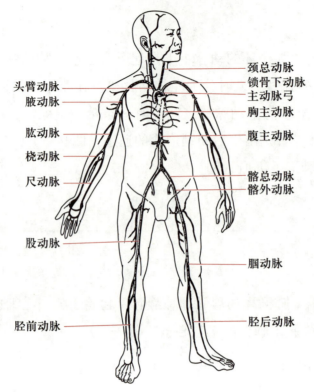

头臂动脉

腋动脉

肱动脉

桡动脉

尺动脉

股动脉

胫前动脉

颈总动脉

锁骨下动脉

主动脉弓

胸主动脉

腹主动脉

髂总动脉

髂外动脉

腘动脉

胫后动脉

图 9-18　全身动脉示意图

学习提示

　　主动脉弓和颈动脉窦的压力感受器可感受血压的变化，通过反射维持动脉血压的相对稳定；主动脉小球和颈动脉小球能感受血液中 O_2 和 CO_2 的变化，主要参与呼吸调节。

　　（1）颈内动脉：沿咽的外侧上升经颅底的颈动脉管入颅，布于脑和视器等处。

　　（2）颈外动脉：在胸锁乳突肌深面上行，进入腮腺实质内分为上颌动脉和颞浅动脉两终支。其主要分支有以下动脉（图 9-19）。

　　1）甲状腺上动脉：于颈外动脉起始部发出，行向前内下方，布于喉和甲状腺。

　　2）面动脉：经下颌下腺深面前行，于咬肌与下颌骨下缘交界处至面部，再经口角和鼻翼外侧达内眦部，移行为内眦动脉。面动脉在下颌体下缘与咬肌前缘处位置表浅，可触及其搏动，当面部出血时，可在该处压迫面动脉进行止血。该动脉沿途分支布于下颌下腺、腭扁桃体和面部等处。

　　3）颞浅动脉：经耳屏前方上行，布于颅顶软组织。

学习提示

　　颞浅动脉经耳屏前方上行时位置表浅，是临床上触摸脉搏的常用部位，也是颅顶损伤的压迫止血点。

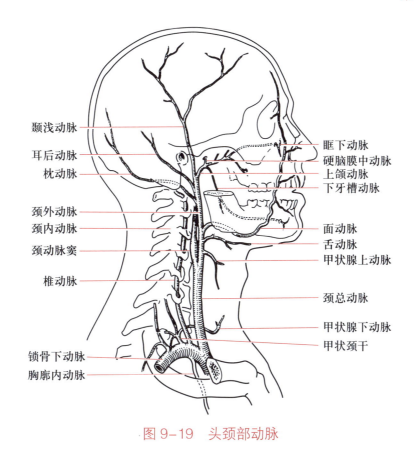

颞浅动脉
耳后动脉
枕动脉
颈外动脉
颈内动脉
颈动脉窦
椎动脉
锁骨下动脉
胸廓内动脉

眶下动脉
硬脑膜中动脉
上颌动脉
下牙槽动脉
面动脉
舌动脉
甲状腺上动脉
颈总动脉
甲状腺下动脉
甲状颈干

图 9-19 头颈部动脉

4）上颌动脉：经下颌支深面行向前内，分支布于口腔、鼻腔和硬脑膜等处。布于硬脑膜的分支称脑膜中动脉，其经棘孔入颅，行经翼点的深面，故翼点骨折可损伤该血管，造成硬脑膜外血肿。

2. 锁骨下动脉及上肢的动脉

（1）锁骨下动脉：发出后经胸膜顶的前方出胸廓上口，行至第一肋的外侧缘续于腋动脉。其主要分支有以下动脉。

1）椎动脉：经上 6 个颈椎横突孔及枕骨大孔入颅腔，布于脑和脊髓。

2）胸廓内动脉：沿胸骨外缘 1.0 cm 处的肋软骨内面下行，穿过膈后改名为腹壁上动脉。该动脉主要布于胸前壁、膈、心包和腹直肌等处。

（2）上肢的动脉（图 9-20）

1）腋动脉：由锁骨下动脉延续而来，在腋窝内行向外下，至臂部移行为肱动脉。腋动脉分支布于肩部、胸前外侧壁及乳房等处。

2）肱动脉：沿肱二头肌内侧缘下行，至肘窝的深部分为尺动脉和桡动脉。肱动脉沿途分支布于臂部及肘关节。

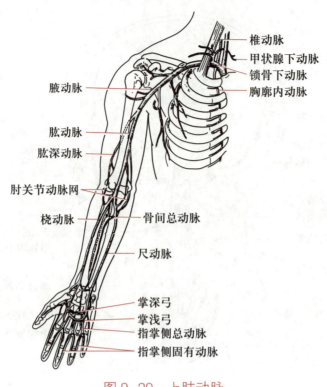

椎动脉
甲状腺下动脉
锁骨下动脉
胸廓内动脉
腋动脉
肱动脉
肱深动脉
肘关节动脉网
桡动脉
骨间总动脉
尺动脉
掌深弓
掌浅弓
指掌侧总动脉
指掌侧固有动脉

图 9-20　上肢动脉

🌺 **学习提示**

1. 肱动脉在肘窝上方肱二头肌腱内侧可触及其搏动，是测量血压的听诊部位。

2. 前臂以远外伤，可在臂中段内侧向外将肱动脉压迫在肱骨上而止血。

3）尺动脉和桡动脉：分别沿前臂前面的尺、桡两侧下行，经腕部至手掌形成掌浅弓和掌深弓，尺动脉和桡动脉沿途主要营养前臂肌。

🌺 **学习提示**

1. 桡动脉在腕上部位置表浅，可触及其搏动，是临床触摸脉搏的常用部位。

2. 手指远端出血，可在指根的两侧偏掌侧压迫指掌侧固有动脉止血。

4）掌浅弓和掌深弓：由尺、桡两动脉的终支和分支相互吻合而成。掌浅弓位于指屈肌腱的浅面，掌深弓位于指屈肌腱深面。两动脉弓发出分支布于手掌和手指。

3. 胸部的动脉　胸部动脉的主干即胸主动脉。发出两种分支（图 9-21）。

（1）脏支：均较细小，布于支气管和食管等处，分别称支气管动脉和食管动脉。

（2）壁支：数量多且较粗大。有肋间后动脉和肋下动脉。肋间后动脉主干沿肋沟走行，布于胸壁、腹壁上部、脊髓和背部等处。

4. 腹部的动脉　腹部动脉的主干即腹主动脉。发出壁支和脏支（图 9-22）。

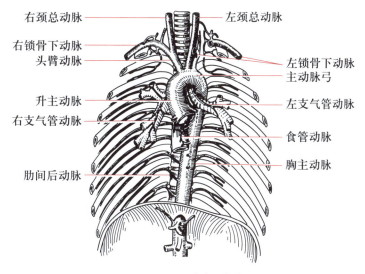

图 9-21 胸部动脉

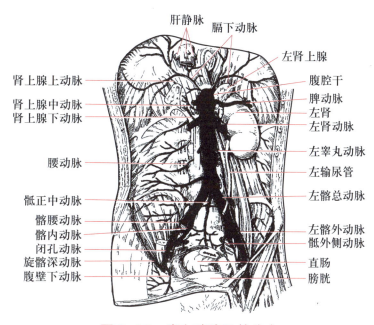

图 9-22 腹主动脉及其分支

（1）壁支：为4对腰动脉，分布于腹后壁、背部和脊髓等处。

（2）脏支：数量多且粗大，不成对的脏支有腹腔干、肠系膜上动脉和肠系膜下动脉；成对的脏支有肾动脉和睾丸动脉。

1）腹腔干：自主动脉裂孔稍下方起于腹主动脉前壁并立即分为胃左动脉、肝总动脉和脾动脉3支（图9-23）。① 胃左动脉：布于食管的腹段和胃小弯侧的胃壁。② 肝总动脉：行向右前方，于十二指肠上部的上方分为肝固有动脉和胃十二指肠动脉。肝固有动脉布于肝、胆囊和胃小弯侧的胃壁；胃十二指肠动脉布于胃大弯侧的胃壁、大网膜、十二指肠和胰头。③ 脾动脉：沿胰上缘左行，分布于胰、脾、胃大弯侧及胃底部的胃壁和大网膜。

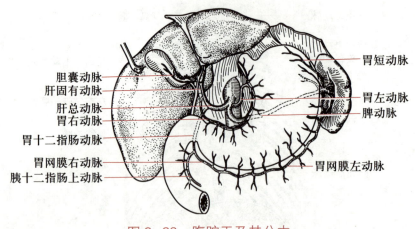

胆囊动脉
肝固有动脉
肝总动脉
胃右动脉
胃十二指肠动脉
胃网膜右动脉
胰十二指肠上动脉

胃短动脉
胃左动脉
脾动脉
胃网膜左动脉

图 9-23　腹腔干及其分支

2）肠系膜上动脉：自腹腔干的稍下方起于腹主动脉前壁，向下经胰头与十二指肠水平部之间进入小肠系膜根，再弓状行向右下（图 9-24）。其分支布于横结肠左曲以上的肠管，即横结肠、升结肠、盲肠、阑尾、空肠和回肠。

3）肠系膜下动脉：约于第 3 腰椎高度起自腹主动脉前壁，沿腹后壁行向左下方，分支布于横结肠左曲以下的肠管，即降结肠、乙状结肠和直肠。布于直肠的称直肠上动脉（图 9-24）。

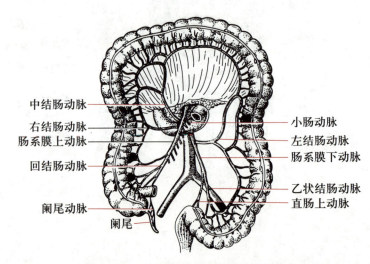

中结肠动脉
右结肠动脉
肠系膜上动脉
回结肠动脉
阑尾动脉
阑尾

小肠动脉
左结肠动脉
肠系膜下动脉
乙状结肠动脉
直肠上动脉

图 9-24　肠系膜上、下动脉及分支

4）肾动脉：左右各一，约在第 2 腰椎高度处起于腹主动脉侧壁，该动脉口径粗并向外横向走行，经肾门入肾。

5）睾丸动脉：左右各一，自肾动脉稍下方起于腹主动脉前壁，沿腰大肌的前面行向外下经腹股沟管入阴囊，布于睾丸和附睾。在女性，该动脉称卵巢动脉，分布于卵巢与输卵管。

5. 髂总动脉　左、右髂总动脉自第 4 腰椎体下缘高度处发自腹主动脉末端，分别行向外下，至骶髂关节前方分为髂内动脉和髂外动脉。髂内动脉入盆腔；髂外动脉沿腰大肌内侧缘下行，经腹股沟韧带中点稍内侧的后方进入股前部，延续为股动脉。髂外动脉在腹股沟韧带的稍上方发出腹壁下动脉。腹壁下动脉行向内上进入腹直肌，并与胸廓内动脉的终支腹壁上动脉吻合。

6. 盆部的动脉 盆部动脉的主干是髂内动脉。该动脉较粗短，起自髂总动脉末端立即下降入盆腔，也分为脏支和壁支（图9-25）。

（1）脏支：主要有① 直肠下动脉，布于直肠的下部；② 子宫动脉，沿盆腔侧壁下行，在子宫颈外侧1~2 cm处跨过输尿管的前上方，布于子宫、输卵管和阴道等处，③ 阴部内动脉，分布于肛区和外生殖器官，布于肛区的分支，称肛动脉。

学习提示

临床上在行子宫切除术结扎子宫动脉时，应注意子宫动脉与输尿管的位置关系，以免误扎输尿管。

（2）壁支：主要有① 臀上、下动脉，布于臀大肌；② 闭孔动脉，布于髋关节及大腿内侧部。

7. 下肢的动脉

（1）股动脉：为下肢的动脉主干，为髂外动脉向下的延续，在股三角内下行，逐渐转向后进入腘窝移行为腘动脉。股动脉分支布于股部及髋关节（图9-26）。

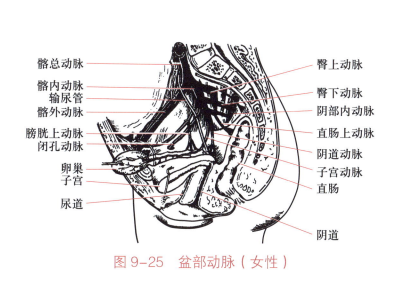

图9-25 盆部动脉（女性）

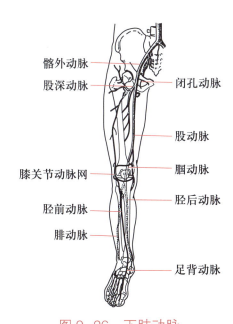

图9-26 下肢动脉

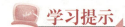

学习提示

股动脉可在腹股沟韧带中点稍内侧的下方触及其搏动，当下肢外伤出血时，可将股动脉压向耻骨，进行止血。

（2）腘动脉：沿腘窝正中下行，分支布于膝关节及附近诸肌。腘动脉在腘窝下部分为胫前动脉和胫后动脉（图9-26）。

（3）胫前动脉：发出后穿小腿骨间膜至小腿前群肌之间下行，经踝关节前方至足背，移行为足背动脉。胫前动脉布于小腿肌前群；足背动脉布于足背及足趾等处（图9-26）。

学习提示

在内、外踝前方连线中点处可触及足背动脉的搏动。同时足背外伤出血时，也可在该中点处压迫止血。

（4）胫后动脉：沿小腿肌后群浅、深两层之间下行，经内踝后方进入足底，移行为足底内侧动脉和足底外侧动脉。胫后动脉布于小腿肌后群和外侧群；足底内、外侧动脉布于足底。

（二）体循环的静脉　体循环静脉在结构和配布上主要有以下特点：静脉与同级动脉比较，数量多、管壁薄、管腔大；静脉之间吻合更丰富，如静脉网和静脉丛等；静脉内面一般都有向心开放的半月形静脉瓣（图9-27），有阻止血液逆流的作用。四肢静脉的静脉瓣较多，下肢最多，但头面部静脉和肝门静脉缺乏静脉瓣；静脉按存在部位又分为浅静脉和深静脉。浅静脉位于浅筋膜内，有些部位可透过皮肤看到，称其为皮下静脉，为临床上静脉穿刺的常用部位；深静脉位于深筋膜的深面，多与同名动脉伴行，其收集静脉血的范围与伴行动脉的供血范围基本相同，故称伴行静脉。

体循环静脉按其注入右心房的途径分为上腔静脉系、下腔静脉系和心静脉系（见心的血管）。

1. 上腔静脉系　上腔静脉系主干为上腔静脉，它由左、右头臂静脉在胸骨柄后方汇合而成。上腔静脉沿升主动脉右侧下行注入右心房，在注入前尚有奇静脉注入。它主要收集头颈、胸部（心除外）和上肢的静脉血。

头臂静脉（无名静脉）　左、右各一，由同侧的颈内静脉和锁骨下静脉汇合而成，汇合处的夹角，称静脉角，有淋巴导管注入。

（1）头颈部的静脉：头颈部每侧各有两条静脉干，主要为颈内静脉和颈外静脉（图9-28）。

1）颈内静脉：为颈部最大的静脉干，上端在颅底颈静脉孔处与乙状窦相续，向下与颈内动脉及颈总动脉伴行，至胸锁关节后方与同侧的锁骨下静脉汇合成头臂静脉。颈内静脉通

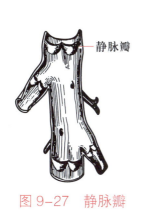

图 9-27　静脉瓣

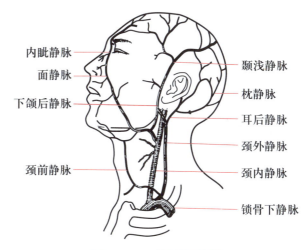

图 9-28　头颈部静脉

过颅内、外的属支收集颅内、视器、面部和颈部的静脉血。其颅外的属支主要有面静脉等。

面静脉起于内眦静脉，与面动脉伴行，至舌骨平面汇入颈内静脉。

🌸 **学习提示**

面静脉借内眦静脉、眼静脉与颅内海绵窦相交通。由于面静脉在口角以上一般无瓣膜，故面部由鼻根至两侧口角的三角区（危险三角）内的感染或疖肿，不宜挤压，以免引起颅内感染。

2）颈外静脉：是颈部最大的浅静脉，在胸锁乳突肌表面下行，穿深筋膜注入锁骨下静脉。

🌸 **学习提示**

颈外静脉管腔较大，位置表浅，在小儿患者常被选作穿刺抽血的静脉。

3）头皮静脉：为颅顶浅筋膜内静脉的总称，头皮静脉呈网状分布，表浅易见。头皮静脉有以下特点：如多与动脉伴行；经导静脉与颅内硬脑膜静脉窦相交通；静脉外膜与"头皮"纤维束紧密相连，致使静脉较固定而不易滑动等，所以，临床上小儿静脉输液时常选用头皮静脉。

🌸 **学习提示**

由于头皮静脉穿刺或损伤后不易回缩而出血较多，故需压迫止血，同时也能防止气栓进入颅内；行穿刺前必须确认静脉以免刺入动脉。

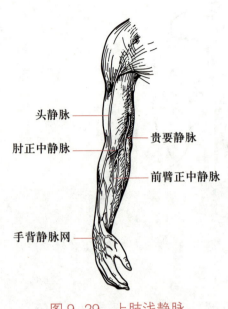

头静脉
肘正中静脉
贵要静脉
前臂正中静脉
手背静脉网

图 9-29　上肢浅静脉

（2）上肢的静脉：上肢的深静脉与同名动脉伴行，最后行向内上移行为锁骨下静脉。上肢的浅静脉主要有以下静脉（图 9-29）。

1）手背静脉网：手背静脉数目多且吻合成网状，位置表浅，为临床输液常选用的静脉。

2）头静脉：起于手背静脉网的桡侧，沿上肢的前外侧上行，最后注入腋静脉。

3）贵要静脉：起于手背静脉网的尺侧，沿前臂前内侧上行，于臂中部稍下方注入肱静脉。

4）肘正中静脉：位于肘窝的浅面，连于头静脉及贵要静脉之间，连接形式变异较大，由于肘正中静脉是粗短的静脉干，所以是临床取血和静脉注射常选用的血管。

学习提示

　　锁骨下静脉直径较粗，血流量大，容易穿刺，是长期导管输液和中心静脉压测定的常选部位。尤其是右锁骨下静脉较直，易插入导管。

　　上肢的浅静脉由于走行位置表浅，均是临床上采血和静脉注射常选用的血管，尤其肘正中静脉和手背静脉网最为常用。

　　（3）胸部的静脉：胸部静脉主干是奇静脉，该静脉沿脊柱胸段的右缘上行，行至第 4 胸椎高度向前经右肺根上方注入上腔静脉。它主要收集胸壁、食管、气管及支气管等处的静脉血。

　　2. 下腔静脉系　下腔静脉系的主干是下腔静脉。该静脉在第 5 腰椎平面由左、右髂总静脉汇合而成，沿腹主动脉右侧上行，经肝后缘穿膈的腔静脉孔入胸腔，注入右心房。它收集下肢、盆部和腹部的静脉血。

　　（1）下肢的静脉：下肢的深静脉与同名动脉伴行，最后上行续于髂外静脉。下肢的浅静脉主要有以下静脉。

　　1）足背静脉弓：足背的浅静脉吻合成足背静脉弓，向上汇合形成大隐静脉和小隐静脉。

　　2）大隐静脉：于足背内侧缘起于足背静脉弓的内侧，经内踝前方，沿小腿和大腿内侧上行，于腹股沟韧带稍下方注入股静脉（图 9-30）。

学习提示

　　大隐静脉在内踝前方，位置较表浅且恒定，临床上常在此行静脉切开术和静脉输液。此外，大隐静脉是下肢静脉曲张的好发部位。

3）小隐静脉：在足背的外侧缘起于足背静脉弓的外侧，经外踝后方、小腿后面上行至腘窝，注入腘静脉（图9-31）。

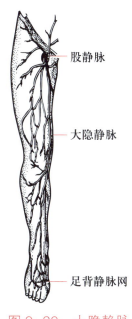

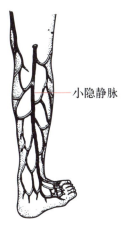

图9-30 大隐静脉   图9-31 小隐静脉

（2）盆部的静脉和髂总静脉：盆部静脉主干为髂内静脉，与同侧髂外静脉汇合成髂总静脉。

1）髂内静脉：髂内静脉及其属支均与同名动脉伴行，收集范围与髂内动脉分布范围基本一致。不同的是盆腔器官多形成静脉丛，如直肠静脉丛、子宫静脉丛和膀胱静脉丛等。

2）髂外静脉：髂外静脉是股静脉向上的延续，主要收集腹前壁下部和下肢的静脉血。

3）髂总静脉：位于髂总动脉的后内侧，由同侧髂内静脉与髂外静脉在骶髂关节前方汇合成，行向内上在第5腰椎高度合成下腔静脉。

（3）腹部的静脉：腹部的静脉都直接或间接地注入下腔静脉，腹部的主要静脉有以下静脉。

1）肾静脉：与肾动脉伴行，注入下腔静脉。

2）睾丸静脉：起于睾丸和附睾。右侧的注入下腔静脉；左侧的向上呈直角注入左肾静脉，故左睾丸静脉易发生静脉曲张。在女性称卵巢静脉。

3）肝静脉：一般有2~3条，在肝后缘注入下腔静脉。

4）肝门静脉：为一粗短的静脉干，由肠系膜上静脉和脾静脉在胰头后方汇合而成。该静脉在肝十二指肠韧带内上行，经肝门入肝（图9-32）。肝门静脉收集除肝以外腹腔不成对器官的静脉血。

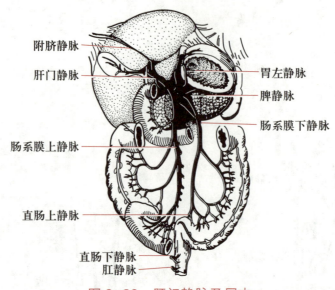

附脐静脉
肝门静脉
肠系膜上静脉
直肠上静脉
直肠下静脉
肛静脉

胃左静脉
脾静脉
肠系膜下静脉

图 9-32 肝门静脉及属支

肝门静脉的主要属支有脾静脉、肠系膜上静脉、肠系膜下静脉、胃左静脉、胃右静脉、胆囊静脉和附脐静脉等。

肝门静脉借其属支可与上、下腔静脉之间存在着多处吻合，最具临床意义的有食管静脉丛、直肠静脉丛和脐周静脉网（图 9-33）。正常情况下，吻合支细小且血流量少，静脉血分别流向所属静脉系。由于肝门静脉无静脉瓣，当肝门静脉血液回流受阻时（如肝硬化等），肝门静脉的血液可经上述静脉丛回流形成侧支循环。

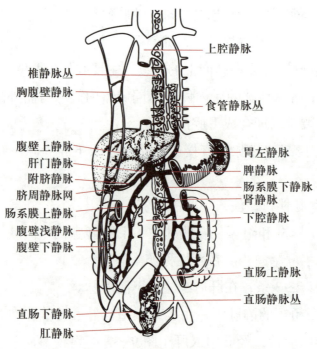

椎静脉丛
胸腹壁静脉
腹壁上静脉
肝门静脉
附脐静脉
脐周静脉网
肠系膜上静脉
腹壁浅静脉
腹壁下静脉
直肠下静脉
肛静脉

上腔静脉
食管静脉丛
胃左静脉
脾静脉
肠系膜下静脉
肾静脉
下腔静脉
直肠上静脉
直肠静脉丛

图 9-33 肝门静脉及其侧支循环

在肝硬化晚期引起肝门静脉高压时，肝门静脉血液回流受阻，大量血液需经细小的静脉属支回流，可引起肝门静脉属支的迂曲扩张，而产生一些临床症状和体征，如脾肿大和腹水等，一旦食管和直肠等处的静脉丛破裂，可出现呕血及便血。

六、微循环

微循环是指微动脉与微静脉之间微血管中的血液循环。微循环是血液循环的基本功能单位。

（一）微循环的组成 典型的微循环由微动脉、后微动脉、毛细血管前括约肌、真毛细血管、通血毛细血管、动静脉吻合支和微静脉 7 部分组成（图 9-34）。

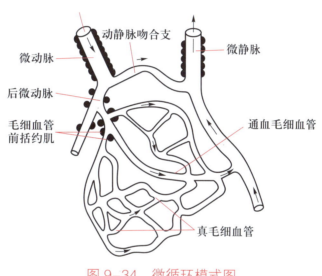

图 9-34 微循环模式图

（二）微循环的血流通路及意义

1. 迂回通路 血液经微动脉、后微动脉、进入真毛细血管网，最后汇入微静脉，称迂回通路。真毛细血管网是后微动脉的分支，其始端有少量的平滑肌环绕，称毛细血管前括约肌，它控制真毛细血管网的开闭。此通路迂回曲折，穿行于组织细胞之间，加之血流缓慢，毛细血管壁通透性大等因素，所以，此通路是血液和组织液进行物质交换的主要场所，又称营养通路。

2. 直捷通路 血液从微动脉经后微动脉进入通血毛细血管，最后进入微静脉。此通路直而短，血流速度快，安静时经常开放，主要功能是使部分血液迅速通过微循环返回静脉，以保证循环血量。

3. 动-静脉短路 血液从微动脉经动静脉吻合支直接进入微静脉。此通路最短，血流速度更快，故无物质交换功能，又称非营养性通路。此通路多分布于皮肤，在调节体温方面起重要作用。如环境温度升高时，此通路开放，皮肤血流量增多，有利于散热，当环境温度下降时，此通路关闭，皮肤血流量减少，散热减少而保持体温。

第二节　淋巴系统

淋巴系统由淋巴管道、淋巴器官和淋巴组织组成。淋巴管道中流动着无色透明的液体，称淋巴。淋巴沿着淋巴管道向心流动，最后汇入静脉。故淋巴系统可视为静脉的辅助部分。淋巴系统不仅能协助静脉回流体液，而且淋巴器官和淋巴组织还具有产生淋巴细胞、滤过淋巴和参与免疫应答等功能（图 9-35）。

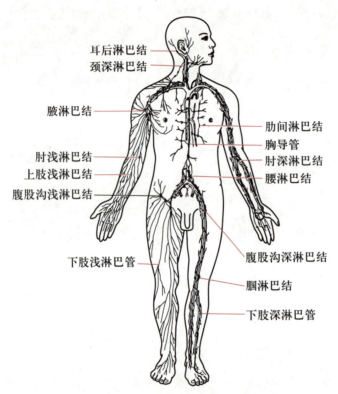

耳后淋巴结
颈深淋巴结
腋淋巴结
肋间淋巴结
胸导管
肘浅淋巴结
肘深淋巴结
上肢浅淋巴结
腰淋巴结
腹股沟浅淋巴结
下肢浅淋巴管
腹股沟深淋巴结
腘淋巴结
下肢深淋巴管

淋巴系统
概述

图 9-35　全身淋巴结和淋巴管模式图

一、淋巴管道

淋巴管道可分毛细淋巴管、淋巴管、淋巴干和淋巴导管 4 种。

（一）毛细淋巴管　毛细淋巴管为淋巴管道的起始部。它以盲端起始于组织间隙，也吻合成网状伴毛细血管分布。毛细淋巴管很薄，仅由一层相互之间有较大间隙的内皮细胞构成，通透性比毛细血管大，一些不易通过毛细血管的大分子物质、病原体及癌细胞等都可进入毛细淋巴管内。

淋巴转移是恶性肿瘤最常见的转移途径，由于毛细淋巴管的通透性大，恶性肿瘤细胞很容易进入毛细淋巴管，随淋巴流动到达局部淋巴结，引起淋巴结肿大，并可继续转移到其他的淋巴结，造成恶性肿瘤转移。

（二）**淋巴管**　由毛细淋巴管汇合而成，结构与静脉相似，但瓣膜更多。淋巴管分为浅淋巴管和深淋巴管两种，与静脉分布相同。它在向心走行过程中要经过一个或多个淋巴结，淋巴结有滤过淋巴作用。

淋巴管

（三）**淋巴干**　由最后一级淋巴结的输出淋巴管汇合成。全身共有 9 条淋巴干，即左、右颈干；左、右锁骨下干；左、右支气管纵隔干；左、右腰干和 1 条肠干（图 9-36）。

（四）**淋巴导管**　由全身 9 条淋巴干最后汇合成两条淋巴导管，即胸导管和右淋巴导管。

1. 胸导管　是全身最粗大的淋巴管道。起始部为一囊状膨大，称乳糜池，位于第 1 腰椎体前方，由左、右腰干和肠干汇合而成。胸导管向上穿主动脉裂孔入胸腔，上行到颈根部呈弓形注入左静脉角。在注入前又接纳了左颈干、左锁骨下干和左支气管纵隔干（图 9-36）。它通过上述 6 条淋巴干收纳人体约 3/4 区域的淋巴，即人体左上半身与下半身的淋巴。

2. 右淋巴导管　由右颈干、右锁骨下干和右支气管纵隔干汇合而成的短干，注入右静脉角（图 9-36）。它收纳人体约 1/4 区域的淋巴，即人体右上半身的淋巴。

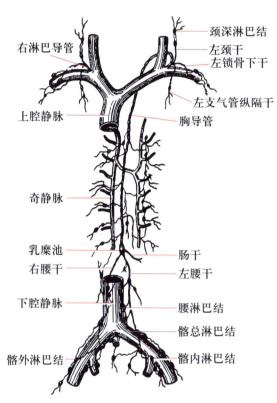

右淋巴导管
颈深淋巴结
左颈干
左锁骨下干
左支气管纵隔干
上腔静脉
胸导管
奇静脉
乳糜池
肠干
右腰干
左腰干
下腔静脉
腰淋巴结
髂总淋巴结
髂外淋巴结
髂内淋巴结

图 9-36　淋巴干和淋巴导管

二、淋巴器官

淋巴器官主要由淋巴组织构成，包括淋巴结、脾和胸腺等。

（一）**淋巴结**　淋巴结为质软的灰红色小体，呈圆形或椭圆形。它一侧微凹，称淋巴结门，有血管、神经和输出淋巴管出入；另一侧较凸，有输入淋巴管进入（图 9-37）。

1. 淋巴结的微细结构　淋巴结表面覆有由结缔组织构成的被膜，被膜向实质内伸出形成许多索条状的小梁。淋巴结实质可分为皮质、髓质和淋巴窦 3 部分（图 9-38）。

（1）皮质：位于表层，其浅层淋巴组织密集成团，称淋巴小结，主要由 B 淋巴细胞构

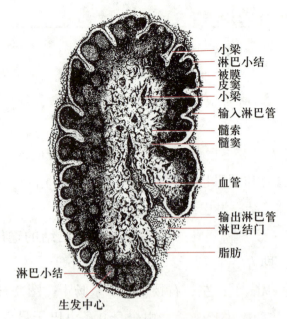

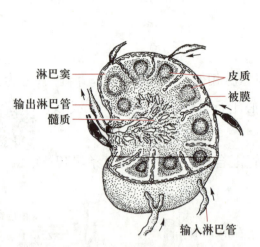

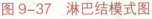

图 9-37 淋巴结模式图　　　　图 9-38 淋巴结的微细结构

成。该细胞受抗原刺激时分化成浆细胞。淋巴小结中心区有分裂分化形成 B 淋巴细胞的能力，称生发中心；深层为弥散的淋巴组织，由 T 淋巴细胞构成，称副（深）皮质区。

（2）髓质：淋巴组织呈索条状并交织成网，又称髓索，主要含 B 淋巴细胞、浆细胞和巨噬细胞等。

（3）淋巴窦：是淋巴结内淋巴通过的宽窄不一的管道，分为皮质淋巴窦和髓质淋巴窦（髓窦），分别位于皮质和髓质内，窦内含有巨噬细胞等。淋巴经输入淋巴管进入淋巴窦时流速缓慢，有利于巨噬细胞对异物的清除，同时淋巴细胞也可进入淋巴窦并经输出淋巴管离开淋巴结。

淋巴结具有产生淋巴细胞、清除细菌和异物等功能，同时还具有参与体液免疫和细胞免疫的功能。

2. 全身的主要淋巴结群　人体内淋巴结多沿血管成群分布于较隐蔽的部位，并收纳一定范围的淋巴（图 9-35）。因此局部的炎症和肿瘤可引起相应部位淋巴结群的肿大和疼痛，所以是临床上寻觅病变部位、观察治疗效果、估计肿瘤转移情况等的依据。故掌握淋巴结群位置及其收纳淋巴范围和淋巴注流方向有重要的临床意义。

（1）头颈部淋巴结：主要布于颈内、外静脉周围与头、颈交界处。

1）下颌下淋巴结：位于下颌下腺周围，收纳面部和口腔的淋巴。其输出淋巴管注入颈外侧深淋巴结。

2）颈外侧浅淋巴结：位于胸锁乳突肌浅面，沿颈外静脉排列，收纳耳后及腮腺下部等处的淋巴，输出淋巴管注入颈外侧深淋巴结。

3）颈外侧深淋巴结：为颈部最大最重要的一群淋巴结，沿颈内静脉排列。直接或间接地接收头颈部各群淋巴结的输出淋巴管，该淋巴结的输出淋巴管合成颈干。

> **学习提示**
>
> 左颈干在注入胸导管处常无瓣膜，胃癌、食管癌的癌细胞可经胸导管及左颈干转移到颈外侧深淋巴结的下部（又称锁骨上淋巴结），引起淋巴结的肿大。

（2）上肢的淋巴结群：主要为腋淋巴结群，该淋巴结数目多，位于腋窝内，沿腋静脉及其属支排列。收集上肢、胸前外侧壁、乳房外侧部和肩部等处的淋巴。其输出淋巴管合成锁骨下干。

> **学习提示**
>
> 乳房外侧部发生的乳癌，首先转移到同侧的腋淋巴结，在腋窝可触及肿大的淋巴结。

（3）胸部的淋巴结群：主要有位于肺门处的支气管肺门淋巴结（肺门淋巴结）等。胸部的淋巴结群主要收纳胸前壁、乳房内侧部、肺及纵隔等处的淋巴。其输出淋巴管合成支气管纵隔干。

（4）腹部的淋巴结群：淋巴结群主要沿腹部血管排列。

1）腰淋巴结：位于腹主动脉和下腔静脉的周围，收纳腹后壁和腹腔成对器官的淋巴。输出淋巴管合成左、右腰干注入乳糜池。

2）腹腔淋巴结和肠系膜上、下淋巴结：分别位于同名动脉干附近，收纳该动脉分布区域的淋巴，输出淋巴管共同合成肠干注入乳糜池。

（5）盆部的淋巴结群：主要有髂内淋巴结、髂外淋巴结和髂总淋巴结等，沿同名动脉排列。收纳盆壁及盆腔器官淋巴管和腹前壁下部的深淋巴管与腹股沟深淋巴结的输出淋巴管。髂内淋巴结与髂外淋巴结的输出淋巴管注入髂总淋巴结。髂总淋巴结的输出淋巴管注入腰淋巴结。

（6）下肢的淋巴结群：主要包括腹股沟浅淋巴结和腹股沟深淋巴结。

1）腹股沟浅淋巴结：分上、下两群，上群沿腹股沟韧带排列，收纳腹前外侧壁下部、臀部、会阴和外生殖器官的浅淋巴管；下群排列于大隐静脉末端，接受下肢除足外缘和小腿后外侧面以外的浅淋巴管。

2）腹股沟深淋巴结：位于股静脉末端的周围，直接收集下肢深淋巴管和腹股沟浅淋巴结输出淋巴管；间接收集了小腿后外侧面及足外缘的浅淋巴管。其输出淋巴管注入髂外淋巴结。

（二）脾

1. 脾的位置和形态　脾是人体最大的淋巴器官，位于左季肋区，与第9~11肋相对，其长轴与第10肋一致，正常在肋弓下触及不到（图9-39）。外形近似扁椭圆形，色暗红，质软而脆，受暴力打击易破裂出血。脾分有上、下两缘和内、外两面，上缘前部有2~3个脾切迹，是临床上触诊脾的标志，脾的内面中央凹陷，有神经、血管出入，称脾门。

2. 脾的微细结构　脾表面光滑，有由结缔组织和平滑肌构成的被膜，被膜向实质内伸入形成小梁，小梁连接成网状，支持脾的外形和结构。由于被膜和小梁含平滑肌，其舒缩可改变脾的体积大小。脾的实质可分白髓和红髓两部分（图9-40）。

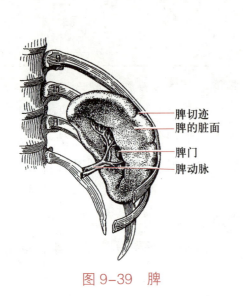

图 9-39　脾

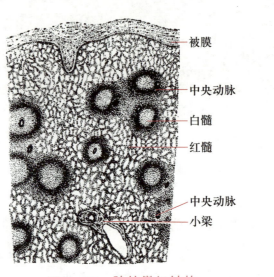

脾

图 9-40　脾的微细结构

（1）白髓：呈点状散布于红髓内，白髓内有一动脉，称中央动脉，其周围密布着T淋巴细胞，称动脉周围淋巴鞘；在动脉周围淋巴鞘的一侧有由B淋巴细胞密集成的团块，称脾小结（淋巴小结）。

（2）红髓：由脾索和血窦构成。脾索呈索条状并交织成网，内含B淋巴细胞、网状细胞、巨噬细胞和红细胞等；血窦位于脾索之间，为不规则的网状间隙，内含大量巨噬细胞。

3. 脾的功能

（1）造血功能：胚胎时期脾可产生各种血细胞，出生后仅能产生淋巴细胞。

（2）滤过功能：巨噬细胞可吞噬进入脾窦血流中的异物、细菌及衰老死亡的红细胞和血小板。

（3）免疫功能：当抗原物质侵入机体时，可引起T、B两种淋巴细胞参与免疫应答。

（4）储血功能：脾的红髓可储存红细胞和血小板。当机体需要时，被膜及小梁平滑肌收缩，将储存的血细胞释放入血，参与血液循环。

本章内容概要

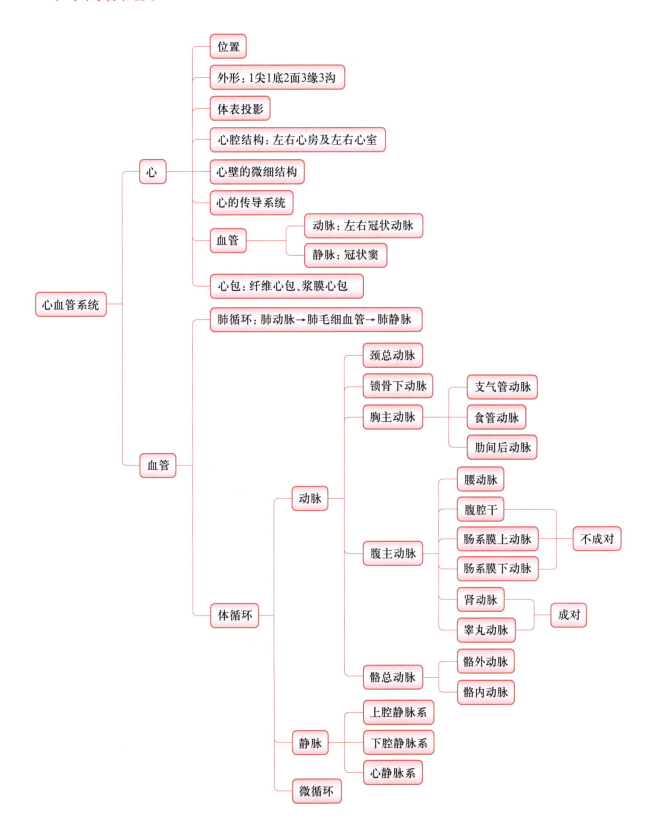

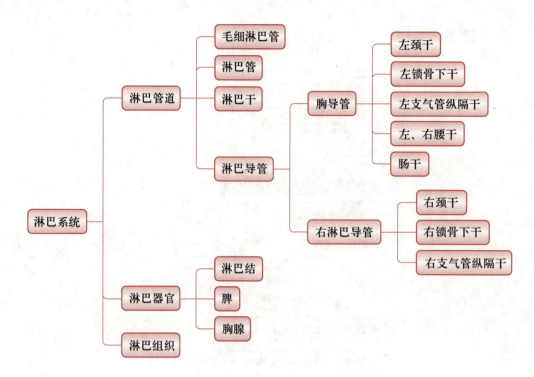

练习与思考

一、单项选择题

1. 心位于（　　　　）。

A. 胸膜腔内　　　　　　　B. 前纵隔内　　　　　C. 中纵隔内

D. 后纵隔内　　　　　　　E. 上纵隔内

2. 位于左房室口的是（　　　）。

A. 三尖瓣　　　　　　　　B. 二尖瓣　　　　　　C. 主动脉瓣

D. 肺动脉瓣　　　　　　　E. 静脉瓣

3. 心的正常起搏点是（　　　）。

A. 窦房结　　　　　　　　B. 房室结　　　　　　C. 房室束

D. 浦肯野纤维　　　　　　E. 心肌细胞

4. 测量血压常选用下列哪条血管？（　　　）

A. 锁骨下动脉　　　　　　B. 肱动脉　　　　　　C. 尺动脉

D. 桡动脉　　　　　　　　E. 股动脉

5. 哪条血管不直接发自腹主动脉？（　　　）

A. 腹腔干　　　　　　　　B. 脾动脉　　　　　　C. 肾动脉

D. 睾丸动脉　　　　　　　E. 肠系膜上动脉

6. 阑尾的血液供应来自（　　　）。

A. 腹腔干 B. 肠系膜上动脉 C. 肠系膜下动脉

D. 肾动脉 E. 回结肠动脉

7. 面静脉的特点不包括（ 　 ）。

A. 与颅内海绵窦相交通 B. 与同名动脉伴行 C. 管腔内有静脉瓣

D. 危险三角区感染可波及颅内 E. 注入颈内静脉

8. 大隐静脉走行过程中，位置表浅且恒定的部位在（ 　 ）。

A. 内踝前方 B. 内踝后方 C. 外踝前方

D. 外踝后方 E. 膝关节内侧

9. 下列哪条淋巴干不注入胸导管？（ 　 ）

A. 右颈干 B. 左支气管纵隔干 C. 右腰干

D. 肠干 E. 左颈干

10. 下列哪项不是脾的功能？（ 　 ）

A. 造血 B. 滤过血液 C. 储血

D. 滤过淋巴液 E. 免疫

二、讨论与思考

1. 静脉输注抗菌素治疗阑尾炎，请写出药物从手背静脉网输入到达阑尾的途径。

2. 某患者口服三黄片后，不久尿液变为黄色，试述三黄片在体内依次经过的途径。

3. 经消化管吸收的乳糜微粒进入肠干，在肝内进行代谢，其运输过程经过了哪些结构？

练习与拓展　　学习小结　　参考答案

（花先）

第十章　感觉器

感觉器

感觉器

案 例

  患者，女，50岁，因故被他人用拳头击伤右眼，致右眼眼睑淤血，视力严重下降，到医院检查显示：结膜充血，前房出血，晶状体、玻璃体混浊，眼底窥视不清。诊断：右眼挫伤（① 眼睑软组织损伤；② 前房出血；③ 外伤性白内障；④ 玻璃体混浊）。请问：

  1. 眼睑由浅入深的结构组成如何？为什么外伤后极易水肿、淤血？

  2. 什么叫眼球前房，出血后影响视力吗？

  3. 白内障是指哪个器官的混浊？

  4. 玻璃体正常结构特点如何？

  5. 造成该患者视力严重下降的原因有哪些？为什么？

学习目标

感受器
分类

  1. 掌握：眼球壁的层次和结构；眼球内容物的名称、位置、结构和功能；房水的产生及循环途径；鼓膜、咽鼓管的位置和结构；位置觉和听觉感受器的位置。

  2. 熟悉：结膜的分部，泪器的组成，各眼球外肌的作用；内耳的组成；声波的传导途径。

  3. 了解：眼的血管；听骨链的组成；皮肤的构造。

  4. 学会：在模型、标本及活体上辨认眼、耳、皮肤及甲的常见结构。

  5. 能够利用本章所学知识向中小学生宣教正确坐姿，耳机的正确佩戴方式和音量的科学调节方法，进而讲解防治近视和失聪发生的卫生知识。

感觉器官由感受器及其附属器组成。感受器是机体感受内、外环境各种刺激的结构，其功能特点是接受刺激并将刺激转化为神经冲动，经感觉神经传导至中枢的大脑皮质，产生感觉。感受器可分为一般感受器和特殊感受器。一般感受器主要由感觉神经末梢构成，广泛分布于全身各部的器官和组织中，如皮肤、骨、关节、肌腱和内脏等部位的感受器。特殊感受器具有特殊的感觉细胞，结构复杂，如眼、耳、鼻、舌等器官内的视、听、嗅、味觉感受器。

知识点/考点

第一节　视　　器

视器又称眼，由眼球和眼副器组成。

一、眼球

眼球是视器的主要部分，近似球形，位于眶内，其后部借视神经连于脑。眼球由眼球壁及其内容物组成（图 10-1）。

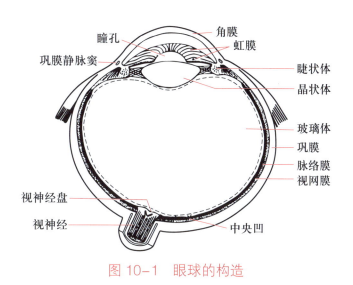

图 10-1　眼球的构造

（一）眼球壁　分 3 层，由外向内依次为纤维膜、血管膜和视网膜。

1. 纤维膜　位于最外层，厚而坚韧，由致密结缔组织构成，具有维持眼球外形和保护眼球内容物的作用。其前 1/6 称角膜，后 5/6 称巩膜。

（1）角膜：略向前凸，是光线进入眼内的首要结构。无色透明，具有折光作用。角膜内无血管和淋巴管，但有丰富的感觉神经末梢，感觉敏锐。发生病变时疼痛剧烈。角膜主要由胶原纤维和透明质酸组成。

📖 学习提示

1. 角膜炎症或损伤后易形成白色瘢痕，可影响视力。

2. 角膜混浊是先天性失明的主要原因，其主要治疗方法是角膜移植。

（2）巩膜：由致密结缔组织构成，呈乳白色，不透明。巩膜与角膜交界处的深部有一环形小管，称巩膜静脉窦，房水由此汇入眼静脉。

2. 血管膜 位于纤维膜的内面，薄而柔软，含有丰富的血管和色素细胞，呈棕黑色。血管膜由前向后分为虹膜、睫状体和脉络膜。

（1）虹膜：位于角膜的后方，呈圆盘状，中央有一圆孔，称瞳孔。虹膜内有两种排列方向不同的平滑肌：一种在瞳孔周围呈环形排列，称瞳孔括约肌；另一种在瞳孔括约肌深面，自瞳孔向周围呈辐射状排列，称瞳孔开大肌。两者收缩时分别缩小和开大瞳孔。

📖 学习提示

1. 瞳孔是光线进入眼内的门户，其大小可调节进入眼内光线的多少。在弱光下或看远物时，瞳孔开大；在强光下或看近物时，瞳孔缩小。

2. 活体上，透过角膜可看到虹膜及瞳孔。

（2）睫状体：位于虹膜的外后方，是血管膜中最厚的部分，在眼球矢状切面上呈三角形。睫状体前部向内的突起，称睫状突。由睫状突发出细丝状的睫状小带与晶状体相连。睫状体内的平滑肌，称睫状肌，该肌收缩与舒张可以调节晶状体的曲度。

角膜和虹膜

（3）脉络膜：占血管膜的后 2/3，衬于巩膜的内面，含有丰富的血管和色素细胞，具有营养眼球和吸收眼内散射光线的作用。

3. 视网膜 位于血管膜的内面，有感光作用。在视网膜后部中央偏鼻侧处，有一白色圆盘状隆起，称视神经盘或视神经乳头，此处为视神经纤维汇集处，无感光能力，故又称盲点。在视神经盘颞侧约 3.5 mm 处，有一黄色圆形小区，称黄斑。黄斑的中央略凹，称中央凹，是感光、辨色最敏锐的部位（图 10-2）。

视网膜分两层：外层为单层色素上皮，细胞内含有黑色素，黑色素能吸收光线，可保护视细胞免受过强光线的刺激；内层由 3 层神经细胞组成，由外向内依次为视细胞、双极细胞和节细胞（图 10-3）。

（1）视细胞：分视杆细胞和视锥细胞两种。

视杆细胞分布于视网膜中央凹以外的周边部，对光的敏感度高，能感受弱光刺激，不能辨色，只能区别明暗；视物分辨力低，精确性差，只能看见物体的大体轮廓。

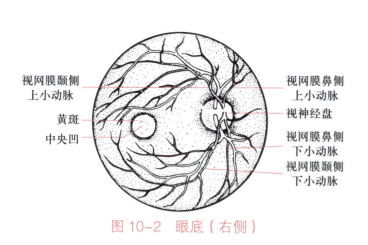

图 10-2 眼底（右侧）

视网膜颞侧上小动脉
黄斑
中央凹
视网膜鼻侧上小动脉
视神经盘
视网膜鼻侧下小动脉
视网膜颞侧下小动脉

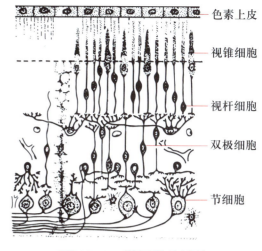

图 10-3 视网膜的结构

色素上皮
视锥细胞
视杆细胞
双极细胞
节细胞

学习提示

若维生素 A 缺乏，可造成视杆细胞功能低下，可引起暗视觉障碍，称夜盲症。

视锥细胞主要分布于视网膜中央部，中央凹处只有视锥细胞。视锥细胞对光的敏感度低，只有在强光刺激下才能被激活，但它能分辨颜色，视物分辨力高，精确性强，对物体的细节和轮廓都能看清。

（2）双极细胞：是连接视细胞和节细胞的联络神经元。

（3）节细胞：为多极神经元，其轴突向视神经盘集中，穿出巩膜，构成视神经。

学习提示

视网膜的内、外两层连接较疏松，在病理情况下，两层可发生分离，称视网膜剥离症，可影响视力。

（二）眼球内容物　眼球内容物包括房水、晶状体和玻璃体（图 10-1）。

1. 房水　房水是无色透明的液体，充满在眼房内。眼房是角膜与晶状体之间的腔隙，被虹膜分为前房和后房，前、后房借瞳孔相通。在前房的边缘部，虹膜与角膜所形成的夹角称虹膜角膜角，又称前房角。

房水由睫状体产生，进入后房，经瞳孔流入前房，再经虹膜角膜角渗入巩膜静脉窦。房水除有折光作用外，还具有营养角膜、晶状体和维持眼内压的作用。

学习提示

若房水循环障碍可引起眼内压升高，临床上称为青光眼，可损伤视力。

2. 晶状体　位于虹膜的后方，呈双凸透镜状，无色透明，具有弹性，无血管和神经，有折光作用。晶状体主要由晶状体纤维构成，表面为一层具有高度弹性的透明薄膜，称晶状体囊。其周缘借睫状小带连于睫状突。

3. 玻璃体　充填于晶状体和视网膜之间，为无色透明的胶状物质，具有折光和支持视网膜的作用，无血管和神经。

学习提示

晶状体若因疾病或创伤而变浑浊，称白内障，可致视力障碍。若玻璃体浑浊，也可影响视力。

二、眼副器

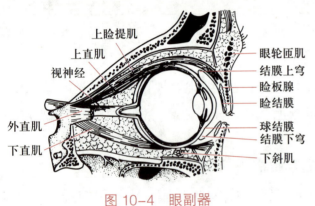

图 10-4　眼副器

（上睑提肌　上直肌　视神经　外直肌　下直肌　眼轮匝肌　结膜上穹　睑板腺　睑结膜　球结膜　结膜下穹　下斜肌）

眼副器包括眼睑、结膜、泪器和眼球外肌等，有保护、支持和运动眼球的作用。

（一）眼睑　俗称眼皮（图 10-4），分上睑和下睑，位于眼球的前方，有保护眼球的作用。上、下睑之间的裂隙，称睑裂。睑裂的内、外侧角分别称内眦和外眦。睑的游离缘，称睑缘，睑缘生有睫毛。上、下睑缘近内眦处各有一小孔，称泪点，是泪小管的入口。

眼睑由 5 层组成，从前向后依次为皮肤、皮下组织、肌层、睑板和睑结膜。皮肤薄而柔软；皮下组织较疏松，易发生水肿；肌层主要为眼轮匝肌，收缩可使睑裂闭合；睑板由致密结缔组织构成，呈半月形。睑板内有许多睑板腺，开口于睑缘，分泌油脂性液体，有润滑睑缘和防止泪液外溢的作用。

学习提示

睑板腺导管阻塞时，可形成睑板腺囊肿，称霰粒肿；睑板腺感染者称麦粒肿。

（二）结膜　是一层薄而透明的黏膜，富含血管（图 10-4）。结膜衬于睑的后面和巩膜的前面，分别称睑结膜和球结膜。睑结膜与球结膜相互移行，其反折部构成结膜上穹和结膜下穹。睑裂闭合时，全部结膜围成的囊状腔隙称结膜囊。

眼结膜

学习提示

沙眼多发生于睑结膜。

（三）泪器　由泪腺和泪道组成，泪道包括泪小管、泪囊和鼻泪管（图 10-5）。

泪腺位于眶外上壁的泪腺窝内，其排泄管开口于结膜上穹。泪腺分泌泪液，有湿润角膜和冲洗异物的作用。泪小管起于泪点，先垂直于睑缘 2 mm，然后折转向内侧开口于泪囊。泪囊位于泪囊窝内，上端为盲端，下部移行为鼻泪管。鼻泪管下端开口于下鼻道。

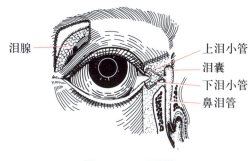

图 10-5　泪器

（四）眼球外肌　共 7 块（图 10-6），位于眼球周围，均为骨骼肌。其中 1 块为上提上睑的上睑提肌，其余 6 块运动眼球，分别为内直肌、外直肌、上直肌、下直肌、上斜肌和下斜肌。

内直肌和外直肌分别使眼球转向内侧和外侧，上直肌和下直肌分别使眼球转向上内和下内，上斜肌和下斜肌分别使眼球转向下外和上外（图 10-7）。眼球的正常运动是上述 6 肌协同作用的结果。

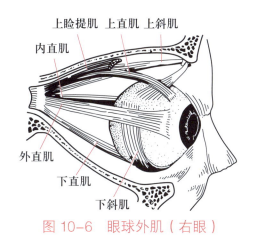

图 10-6　眼球外肌（右眼）

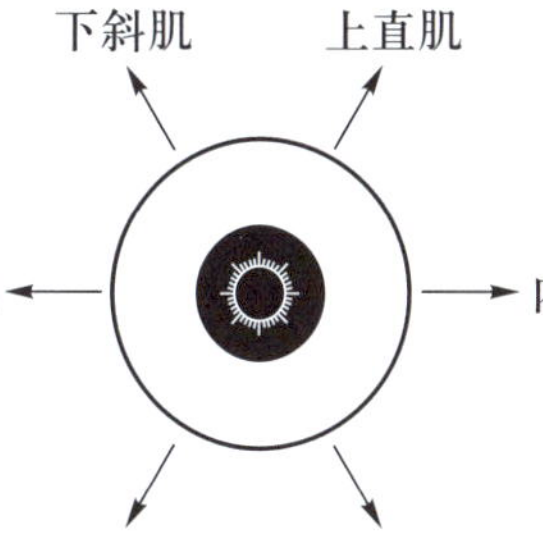

图 10-7　眼球外肌的作用（右眼）

三、眼的血管

眼的血液供应来自眼动脉。眼动脉是颈内动脉在颅内的分支，经视神经管入眶，分支分布于眼球、泪器和眼球外肌等。眼动脉发出视网膜中央动脉入视神经，经视神经盘处分为 4 支分布于视网膜，即视网膜鼻侧上、下小动脉和视网膜颞侧上、下小动脉（图 10-2）。

眼的静脉血由眼静脉收集，向后注入颅内的海绵窦，向前与面部的内眦静脉相交通。

第二节　前庭蜗器

前庭蜗器又称耳，分为外耳、中耳和内耳 3 部分（图 10-8）。外耳和中耳收集并传导声波，内耳中有听觉和位置觉感受器。

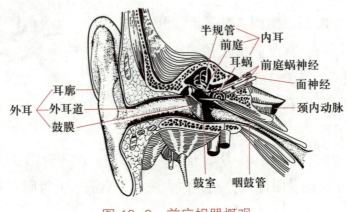

图 10-8　前庭蜗器概观

一、外耳

外耳包括耳廓、外耳道和鼓膜。

（一）**耳廓**　又称耳郭，以弹性软骨为支架，外被皮肤而成，富含血管和神经。耳廓下部无软骨的部分，称耳垂。耳廓外侧面的中部有外耳门，向内通外耳道。外耳门前外侧的突起，称耳屏。耳廓有收集声波的作用。

> **学习提示**
>
> 耳垂仅含结缔组织和脂肪，是临床常用的采血部位。耳廓是耳针疗法的部位。

（二）**外耳道**　为外耳门至鼓膜的弯曲管道，具有传递声波的作用。成人长约 2.5 cm，外侧 1/3 段为软骨部，内侧 2/3 段为骨部。外耳道的皮肤内含有毛囊、皮脂腺和耵聍腺。耵聍腺分泌的耵聍为黏稠液体，有保护作用。

> **学习提示**
>
> 1. 外耳道略呈"S"形弯曲，临床上作鼓膜检查时，应将耳廓向后上方牵拉，使外耳道变直，才能看清鼓膜。儿童的外耳道较短窄，检查时需将耳廓拉向后下方。
>
> 2. 外耳道的皮肤与深部的软骨膜、骨膜结合紧密，且含有丰富的感觉神经末梢，因此外耳道疖肿时疼痛剧烈。

（三）鼓膜　为椭圆形半透明薄膜，位于外耳道与中耳鼓室之间，呈倾斜位，与外耳道的下壁构成 45° 角，故外耳道的下壁较上壁长。鼓膜呈浅漏斗状，中央部略向内陷，称鼓膜脐。鼓膜的上 1/4 为松弛部，下 3/4 为紧张部。活体检查鼓膜时，松弛部呈浅红色；紧张部呈灰白色，其前下部有三角形反光区，称光锥（图 10-9）。鼓膜可随外耳道收集来的声波同步振动，并将声波传导至中耳。

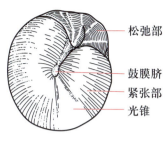

图 10-9　鼓膜（右侧）

二、中耳

中耳包括鼓室、咽鼓管和乳突小房。

（一）鼓室　位于鼓膜与内耳之间，是颞骨岩部内的不规则含气小腔，内衬黏膜，并与咽鼓管和乳突小房的黏膜相延续。鼓室有 6 个壁：内侧壁的后上部有一卵圆形的孔称前庭窗，后下部有一圆孔称蜗窗。蜗窗被结缔组织膜封闭，该膜又称第二鼓膜；外侧壁为鼓膜；上、下壁均为薄骨板；前壁有咽鼓管的开口，经咽鼓管通鼻咽；后壁上部有乳突窦的开口，经乳突窦通乳突小房。中耳鼓室炎症时可蔓延至乳突小房。

学习提示

中耳鼓室的炎症，可经乳突窦蔓延至乳突小房。

鼓室内有 3 块听小骨，即锤骨、砧骨和镫骨。锤骨居外侧，紧附于鼓膜的内面；砧骨居中；镫骨在内侧，镫骨底附于前庭窗的周缘。3 块骨以关节相连，形成一条听骨链（图 10-10）。

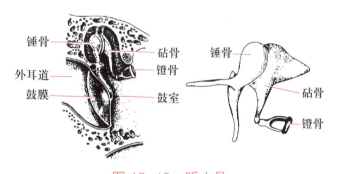

图 10-10　听小骨

当声波经外耳门、外耳道引起鼓膜振动时，借听骨链的传导，使镫骨底在前庭窗上来回摆动，将声波的振动传至内耳。由于鼓膜的振动面积大，前庭窗的面积小，加上听骨链具有杠杆作用，使声波振动的幅度减小而压强显著增大，提高了传音的效率，因而在安静的情况下，微弱的声音即可被感觉到。

（二）咽鼓管　是连通鼻咽与鼓室的通道（图 10-8），其作用是使鼓室内外的气压保持平衡，有利于鼓膜的振动。咽鼓管咽口平时呈关闭状态，只有在吞咽运动或尽力张口时才张开。

学习提示

1. 小儿的咽鼓管短粗且平直，故咽部感染可波及鼓室，引起中耳炎。

2. 当外界强烈声波振动时，张口可使经外耳道和咽鼓管传入的声波振动在鼓膜两侧相互抵消，鼓膜不会受损。若闭口则经外耳道传入的声波振动可使鼓膜内陷或穿孔，影响听力。

（三）乳突小房　是颞骨乳突内许多相互通连的含气小房，借乳突窦与鼓室相通。

三、内耳

内耳在颞骨岩部的骨质内，位于鼓室的内侧，由一系列构造复杂的管道组成，又称迷路。迷路分骨迷路和膜迷路，膜迷路套在骨迷路内，内含内淋巴。骨迷路和膜迷路之间的间隙内充满外淋巴。内、外淋巴互不流通。

骨半规管

（一）骨迷路　是由骨质构成的管道，分 3 部分，从后外向前内依次为骨半规管、前庭和耳蜗（图 10-11）。

1. 骨半规管　是 3 个互相垂直的半环形小管，它们都以两个骨脚与前庭相连通，其中一个脚在近前庭处膨大，称骨壶腹。

2. 前庭　位于骨迷路的中部，为近似椭圆形的空腔，其外侧壁上有前庭窗和蜗窗。

3. 耳蜗　位于前庭的前内侧，形似蜗牛壳，由一条蜗螺旋管环绕蜗轴盘旋约 2.5 圈而成（图 10-12）。蜗轴呈圆锥形，是耳蜗的骨质中轴，它向蜗螺旋管内伸出骨螺旋板。骨螺旋板的游离缘由蜗

图 10-11　骨迷路

管连接至蜗螺旋管的对侧壁。骨螺旋板和蜗管上方的管腔称前庭阶，终于蜗顶；下方的管腔称鼓阶，自蜗顶终于蜗窗的第二鼓膜。前庭阶和鼓阶在蜗顶处借蜗孔相通。

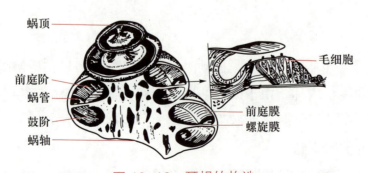

图 10-12　耳蜗的构造

（二）膜迷路　为封闭的膜性管和囊，包括膜半规管、椭圆囊、球囊和蜗管（图 10-13）。

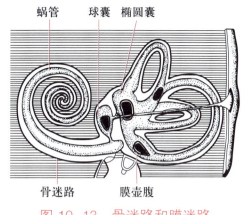

图 10-13　骨迷路和膜迷路

1. **膜半规管**　位于骨半规管内，在骨壶腹内有膨大的膜壶腹，膜壶腹壁上有壶腹嵴。壶腹嵴呈嵴状突入膜壶腹内，它是位觉感受器，能感受旋转变速运动的刺激，产生冲动经前庭神经传至中枢，引起旋转感觉。同时还能引起姿势反射，维持身体平衡。

2. **椭圆囊和球囊**　是位于前庭内两个互相连通的小囊。椭圆囊较大，一侧与膜半规管相通；球囊小，一侧与蜗管相通。椭圆囊和球囊壁上各有一个隆起，分别称椭圆囊斑和球囊斑，也属于位觉感受器，能感受直线变速运动的刺激，产生变速感觉和位置觉，同时也可引起姿势反射，维持身体平衡。

🌸 学习提示

当前庭器官受到过强或过久刺激，或刺激未过量而前庭功能过于敏感时，常会引起恶心、呕吐、眩晕、皮肤苍白等现象，称前庭自主神经反应。具体常表现为晕车、晕船或航空病等。

3. **蜗管**　连于骨螺旋板游离缘，随同蜗螺旋管盘旋，以盲端终于蜗顶（图 10-12）。在耳蜗通过蜗轴的纵切断面上蜗管呈三角形，其上壁称前庭膜，下壁称基底膜。基底膜上有螺旋器，是听觉感受器，主要由毛细胞和盖膜组成。当声波振动传入内耳时，可通过耳蜗内的内淋巴引起基底膜的振动，使毛细胞与盖膜之间发生相对运动，刺激毛细胞兴奋，激发蜗神经纤维发放神经冲动，传入大脑皮质的听觉中枢，产生听觉。

四、声波的传导

声波传入内耳的途径有两条，即空气传导和骨传导，正常情况下以空气传导为主。

1. **骨传导**　声波由颅骨直接传入耳蜗，引起蜗管内淋巴波动，刺激螺旋器产生听觉。

2. **空气传导**　声波由外耳道传至鼓膜，经听骨链传至前庭窗，激起前庭阶和鼓阶外淋巴波动，继而致蜗管内淋巴波动，刺激基底膜上的螺旋器产生神经冲动，由蜗神经传入听觉中枢产生听觉（图 10-14）。另外鼓膜振动时也可引起鼓室内的空气振动，通过蜗窗传入内耳，正常情况下该途径并不重要。

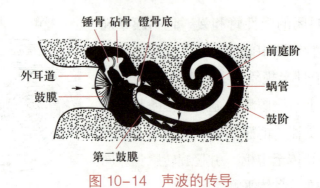

图 10-14 声波的传导

外耳道
鼓膜
锤骨 砧骨 镫骨底
前庭阶
蜗管
鼓阶
第二鼓膜

声音的
传导

第三节 皮 肤

皮肤覆盖于人体表面，是人体与外界环境直接接触的重要器官，借皮下组织与深部结构相连，有保护深部结构、感受刺激、分泌、吸收、排泄、调节体温和维持水盐平衡等功能。皮肤以背部、项部、手掌及足底最厚，腋窝和面部最薄。

一、皮肤的结构

皮肤由表皮和真皮两部分构成。

（一）表皮 位于皮肤的浅层，由复层扁平上皮构成，内无血管分布，但有丰富的游离神经末梢。表皮从基底到表面可分 5 层（图 10-15）。

1. 基底层 位于表皮的最深层，为一层排列整齐的低柱状细胞，有较强的分裂增生能力。细胞之间有少量的黑色素细胞，能产生黑色素。黑色素可吸收紫外线，保护深部组织免受辐射损伤。基底层借基膜与深面的真皮相连。

2. 棘层 由 4~10 层多边形细胞组成，细胞表面有许多细小的棘状突起。

3. 颗粒层 由 2~3 层梭形细胞组成，胞质内有粗大的透明角质颗粒。

4. 透明层 为数层扁平细胞，胞质呈均质透明状，核已消失。

5. 角质层 由多层扁平的角质化细胞组成。胞质中充满角蛋白，角蛋白耐酸碱、抗摩擦，构成了皮肤重要的保护层。

正常情况下，深部的基底细胞不断分裂增殖并向浅部推移，浅层的角质细胞逐渐脱落形成皮屑。

（二）真皮　位于表皮的深面，由致密结缔组织构成。真皮分为乳头层和网状层（图10-15）。

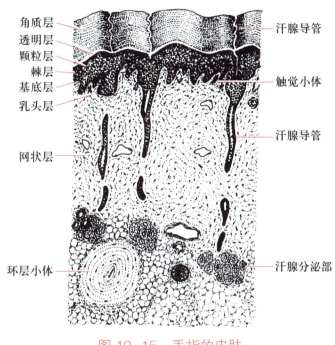

图 10-15　手指的皮肤

1. 乳头层　紧邻表皮，结缔组织呈乳头状突向表皮，称真皮乳头。它增加了表皮与真皮的接触面积。乳头内含有丰富的血管和神经末梢，如触觉小体、游离神经末梢等。

2. 网状层　较厚，在乳头层的深面。结构较致密，由胶原纤维和弹性纤维交织成网状，使皮肤具有较强的韧性和弹性。此层中含较多的小血管、淋巴管、神经末梢、毛囊、皮脂腺和汗腺等。

🌸 **学习提示**

1. 临床皮试时常用的皮内注射就是将少量药物注入表皮与真皮乳头层之间，因结构致密且含有丰富的神经末梢，故疼痛剧烈。而皮下注射则是将少量药物注入皮下组织内，因其结构疏松，张力较小，故疼痛较弱。

2. 烧伤时，皮肤表面的水泡即位于表皮与真皮之间，因表皮无血管有神经，故剪除时不出血但疼痛。

二、皮肤的附属器

皮肤的附属器包括毛、皮脂腺、汗腺和指（趾）甲（图10-16）。它们均由表皮衍生而来。

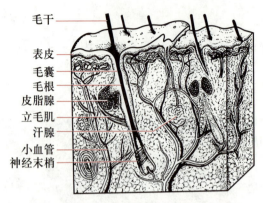

毛干
表皮
毛囊
毛根
皮脂腺
立毛肌
汗腺
小血管
神经末梢

图 10-16　皮肤的附属器模式图

（一）毛　人体表面，除了手掌、足底等处外，均有毛生长。毛分毛干和毛根两部分，露在皮肤外面的部分，称毛干，埋入皮肤内的部分，称毛根。毛根周围有上皮和结缔组织构成的毛囊。毛根和毛囊下端膨大，称毛球，其底面内陷，有结缔组织、血管、神经末梢伸入，是毛的生长点。毛囊一侧有一束斜行的平滑肌，称立毛肌，收缩时可使毛发竖立。

（二）皮脂腺　位于毛囊与立毛肌之间，其导管开口于毛囊。皮脂腺分泌皮脂，有柔润皮肤和保护毛发的作用。

学习提示

皮脂腺的分泌以青春期最活跃，当面部的皮脂腺分泌旺盛且导管阻塞时，可形成粉刺。老年人因皮脂腺萎缩，故皮肤和毛均干燥且失去光泽。

（三）汗腺　遍布全身皮肤，以手掌和足底最多。汗腺分泌汗液，其分泌部盘曲成团，位于真皮网状层内，导管开口于皮肤表面。位于腋窝、会阴等处的皮肤内，含有大汗腺，其分泌物黏稠，经细菌分解后产生特殊臭味。

（四）指（趾）甲　分别位于手指和足趾远端的背面，为表皮角质层增厚而成。露在外面的部分，称甲体，其深面为甲床。甲的近端埋入皮肤内，称甲根。甲根深部的上皮为甲母质，是甲的生长点，拔甲时不可破坏。甲体两侧和甲根浅面的皮肤隆起，称甲皱襞。甲皱襞与甲体之间，称甲沟。

本章内容概要

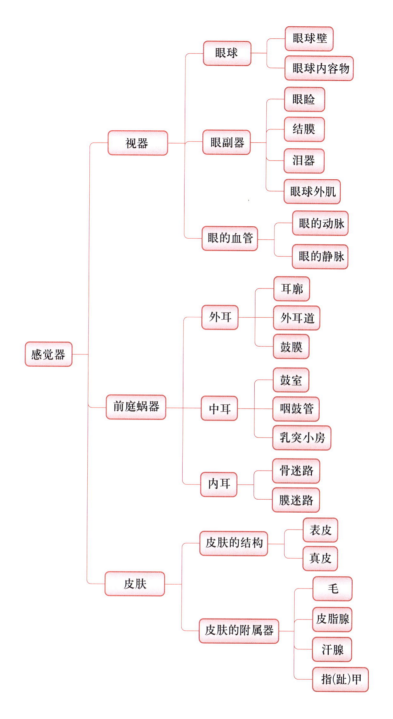

练习与思考

一、单项选择题

1. 关于眼球的描述，哪项不对？（　　　）

A. 呈近似球形　　　　　　　B. 由眼球壁和眼副器组成　　　　　　C. 内容物包括房水等

D. 其后面借视神经与脑相连　　　　　　　　　　E. 位于眶内

2. 角膜的描述错误的是（　　　）。

A. 无色透明　　　　　　B. 血管丰富　　　　　　C. 神经末梢丰富

D. 有折光作用　　　　　E. 属于纤维膜

3. 感光、辨色最敏锐的部位是（　　　）。

A. 视神经盘　　　　　　B. 黄斑　　　　　　　　C. 黄斑中央凹

D. 角膜　　　　　　　　E. 视网膜

4. 产生房水的结构是（　　　）。

A. 晶状体　　　　　　　B. 玻璃体　　　　　　　C. 睫状体

D. 脉络膜　　　　　　　E. 视网膜

5. 不属于屈光物质的是（　　　）。

A. 角膜　　　　　　　　B. 晶状体　　　　　　　C. 虹膜

D. 玻璃体　　　　　　　E. 房水

6. 关于泪器，错误的说法是（　　　）。

A. 包括泪腺和泪道　　　B. 泪液由泪点分泌　　　C. 泪囊位于泪囊窝内

D. 泪腺位于眼球外上方　E. 鼻泪管开口于下鼻道

7. 上斜肌使眼球转向（　　　）。

A. 上内　　　　　　　　B. 上外　　　　　　　　C. 下内

D. 下外　　　　　　　　E. 内

8. 关于鼓膜的描述错误的是（　　　）。

A. 与外耳道下壁成 45° 角　B. 位于外耳道和鼓室之间　C. 呈浅漏斗状

D. 上 1/4 为紧张部　　　E. 属于外耳的组成部分

9. 下列哪项不属于骨迷路？（　　　）

A. 骨半规管　　　　　　B. 前庭　　　　　　　　C. 骨壶腹

D. 蜗管　　　　　　　　E. 鼓阶

10. 听觉感受器是（　　　）。

A. 椭圆囊斑　　　　　　B. 球囊斑　　　　　　　C. 壶腹嵴

D. 螺旋器　　　　　　　E. 前庭

二、讨论与思考

1. 从人体表面观察，可看到眼的哪些结构？

2. 外界光线经过哪些结构才能投射到视网膜上？

3. 一名患儿饮食时发生呛咳引起咽部感染，数日便发生耳疼、头痛、头晕、发热等症状。医生诊断为急性化脓性中耳炎，并说与咽部感染有关。

（1）解释医生诊断为咽部感染有关的解剖学依据。

（2）解释小儿在咽部与耳的解剖关系方面和成年人的区别。

4. 简述声波传向内耳的途径。

练习与　　　学习小结　　　参考答案
拓展

（于晓谟）

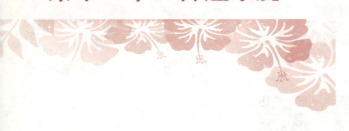

第十一章　神经系统

神经系统

案　例

　　王某，男，78 岁，患高血压 30 年，今晨突然头晕、头痛，倒地，意识丧失，意识恢复后，出现吐字不清等症状。检查发现患者左侧肢体不能活动，左侧鼻唇沟消失，口角歪向右侧；左侧半身感觉丧失；双眼左侧半视野偏盲。

　　该患者应是哪个部位出现病变？为什么会出现这些症状？

学习目标

知识点 / 考点

　　1. 掌握：神经系统的分部；神经系统的常用术语；脊髓的位置与外形；脑的分部；大脑皮质的功能定位；脑脊液的循环途径；脊神经的组成；脑神经的名称、性质及分布；交感神经和副交感神经的低级中枢部位。

　　2. 熟悉：脊髓的内部结构；脑各部分的位置及外形；脑和脊髓的被膜及血管；脊神经前支的分支、支配及损伤后的症状；脑神经的连脑部位；交感神经和副交感神经的区别。

　　3. 了解：内脏神经的分类；脑和脊髓的传导通路。

　　4. 学会：在标本或模型上辨认中枢神经的主要结构特点及周围神经的走行和分布。

　　5. 初步具备应用神经系统相关理论知识解释常见神经性疾病临床症状的能力。

　　人类神经系统的形态和功能是经过漫长的进化而形成的，由数以亿万计的、互相联系的神经细胞组成。神经系统是人体主要的功能调节系统，它既可以联络和调节体内各器官、系统的功能，使之成为统一的有机整体；又可以对体内、外各种环境变化做出迅速而完善的适应性调节，从而维持生命活动的正常进行。在长期进化过程中，人类大脑皮质成为思维、意识活动的物质基础，不仅能适应环境的变化，还能主动地认识世界和改造世界。

第一节 概 述

一、神经系统的分部

神经系统分为中枢神经系统和周围神经系统两部分（图 11-1）。中枢神经系统包括脑和脊髓，分别位于颅腔和椎管内；周围神经系统包括脑神经、脊神经和内脏神经。脑神经与脑相连，脊神经与脊髓相连，内脏神经通过脑神经和脊神经连于脑和脊髓。内脏神经分布于平滑肌、心肌和腺体。

神经系统概述

二、神经系统的活动方式

神经系统活动的基本方式是反射，反射是指神经系统对内、外环境刺激所作出的反应。反射的结构基础是反射弧，由感受器、传入神经、神经中枢、传出神经和效应器 5 部分组成。反射弧的任何部位受损，反射活动即不能完成。

三、神经系统的常用术语

（一）**灰质和白质** 在中枢神经系统内，神经元胞体和树突集中处，在新鲜标本上色泽灰暗，称灰质；神经纤维集中处，因神经纤维包有髓鞘而色泽白亮，称白质。在大脑和小脑浅层的灰质又称皮质；在大脑和小脑深层的白质又称髓质。

（二）**神经核和神经节** 形态和功能相同的神经元胞体集中形成的团块，在中枢神经系统内，称神经核；在周围神经系统内，称神经节。

（三）**纤维束和神经** 在中枢神经系统内，起止和功能基本相同的神经纤维集合成束，称纤维束；在周围神经系统内，由功能相同或不同的神经纤维聚集成束，并被结缔组织被膜包裹形成圆索状的结构，称神经。

（四）**网状结构** 在中枢神经系统内，由灰质和白质混杂相间而成，神经纤维纵横交织，

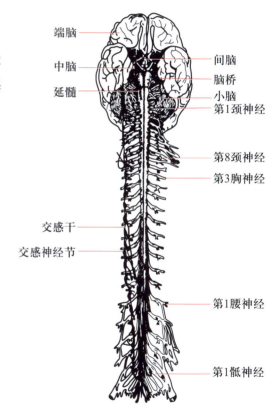

图 11-1 神经系统的构成

端脑
中脑
延髓
间脑
脑桥
小脑
第1颈神经
第8颈神经
第3胸神经
交感干
交感神经节
第1腰神经
第1骶神经

灰质团块散在其中的结构，称网状结构。

第二节　中枢神经系统

一、脊髓

（一）脊髓的位置与外形　脊髓位于椎管内，上端在枕骨大孔处与延髓相连，下端在成人平第 1 腰椎下缘，新生儿约平第 3 腰椎下缘。

反射弧

> **学习提示**
>
> 1. 临床上腰椎穿刺抽取脑脊液时，常选择第 3～4 或第 4～5 腰椎棘突之间进行，以免损伤脊髓。
>
> 2. 临床上成人第 1 腰椎以上骨折可损伤脊髓致截瘫，第 2 腰椎以下骨折神经损伤较轻。

脊髓呈前后略扁的圆柱形，长为 40～45 cm，全长有两处膨大部，上部称颈膨大，下部称腰骶膨大。脊髓末端变细呈圆锥状，称脊髓圆锥，其向下延续的细丝，称终丝，止于尾骨背面，起固定脊髓的作用（图 11-2）。

脊髓表面有 6 条纵行的沟裂。前面正中的深沟为前正中裂；后面正中的浅沟为后正中沟。在脊髓的两侧，还有左右对称的前外侧沟和后外侧沟。前、后外侧沟内有脊神经根附着。腰、骶、尾部的脊神经根围绕终丝聚集成束，称马尾。

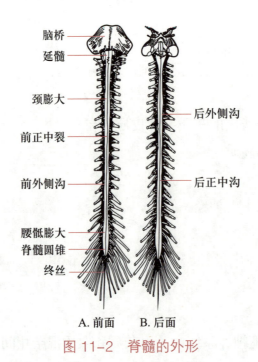

脊髓的外形

图 11-2　脊髓的外形

脊髓两侧连有31对脊神经，与每一对脊神经相连的一段脊髓称一个脊髓节段。脊髓有31个节段，即颈段8节、胸段12节、腰段5节、骶段5节和尾段1节。

（二）脊髓的内部结构 脊髓主要由灰质和白质构成，脊髓各节段中的内部结构大致相似，在横切面上，可见到中央有呈蝴蝶形或"H"形的灰质，灰质的周围为白质（图11-3）。

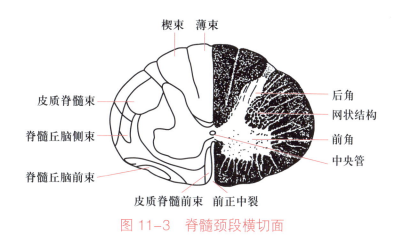

图11-3 脊髓颈段横切面

1. 灰质 灰质纵贯脊髓全长，中央有一管，称中央管。每一侧灰质分别向前方和后方伸出前角（柱）和后角（柱）。前角主要由运动神经元的胞体构成，后角主要由联络神经元的胞体构成。在脊髓的第1胸节至第3腰节的前、后角之间还有向外侧突出的侧角（柱），内含交感神经元，是交感神经的低级中枢，侧角发出的轴突加入前根，支配平滑肌、心肌和腺体等。此外，在脊髓的第2~4骶节相当于侧角的部位还有副交感神经元聚集，称骶副交感核，是副交感神经的低级中枢。

学习提示

脊髓灰质炎（又称小儿麻痹症）病变只累及脊髓灰质前角，故只表现肢体运动障碍，而感觉功能正常。

2. 白质 位于灰质的周围，每侧白质又被脊髓的纵沟分为3个索。前正中裂和前外侧沟之间，称前索；后正中沟和后外侧沟之间，称后索；前、后外侧沟之间，称外侧索；在前正中裂的后方，可见由左右横越纤维构成的白质前联合。各索均由传导神经冲动的上、下行纤维束构成。这些纤维束或将脊髓各段的感觉冲动向上传入至脑，或将脑的不同部位发出的神经冲动向下传到脊髓各段。其中上行传导束主要有薄束和楔束、脊髓丘脑束等，下行传导束主要有皮质脊髓束等。

院士风采——"糖丸爷爷"顾方舟

（1）薄束和楔束：上行于后索，均由脊神经节的中枢突组成，薄束位于楔束的内侧。薄束和楔束主要传导本体感觉（肌、腱和关节等处的位置觉、运动觉和振动觉）及精细触觉

（辨别两点距离和物体的纹理粗细等）。第4胸节以下的纤维组成薄束，第4胸节以上的纤维组成楔束。

（2）脊髓丘脑束：上行于前索和外侧索的前半部，可分为脊髓丘脑前束和脊髓丘脑侧束。其中脊髓丘脑前束传导粗触觉冲动，脊髓丘脑侧束传导痛觉和温度觉冲动。

（3）皮质脊髓束：起于大脑皮质躯体运动区的锥体细胞，是最重要的下行纤维束，包括皮质脊髓侧束和皮质脊髓前束。皮质脊髓侧束管理四肢肌的随意运动，皮质脊髓前束主要管理颈深肌群和躯干肌的随意运动。

（三）脊髓的功能

1. 传导功能 脊髓是脑与躯干、四肢感受器和效应器联系的枢纽。脊髓内上、下行纤维束是实现传导功能的重要结构。

2. 反射功能 脊髓作为一个低级中枢，有许多反射中枢位于脊髓灰质内，如排便、排尿中枢等在脊髓骶部。

学习提示

当脊髓横断性损伤时，由于上、下行纤维束的破坏，故脊髓的传导功能丧失，该平面以下感觉、运动功能消失。

二、脑

脑位于颅腔内，可分为端脑、间脑、小脑和脑干4部分（图11-4），脑干自上而下由中脑、脑桥和延髓组成。成人脑平均重约1 400 g。

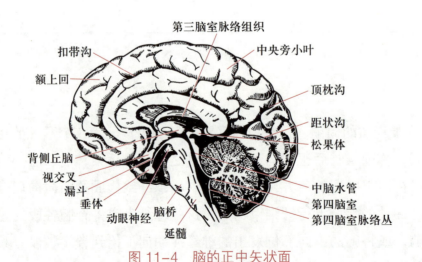

第三脑室脉络组织
扣带沟
额上回
中央旁小叶
顶枕沟
距状沟
松果体
背侧丘脑
视交叉
漏斗
垂体
动眼神经
脑桥
延髓
中脑水管
第四脑室
第四脑室脉络丛

图11-4 脑的正中矢状面

（一）**脑干** 脑干位于颅后窝内，上接间脑，下在枕骨大孔处续于脊髓，背侧与小脑相连（图11-5，图11-6）。中脑内有一狭窄的管道，称中脑水管。延髓、脑桥和小脑之间有第四脑室。

1. 脑干的外形

（1）腹侧面：延髓位于脑干的最下部，腹侧面正中有与脊髓相续的前正中裂，其两侧各有一个纵行隆起，称锥体，锥体的下方形成锥体交叉。延髓向上借横行的延髓脑桥沟与脑桥分界。

脑桥腹侧面宽阔而膨隆，称脑桥基底部。基底部正中有一纵行浅沟，称基底沟，有基底动脉通过。脑干外侧逐渐变窄，借小脑脚与背侧的小脑相连。

中脑位于脑干的最上部，腹侧面有两个粗大的纵行柱状结构，称大脑脚，两脚之间的凹窝，称脚间窝。

（2）背侧面：延髓背侧面下部的后正中沟两侧可见两对隆起，内侧的称薄束结节，内有薄束核；外侧的称楔束结节，内有楔束核。在延髓背侧面的上部和脑桥背侧面共同形成菱形凹陷，称菱形窝，构成第四脑室底。

中脑的背侧面有两对隆起，上方的一对称上丘，为视觉反射中枢；下方的一对称下丘，为听觉反射中枢。

脑神经共有 12 对，前两对分别连于端脑和间脑，与脑干相连的有 10 对（图 11-5，图 11-6），其中与中脑相连的有动眼神经和滑车神经，与脑桥相连的有三叉神经、展神经、面神经和前庭蜗神经，与延髓相连的有舌咽神经、迷走神经、副神经和舌下神经。

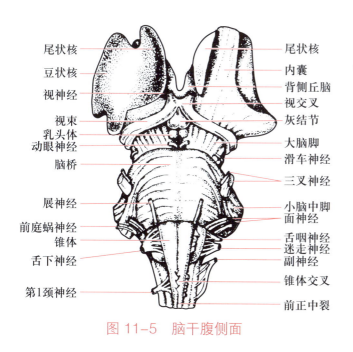

图 11-5　脑干腹侧面

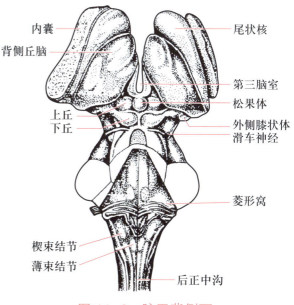

图 11-6　脑干背侧面

2. 脑干的内部结构　脑干的内部结构由灰质、白质和网状结构组成。

（1）灰质：由于神经纤维左右交叉，使灰质分散形成许多团块状结构，称神经核。脑神经核主要有两种，其中与脑神经相连的，称脑神经核，分为脑神经运动核和脑神经感觉核

（图11-7）；另外是参与组成神经传导通路或反射通路的，不与脑神经相连，称非脑神经核，主要包括薄束核、楔束核、红核和黑质等。

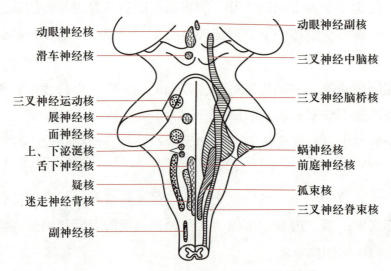

动眼神经核　　　　　　　　　　　　　　　　动眼神经副核
滑车神经核　　　　　　　　　　　　　　　　三叉神经中脑核
三叉神经运动核　　　　　　　　　　　　　　三叉神经脑桥核
展神经核
面神经核
上、下泌涎核　　　　　　　　　　　　　　　蜗神经核
舌下神经核　　　　　　　　　　　　　　　　前庭神经核
疑核　　　　　　　　　　　　　　　　　　　孤束核
迷走神经背核　　　　　　　　　　　　　　　三叉神经脊束核
副神经核

图 11-7　脑神经在脑干背侧面的投影

（2）白质：主要由上、下行纤维束构成。上行纤维束有内侧丘系、脊髓丘系和三叉丘系等。下行纤维束主要有锥体束，又分为皮质核束和皮质脊髓束。

（3）网状结构：位于脑干的中央区域，网状结构接受来自所有感觉系统的信息，与中枢神经系统发生广泛联系。

3. 脑干的功能

（1）传导功能：大脑皮质与小脑、脊髓相互联系的上、下行纤维束都要经过脑干。

（2）反射功能：脑干内有许多反射中枢，如中脑内的瞳孔对光反射中枢、脑桥内的呼吸调整中枢和角膜反射中枢及延髓内的心血管活动中枢和呼吸基本中枢（合称"生命中枢"）。

（3）网状结构的功能：脑干网状结构有维持大脑皮质觉醒、调节骨骼肌张力和调节内脏活动等功能。

🌸 **学习提示**

　　各种原因（如药物、中毒、外伤、脑肿瘤等）使脑干网状结构受损，即可出现不同程度的意识障碍，严重者可昏迷。

（二）小脑

1. 小脑的位置与外形　小脑位于颅后窝内，在延髓和脑桥的背侧。小脑两侧膨大，称小脑半球，中间窄细，称小脑蚓。小脑半球下面近枕骨大孔处膨出部分，称小脑扁桃体（图11-8）。

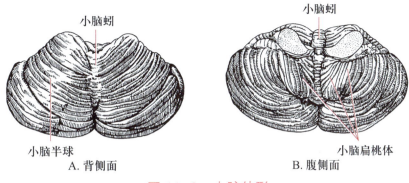

A. 背侧面　　　　　　　　B. 腹侧面

图 11-8　小脑外形

学习提示

颅内压增高时，小脑扁桃体被挤入枕骨大孔，压迫延髓的心血管活动中枢和呼吸基本中枢等，可危及生命，临床上称小脑扁桃体疝或枕骨大孔疝。

2. 小脑的内部结构　小脑表面被覆一层灰质，称小脑皮质；白质位于深面，称小脑髓质，小脑髓质内有数对灰质核团，称小脑核，主要有齿状核和顶核等。

3. 小脑的功能　小脑蚓的功能是维持躯体平衡；小脑半球的功能是调节骨骼肌张力，协调各肌群的随意运动。

4. 第四脑室　第四脑室是位于延髓、脑桥与小脑之间的腔隙，呈四棱锥状，其底即菱形窝，顶朝向小脑，向上借中脑水管与第三脑室相通，向下续脊髓中央管，并借一个正中孔和两个外侧孔与蛛网膜下隙相通。

（三）间脑　间脑位于中脑和端脑之间，包括背侧丘脑、后丘脑、上丘脑、底丘脑和下丘脑 5 个部分，这里主要介绍背侧丘脑和下丘脑。

1. 背侧丘脑　又称丘脑，是间脑背侧的一对卵圆形灰质核团，背侧丘脑内部被"Y"形的内髓板（白质板）分成前核群、内侧核群和外侧核群 3 个核群。外侧核群位于内髓板的外侧，可分为腹侧和背侧两部分，腹侧核群的后部称腹后核，腹后核又分为腹后内侧核和腹后外侧核。腹后内侧核接受三叉丘系的纤维，腹后外侧核接受脊髓丘系、内侧丘系的纤维，是躯体感觉传导路中第 3 级神经元胞体的所在处。背侧丘脑后部外下方，各有一对隆起，内侧的称内侧膝状体，与听觉冲动的传导有关；外侧的称外侧膝状体，与视觉冲动的传导有关。内、外侧膝状体合称后丘脑。

2. 下丘脑　位于背侧丘脑的前下方，其底面由前向后有视交叉、灰结节和乳头体。灰结节向下移行为漏斗，其末端连有垂体。下丘脑结构较复杂，内有多个核群，其中最重要的有视上核和室旁核，能分泌抗利尿激素（加压素）和催产素，经漏斗运至神经垂体贮存（图 11-9）。

下丘脑是调节内脏活动的高级中枢，对内分泌、体温、摄食、水盐平衡和情绪反应等起重要的调节作用。

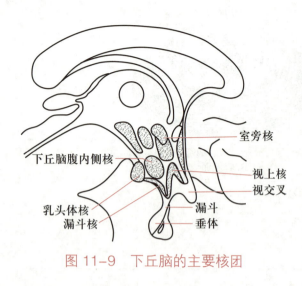

图 11-9 下丘脑的主要核团

室旁核
下丘脑腹内侧核
视上核
视交叉
乳头体核
漏斗核
漏斗
垂体

学习提示

当脑外伤、脑出血或颅内感染等原因致下丘脑抗利尿激素分泌减少时，可致肾小管对原尿的重吸收减少，使尿量增多，每日尿量可达 3 000~5 000 mL，甚至更多，临床上称为尿崩症，如果不及时补水可因血容量减少，致血压下降甚至休克。

3. 第三脑室 是位于两侧背侧丘脑和下丘脑之间的矢状位裂隙。第三脑室前借室间孔与左、右侧脑室相通，后借中脑水管与第四脑室相通。

（四）端脑 由左、右大脑半球借胼胝体连接而成，两大脑半球之间被大脑纵裂隔开，大脑半球与小脑之间隔有大脑横裂。大脑半球表层为灰质，又称大脑皮质；皮质的深面为髓质（白质），髓质内埋藏着一些灰质团块，称基底核；大脑半球内部的空腔称侧脑室。

1. 大脑半球的外形及分叶 大脑半球表面凹凸不平，凹陷处称大脑沟，沟之间的隆起称大脑回。每侧大脑半球分为上外侧面、内侧面和下面，并借3条叶间沟分为5个叶（图11-10，图11-11）。

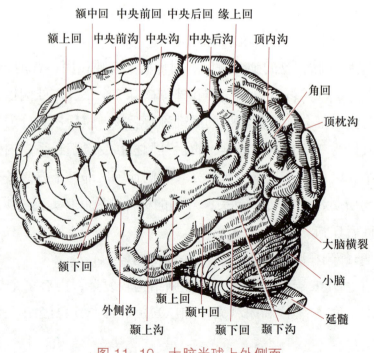

额中回　中央前回　中央后回　缘上回
额上回　中央前沟　中央沟　中央后沟　顶内沟
角回
顶枕沟
大脑横裂
小脑
延髓
额下回
外侧沟　颞上回　颞中回　颞下回　颞下沟
颞上沟

图 11-10　大脑半球上外侧面

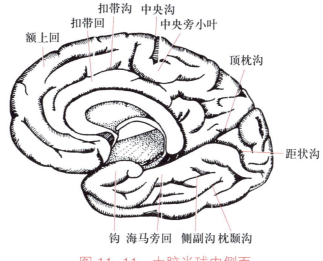

图 11-11　大脑半球内侧面

（1）大脑半球的叶间沟：外侧沟在大脑半球的上外侧面，起于半球下面，行向后上方；中央沟也在大脑半球的上外侧面，自半球上缘中点斜向前下；顶枕沟位于大脑半球内侧面后部，自前下斜向后上。

（2）大脑半球的分叶：额叶为外侧沟之上，中央沟之前的部分；顶叶为中央沟之后，顶枕沟之前的部分；颞叶为外侧沟以下的部分；枕叶为顶枕沟以后的部分；岛叶位于外侧沟的深部。

2. 大脑半球重要的沟和回

（1）上外侧面：额叶可见到与中央沟平行的中央前沟，两沟之间的脑回，称中央前回；在中央前沟的前方有与半球上缘平行的额上沟和额下沟，两沟上、中、下方的脑回分别称额上回、额中回和额下回。在颞叶外侧沟的下壁上有数条斜行向内的短回，称颞横回；外侧沟的下方有与之平行的颞上沟和颞下沟，两沟上、中、下方的脑回分别称颞上回、颞中回和颞下回。在顶叶，有与中央沟平行的中央后沟，两沟之间的脑回，称中央后回；在外侧沟末端有一环行脑回，称缘上回；围绕在颞上沟末端的脑回，称角回（图 11-10）。

（2）内侧面：在中央可见呈弓状的胼胝体；围绕胼胝体的上方，有弓状的扣带回及位于扣带回中部上方的中央旁小叶，此叶由中央前、后回延续到内侧面构成；在枕叶，还可见到呈前后走向的距状沟（图 11-11）。

（3）下面：由额、枕、颞叶组成，在额叶下面前端有一椭圆形结构，称嗅球；嗅球向后延续成嗅束，与嗅觉传导有关。在颞叶下面有两条前后走行的沟，外侧为枕颞沟，内侧的为侧副沟。侧副沟内侧的脑回，称海马旁回，其前端弯向后上，称钩（图 11-11）。扣带回、海马旁回和钩等结构组成边缘叶。

3. 大脑半球的内部结构

（1）大脑皮质及其功能定位：大脑皮质是人类活动的最高中枢，由大量的神经元及神经胶质细胞组成。在大脑皮质的不同部位，机体各种功能活动的最高中枢在大脑皮质上具有定位关系，形成许多重要的中枢，称大脑皮质的功能定位。

大脑皮质
功能定位

1）**躯体运动区**：位于中央前回和中央旁小叶的前部，管理对侧半身的骨骼肌运动。身体各部在此区的投影大致如倒置的人形（头面部不倒置）。若躯体运动区某一局部损伤，相应部位的骨骼肌运动将会发生障碍。

2）**躯体感觉区**：位于中央后回和中央旁小叶的后部，接受背侧丘脑传来的对侧半身的感觉纤维。身体各部在此区的投影与躯体运动区相同。若躯体感觉区某一局部受损，将引起对侧半身相应部位的感觉障碍。

3）**视区**：位于枕叶内侧面距状沟两侧的皮质。

4）**听区**：位于颞横回。

5）语言中枢：语言功能是人类在社会历史发展过程中逐渐形成的，是人类大脑皮质所特有的，包括书写中枢、运动性语言中枢、听觉性语言中枢和视觉性语言中枢等（表11-1）。

表11-1　大脑皮质的语言中枢及功能障碍

语言中枢	中枢部位	损伤后语言障碍
运动性语言中枢	额下回后部	运动性失语症（不会说话）
听觉性语言中枢	颞上回后部	感觉性失语症（听不懂讲话）
书写中枢	额中回后部	失写症（丧失写字能力）
视觉性语言中枢	角回	失读症（不懂文字含义）

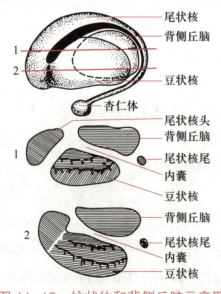

图 11-12　纹状体和背侧丘脑示意图
（示内囊位置）

（2）**基底核**：为埋藏在大脑髓质内的灰质团块，包括尾状核、豆状核和杏仁体等。豆状核和尾状核合称纹状体（图 11-12）。

1）纹状体：组成纹状体的豆状核位于背侧丘脑的外侧，可分为壳（位于外侧部）和苍白球（位于内侧部）两部分；尾状核围绕在豆状核和背侧丘脑周围，呈"C"形弯曲，分为头、体、尾3部分。纹状体具有调节肌张力和协调各肌群运动等作用。

2）杏仁体：位于海马旁回的深面，与尾状核的尾部相连。其功能与内脏活动、行为和内分泌等有关。

（3）**大脑髓质**：位于皮质的深面，由大量的神经纤维组成，可分为联络纤维、连合纤维及投射纤维3种。

1）联络纤维：是联系同侧大脑半球内各部分皮质的纤维。

2）连合纤维：是联系左、右两侧大脑半球的横行纤维，主要有胼胝体、前连合等。

3）投射纤维：是联系大脑皮质和皮质下结构的上、下行纤维，这些纤维大部分经过内囊。

内囊：是位于背侧丘脑、尾状核与豆状核之间的上、下行投射纤维。在大脑水平切面上，内囊呈向外开放的"V"字形（图11-13），可分为内囊前肢、内囊膝和内囊后肢3部分。内囊前肢位于豆状核与尾状核之间；内囊后肢位于豆状核与背侧丘脑之间，主要有皮质脊髓束、丘脑皮质束、视辐射和听辐射等通过；前、后肢结合处称内囊膝，有皮质核束通过。

学习提示

1. 内囊是投射纤维高度集中的区域，所以，此处的病灶即使不大，也可造成上、下行纤维阻断，导致严重的后果。

2. 一侧内囊损伤，可引起"三偏综合征"，即对侧半身的肢体运动障碍，对侧半身的感觉障碍及双眼对侧半视野同向性偏盲。

（4）侧脑室：位于大脑半球内，左、右各一，借室间孔与第三脑室相通，室腔内有脉络丛，可分泌脑脊液（图11-14）。

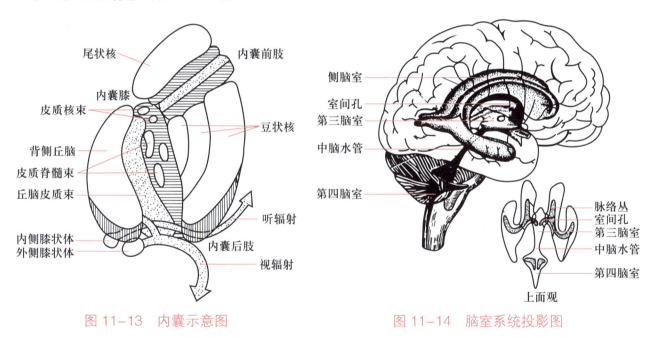

图11-13　内囊示意图　　　　图11-14　脑室系统投影图

三、脑和脊髓的被膜、血管及脑脊液循环

（一）脑和脊髓的被膜　脑和脊髓的表面有3层被膜，由外向内依次为硬膜、蛛网膜和软膜。它们对脑和脊髓具有保护、营养和支持作用。

1. 硬膜

（1）硬脊膜　为一层厚而坚硬的致密结缔组织膜，呈管状包绕脊髓。硬脊膜上端附着于枕骨大孔边缘，与硬脑膜延续，下端附于尾骨。硬脊膜与椎管之间的狭窄腔隙称硬膜外隙，其内除有脊神经根通过外，还有疏松结缔组织、脂肪、淋巴管和静脉丛等。硬膜外隙不与颅内相通，且此间隙呈负压（图 11-15）。

（2）硬脑膜　由内、外两层构成，外层即颅骨的内膜，内层较坚硬。

🌸 **学习提示**

1. 硬脑膜在颅顶与颅骨结合疏松，颅顶骨折时常因硬膜血管损伤而在硬脑膜与颅骨之间形成硬膜外血肿。

2. 硬脑膜在颅底与颅底骨结合紧密，故颅底骨折可撕裂硬脑膜和蛛网膜，使脑脊液外漏至鼻腔或外耳道等处（俗称脑脊液鼻漏或耳漏）。

硬脑膜内层折叠成若干个板状突起，深入脑的各部裂隙中（图 11-16）。

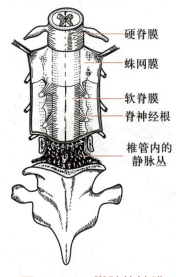

图 11-15　脊髓的被膜

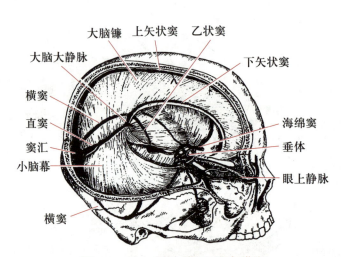

图 11-16　硬脑膜及硬脑膜窦

1）大脑镰：形如镰刀，呈矢状位伸入大脑纵裂中。

2）小脑幕：呈半月形，伸入大脑横裂中。小脑幕前缘游离，称小脑幕切迹，切迹前邻中脑。

🌸 **学习提示**

颅内压增高时，可将小脑幕切迹压向前下方，压迫脑桥及延髓生命中枢，危及生命，临床上称小脑幕切迹疝。

3）硬脑膜窦：硬脑膜在某些部位两层分开，构成含静脉血的腔隙，称硬脑膜窦。主要有上矢状窦、下矢状窦、直窦、横窦、乙状窦和海绵窦等。海绵窦位于垂体窝两侧，为硬脑膜两层之间不规则的腔隙，其内有重要的血管和神经通过。

学习提示

硬脑膜窦收集颅内静脉血，并与颅外静脉相交通，故头面部的感染有可能经静脉蔓延到硬脑膜窦，引起颅内感染。

2. 蛛网膜　为半透明的薄膜，位于硬膜的深面。蛛网膜与软膜间的腔隙，称蛛网膜下隙，内含脑脊液。此隙在某些部位扩大，称蛛网膜下池，如在小脑与延髓之间有小脑延髓池；在脊髓下端至第2骶椎之间扩大，称为终池（图11-20），内有马尾，临床上常在此进行腰穿。

学习提示

1. 临床上常将麻药注入硬膜外隙以阻断脊神经的传导，称硬膜外麻醉。

2. 将麻药注入蛛网膜下隙以麻醉相应脊髓节段，称蛛网膜下隙麻醉（俗称腰麻）。

3. 由于硬膜外隙不与颅内相通，故硬膜外麻醉麻药量与腰麻相比量大，且可连续给药。若误将麻药注入蛛网膜下隙，药物可随脑脊液波及整个脊髓及延髓生命中枢，致呼吸和心跳停止（俗称全脊髓麻醉）。

蛛网膜在上矢状窦周围形成许多颗粒状突起，突入上矢状窦内，称蛛网膜粒。脑脊液通过蛛网膜粒渗入上矢状窦，这是脑脊液回流静脉的重要途径。

3. 软膜　为富有血管的薄膜，紧贴脑和脊髓表面。在脑室附近，软脑膜的血管反复分支形成毛细血管丛，并与软脑膜及室管膜上皮共同突入脑室内，形成脉络丛，脑脊液由此产生。

（二）脑和脊髓的血管

1. 脑的血管

（1）脑的动脉：脑的动脉主要来自颈内动脉和椎动脉，前者供应大脑半球前2/3和部分间脑，后者供应大脑半球后1/3、间脑后部、小脑和脑干（图11-17）。颈内动脉和椎动脉都发出皮质支和中央支，皮质支营养皮质和浅层髓质；中央支营养间脑、基底核和内囊等。

1）颈内动脉：起自颈总动脉，经颈动脉管入颅。颈内动脉在颅内的分支主要有：

大脑前动脉：发出后进入大脑纵裂，沿胼胝体上方向后行。皮质支分布于顶枕沟以前的半球内侧面和上外侧面的上缘。中央支穿入脑实质，营养尾状核、豆状核和内囊前肢等。此外，在左、右大脑前动脉之间还连有前交通动脉（图11-18）。

大脑中动脉：是颈内动脉主干的延续，进入外侧沟后行，沿途发出的皮质支营养半球上外侧面的大部分。在大脑中动脉的起始处，发出一些细小的中央支（豆纹动脉）垂直进入脑实质，分布于尾状核、豆状核、内囊膝和后肢等处（图11-19）。

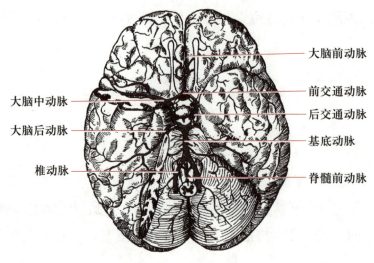

图 11-17　脑底面的动脉

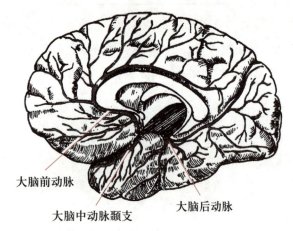

图 11-18　大脑半球内侧面的动脉分布

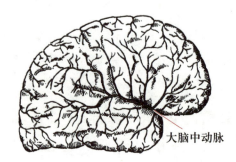

图 11-19　大脑半球上外侧面的动脉

🌺 **学习提示**

由于豆纹动脉以直角发自大脑中动脉，该处血流存在漩涡，易引起脑血栓形成或脑出血，导致内囊损伤，出现对侧肢体"三偏征"。

2）椎动脉：起自锁骨下动脉，向上穿上 6 个颈椎横突孔，经枕骨大孔进入颅内，在脑桥基底部下缘，左、右椎动脉合成一条基底动脉，基底动脉沿脑桥基底沟上行，至脑桥上缘分为左、右大脑后动脉（图 11-17），其皮支营养颞叶和枕叶，中央支营养后丘脑和下丘脑等处。

3）大脑动脉环：又称 Willis 环，在脑的下面，由前交通动脉、大脑前动脉、颈内动脉末端、后交通动脉和大脑后动脉彼此吻合形成（图 11-17）。该环围绕在视交叉、灰结节和乳头体周围，可将颈内动脉与椎动脉及左右大脑半球的动脉相吻合，对脑的血液供应起调节和代偿作用。

（2）脑的静脉：脑的静脉不与动脉伴行，分浅静脉和深静脉两组，吻合丰富，静脉血主要由硬脑膜窦收集，最终汇入颈内静脉。

2. 脊髓的血管

（1）脊髓的动脉：脊髓的动脉来源于椎动脉和节段性动脉。椎动脉发出一条脊髓前动脉和两条脊髓后动脉。节段性动脉包括颈升动脉、肋间后动脉和腰动脉发出的脊髓支，进入椎管后与脊髓前、后动脉吻合，共同营养脊髓。

（2）脊髓的静脉：分布大致与动脉相同，注入椎内静脉丛。

（三）脑脊液及其循环

脑脊液为无色透明液体，成人总量为 150 mL 左右，由各脑室内的脉络丛产生，其循环从侧脑室开始，经室间孔进入第三脑室，向下经中脑水管流到第四脑室，再经第四脑室正中孔和外侧孔流入蛛网膜下隙，通过蛛网膜粒渗入上矢状窦，最后注入颈内静脉（图 11-20）。脑脊液有营养、支持和保护等作用。

左、右侧脑室 —室间孔→ 第三脑室 —中脑水管→ 第四脑室 —正中孔/外侧孔→
蛛网膜下隙 —蛛网膜粒→ 上矢状窦 —→ 颈内静脉

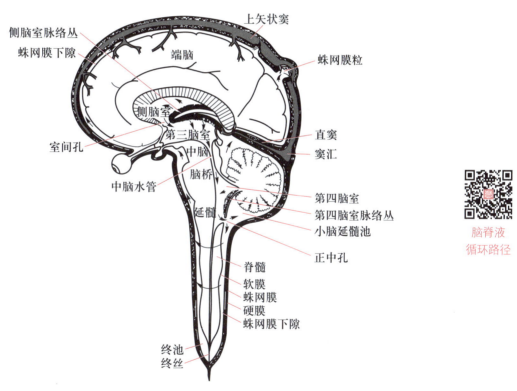

图 11-20　脑脊液循环模式图

学习提示

脑脊液循环受阻，可引起颅内压增高和脑积水。临床上可在左、右侧脑室及小脑延髓池抽取脑脊液进行减压。另外，脑的某些疾病可引起脑脊液成分的变化，通过检验脑脊液可协助诊断。

215

第三节　周围神经系统

周围神经系统包括脑神经、脊神经和内脏神经 3 部分。

一、脊神经

脊神经共 31 对，从上到下分为颈神经 8 对、胸神经 12 对、腰神经 5 对、骶神经 5 对和尾神经 1 对。每对脊神经借运动性前根和感觉性后根与脊髓相连，并在椎间孔处汇合成脊神经，后根在近椎间孔处有一椭圆形膨大，称脊神经节。每对脊神经既含感觉纤维又含运动纤维，都是混合性神经（图 11-21）。

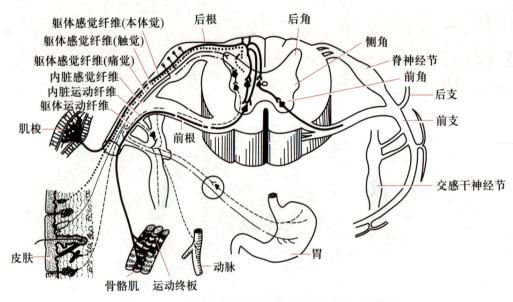

图 11-21　脊神经的纤维成分及其分布示意图

脊神经出椎间孔后分为前支和后支。后支细短，主要分布于项、背、腰和骶部的深层肌及皮肤。前支粗大，主要分布于躯干前外侧和四肢的肌、关节和皮肤等处，除胸神经前支外，其余前支分别组成颈丛、臂丛、腰丛和骶丛 4 对神经丛，由丛再发出分支布于相应区域。

（一）颈丛　颈丛由第 1~4 颈神经前支组成，位于胸锁乳突肌上部深面。颈丛的分支有皮支和肌支。皮支较粗大，位置表浅，由胸锁乳突肌后缘中点浅出至浅筋膜（图 11-22），其主要有枕小神经、耳大神经、颈横神经、锁骨上神经，分布于耳廓、头后外侧部、颈前外侧部和肩部等处的皮肤。

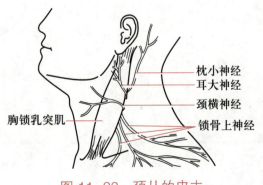

图 11-22　颈丛的皮支

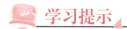 **学习提示**

临床上做颈浅部手术时，常在胸锁乳突肌后缘中点处进行阻滞麻醉。

肌支主要有膈神经。膈神经是混合性神经，经锁骨下动、静脉之间入胸腔至膈肌。其运动纤维支配膈；感觉纤维分布于心包、胸膜和膈下的部分腹膜。一般认为，右膈神经的感觉纤维还分布于肝、胆囊和肝外胆道等（图 11-23）。

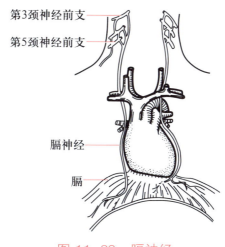

第3颈神经前支

第5颈神经前支

膈神经

膈

图 11-23　膈神经

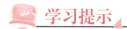 **学习提示**

1. 膈神经受刺激可出现膈肌痉挛性收缩，产生呃逆。

2. 膈神经损伤可致同侧膈肌瘫痪，引起呼吸困难。

（二）臂丛　臂丛由第 5~8 颈神经的前支和第 1 胸神经的前支大部分纤维组成（图 11-24），经锁骨中点后方入腋窝，围绕腋动脉排列。臂丛的主要分支有（图 11-25）：

1. 肌皮神经　沿肱二头肌深面下行，肌支支配臂前群肌，皮支分布于前臂外侧的皮肤。

2. 正中神经　从臂丛发出后，沿肱二头肌内侧缘伴肱动脉下行至肘窝，在前臂正中下行于浅、深屈肌之间达手掌。肌支支配前臂桡侧大部分前群肌、手鱼际肌等；皮支分布于手掌桡侧半、桡侧三个半指掌面及中、远节手指背侧面皮肤等。

3. 尺神经　伴肱动脉内侧下行至臂中部，再向下经尺神经沟入前臂，伴尺动脉内侧下行至手掌。肌支支配前臂尺侧小部分前群肌和手小鱼际肌等；皮支分布于手掌尺侧半和尺侧一个半指掌面的皮肤，以及手背尺侧半和尺侧两个半指背面的皮肤等。

4. 桡神经　紧贴肱骨桡神经沟向外下行，至前臂背侧和手背。肌支支配臂及前臂后群肌；皮支分布于臂及前臂背侧面、手背桡侧半和桡侧两个半指背面的皮肤等。

5. 腋神经　绕肱骨外科颈至三角肌深面，肌支支配三角肌等。

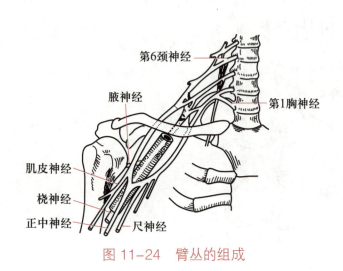

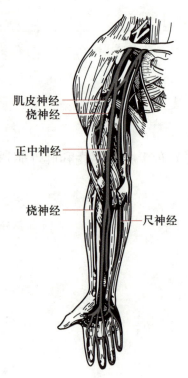

图 11-24　臂丛的组成　　　　　　　图 11-25　上肢前面的神经

学习提示

1. 正中神经及尺神经同时损伤后，鱼际肌萎缩、手掌平坦，称"猿手"。

2. 尺神经损伤后，小鱼际肌萎缩、掌指关节过伸、第4、5指间关节屈曲，出现"爪形手"。

3. 桡神经损伤后，前臂伸肌瘫痪，出现"垂腕征"。

4. 腋神经损伤后，三角肌萎缩，出现"方形肩"。

5. 肱骨上段骨折易伤及腋神经，肱骨中段骨折易伤及桡神经，肱骨下段骨折易伤及尺神经。

（三）胸神经前支　胸神经前支共 12 对，除第 1 对的大部分和第 12 对的小部分分别参与臂丛和腰丛的组成外，其余均不形成神经丛。第 1~11 对胸神经前支均各自行于相应的肋间隙中，称肋间神经。第 12 胸神经前支的大部分行于第 12 肋下缘，故称肋下神经（图 11-26）。

胸神经的肌支支配肋间肌和腹肌的前外侧群，皮支分布于胸、腹部的皮肤以及胸膜和腹膜壁层。

学习提示

胸神经皮支在胸、腹壁的分布有明显的节段性，呈环带状分布。其规律是：T_2 在胸骨角平面，T_4 在乳头平面，T_6 在剑突平面，T_8 在肋弓平面，T_{10} 在脐平面，T_{12} 在脐与耻骨联合上缘连线中点平面。了解这种分布规律，有利于脊髓疾病的定位诊断。

（四）腰丛 腰丛由第 12 胸神经前支的一部分、第 1~3 腰神经前支及第 4 腰神经前支的一部分组成，位于腰大肌深面（图 11-27）。其主要分支有：

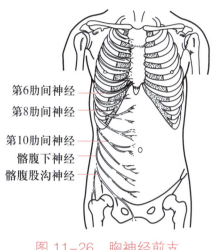

图 11-26 胸神经前支

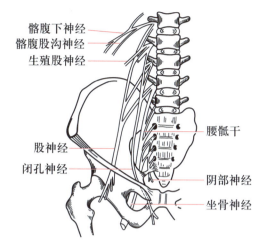

图 11-27 腰、骶丛的组成

1. 髂腹下神经和髂腹股沟神经 主要分布于腹股沟区的肌和皮肤。髂腹股沟神经还分布于阴囊或大阴唇皮肤。

2. 股神经 在腰大肌外侧下行，经腹股沟韧带深面，股动脉外侧进入股三角，肌支支配大腿前群肌；皮支分布于大腿前面和小腿内侧面的皮肤等（图 11-28）。

🌸 **学习提示**

股神经损伤后，不能伸小腿，行走困难。

3. 闭孔神经 于腰大肌内侧穿出，并沿小骨盆侧壁前行出骨盆腔，布于大腿内侧群肌和大腿内侧的皮肤（图 11-27，图 11-28）。

（五）骶丛 骶丛由腰骶干（第 4 腰神经前支的一部分和第 5 腰神经前支组成）、全部骶神经和尾神经的前支组成（图 11-27），位于骶骨和梨状肌前面。骶丛重要分支有（图 11-29）：

1. 臀上神经 经梨状肌上孔出骨盆，支配臀中肌和臀小肌等。

2. 臀下神经 经梨状肌下孔出骨盆，支配臀大肌。

3. 阴部神经 经梨状肌下孔出骨盆，分布于会阴部和外生殖器的肌和皮肤。

4. 坐骨神经 是全身最粗大的神经，自梨状肌下孔出骨盆腔后，经臀大肌深面至大腿后部，在腘窝上方分为胫神经和腓总神经。坐骨神经沿途发出肌支支配大腿后群肌。

🌸 **学习提示**

坐骨结节和股骨大转子两者连线中点为坐骨神经经过的位置。

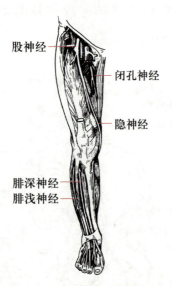
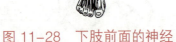

图 11-28　下肢前面的神经

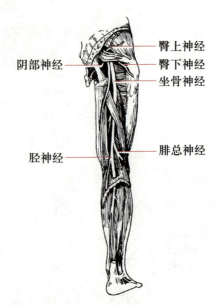

图 11-29　下肢后面的神经

脊神经损
伤后表现

（1）胫神经：为坐骨神经的延续，在腘窝下行至小腿后部，分布于小腿后群肌、足底肌以及小腿后面、足底和足背外侧的皮肤（图 11-29）。

（2）腓总神经：沿腘窝外侧下行，绕腓骨头外下方达小腿前面分为腓浅神经和腓深神经。腓浅神经分布于小腿外侧群肌、小腿外侧和足背的皮肤；腓深神经穿经小腿肌前群至足背，分布于小腿前群肌、足背肌和第 1 趾间隙的皮肤。

🔖 **学习提示**

1. 胫神经损伤后，小腿后群肌瘫痪，前群肌占优势。足不能跖屈，不能以足尖站立，形成"钩状足"。

2. 腓总神经损伤后，足不能背屈，足下垂伴内翻，形成"马蹄内翻足"。

二、脑神经

脑神经与脑相连，共 12 对，用罗马数字表示其顺序：Ⅰ嗅神经、Ⅱ视神经、Ⅲ动眼神经、Ⅳ滑车神经、Ⅴ三叉神经、Ⅵ展神经、Ⅶ面神经、Ⅷ前庭蜗（位听）神经、Ⅸ舌咽神经、Ⅹ迷走神经、Ⅺ副神经、Ⅻ舌下神经（图 11-30）。

🔖 **学习提示**

记忆口诀：Ⅰ嗅Ⅱ视Ⅲ动眼，Ⅳ滑Ⅴ叉Ⅵ（外）展，Ⅶ面Ⅷ听Ⅸ舌咽，迷副舌下神经全。

脑神经纤维成分主要有 4 种：躯体感觉纤维、躯体运动纤维、内脏感觉纤维和内脏运动纤维。每对脑神经内所含神经纤维成分多者 4 种，少者 1 种。其中嗅神经、视神经和前庭蜗

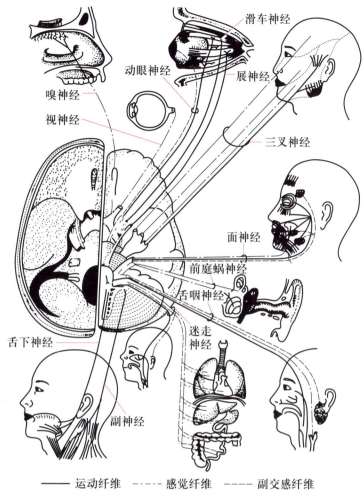

——运动纤维 -----感觉纤维 ----副交感纤维

图 11-30　脑神经概况

神经为感觉性神经；动眼神经、滑车神经、展神经、副神经和舌下神经为运动性神经；三叉神经、面神经、舌咽神经和迷走神经为混合性神经。

（一）**嗅神经**　始于鼻腔嗅黏膜，形成嗅丝，穿过筛孔至端脑嗅球，传导嗅觉冲动。

（二）**视神经**　始于眼球的视网膜，构成视神经，穿过视神经管入间脑，传导视觉冲动。

（三）**动眼神经**　发自中脑，经眶上裂出颅入眶。其躯体运动纤维发自动眼神经核，支配上直肌、下直肌、内直肌、下斜肌和上睑提肌 5 块眼球外肌；内脏运动纤维发自动眼神经副核，在睫状神经节内换元后，其节后纤维分布于睫状肌和瞳孔括约肌，参与晶状体曲度的调节和瞳孔对光反射。

（四）**滑车神经**　发自中脑，经眶上裂出颅入眶，支配上斜肌。

（五）**三叉神经**　与脑桥相连（图 11-31），大部分为躯体感觉纤维，胞体位于颞骨岩部的三叉神经节内，其周围突分为 3 支，即眼神经、上颌神经和下颌神经。三叉神经中小部分纤维为运动纤维，加入下颌神经。

1. **眼神经**　为感觉性神经，经眶上裂入眶，分布于额顶部、上睑和鼻背皮肤以及眼球、

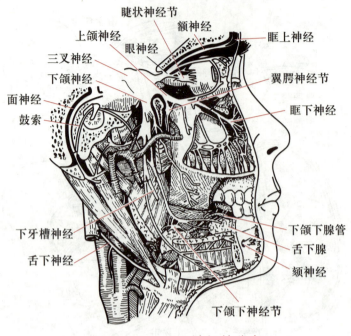

图 11-31　三叉神经的分布

泪腺、结膜和部分鼻腔黏膜。

2. **上颌神经**　为感觉性神经，经圆孔出颅，分布于眼裂与口裂之间的皮肤、上颌牙齿及牙龈、鼻腔和口腔黏膜等处。

3. **下颌神经**　为混合性神经，经卵圆孔出颅，躯体感觉纤维分布于下颌牙齿及牙龈、舌前和口腔底黏膜以及口裂以下的面部皮肤；躯体运动纤维支配咀嚼肌。

学习提示

一侧三叉神经损伤时，表现为同侧面部的皮肤和口、鼻腔黏膜感觉消失，同侧咀嚼肌瘫痪。

（六）**展神经**　发自脑桥，经眶上裂出颅入眶，支配外直肌。

（七）**面神经**　与脑桥相连，经内耳门入颞骨内的面神经管，从茎乳孔出颅，穿过腮腺达面部（图 11-32）。面神经含 3 种纤维成分：内脏运动纤维分布于泪腺、下颌下腺、舌下腺及鼻腔和腭部的黏膜腺；躯体运动纤维支配面部表情肌；内脏感觉纤维分布于舌前 2/3 黏膜的味蕾，传导味觉冲动。

学习提示

面神经损伤是常见病。如损伤部位在面神经管外，主要表现为患侧额纹消失，鼻唇沟变浅，口角歪向健侧；如损伤部位在面神经管内，除上述表现外，还伴有患侧舌前 2/3 黏膜的味觉障碍，唾液分泌障碍。

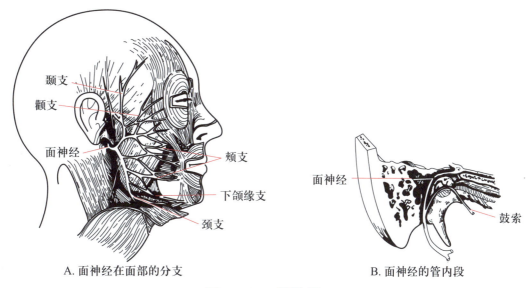

A. 面神经在面部的分支

B. 面神经的管内段

图 11-32　面神经

（八）前庭蜗神经　起自内耳，经内耳门入颅，由前庭神经和蜗神经组成，分别传导平衡觉和听觉冲动。

🎀 **学习提示**

临床上大量应用链霉素、卡那霉素及小诺霉素等氨基糖苷类药物可致前庭蜗神经损伤，导致不可逆性耳聋及暂时性眩晕。

（九）舌咽神经　连于延髓（图 11-33），经颈静脉孔出颅，有 4 种纤维成分：内脏运动纤维管理腮腺的分泌；躯体运动纤维支配咽肌；内脏感觉纤维分布于咽、咽鼓管、鼓室、舌后 1/3 黏膜及味蕾和颈动脉窦等；躯体感觉纤维很少，分布于耳后皮肤。

（十）迷走神经　为混合性神经，含有 4 种纤维：内脏运动纤维主要分布于颈、胸和腹部多种脏器，控制平滑肌、心肌和腺体的活动；躯体运动纤维支配咽喉肌；内脏感觉纤维主要分布到颈、胸和腹部多种脏器，传导内脏感觉冲动；躯体感觉纤维主要分布于硬脑膜、耳廓和外耳道，传导一般感觉冲动。

迷走神经与延髓相连，经颈静脉孔出颅，是脑神经中行程最长，分布最广泛的神经。在迷走神经

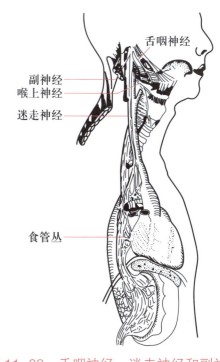

图 11-33　舌咽神经、迷走神经和副神经

的下行中，分别在颈、胸、腹部发出分支，管理其器官的活动及感觉。迷走神经主要分支有以下几个。（图 11-33）。

1. 喉上神经　下行于颈内动脉内侧，在舌骨平面处分为内、外两支。内支分布于会厌、舌根及声门裂以上的喉黏膜；外支支配环甲肌。

2. 喉返神经　右喉返神经绕右锁骨下动脉，左喉返神经绕主动脉弓，两侧的喉返神经均上行于气管与食管之间的沟内，其运动纤维支配除环甲肌以外的所有喉肌，感觉纤维分布于声门裂以下的喉黏膜。

学习提示

甲状腺手术中若损伤喉上神经可致喉黏膜感觉丧失，出现呛咳；损伤喉返神经可致声带麻痹，出现声音嘶哑或失音。

（十一）**副神经**　由延髓发出（图 11-33），经颈静脉孔出颅，支配胸锁乳突肌和斜方肌。
（十二）**舌下神经**　由延髓发出，经舌下神经管出颅，支配舌肌。

学习提示

一侧舌下神经损伤，同侧颏舌肌瘫痪，伸舌时舌尖偏向患侧。

三、内脏神经

内脏神经主要分布于内脏、心血管和腺体，包括内脏运动神经和内脏感觉神经。内脏运动神经又称自主神经或植物性神经，管理平滑肌、心肌的运动和腺体的分泌（图 11-34）。内脏感觉神经分布于内脏黏膜、心血管壁内的感受器。

内脏运动神经与躯体运动神经一样都在大脑皮质及皮质下各级中枢的控制下，互相协调，互相制约，以维持机体内、外环境的相对平衡。但二者在结构与功能上也有较大的差别：

1. 躯体运动神经支配骨骼肌，管理"随意"运动；内脏运动神经支配心肌、平滑肌及腺体等，管理"不随意"运动。

2. 躯体运动神经自低级中枢至效应器仅需一个神经元；内脏运动神经自低级中枢至效应器需要两个神经元。第一个神经元称节前神经元，胞体位于脑干和脊髓内，发出的轴突称节前纤维；第二个神经元称节后神经元，胞体位于周围部的内脏神经节内，发出的轴突称节后纤维。

3. 躯体运动神经只有一种纤维成分；内脏运动神经可分为交感神经和副交感神经两部分。

4. 躯体运动神经以神经干形式分布；内脏运动神经攀附脏器表面形成神经丛后再发出

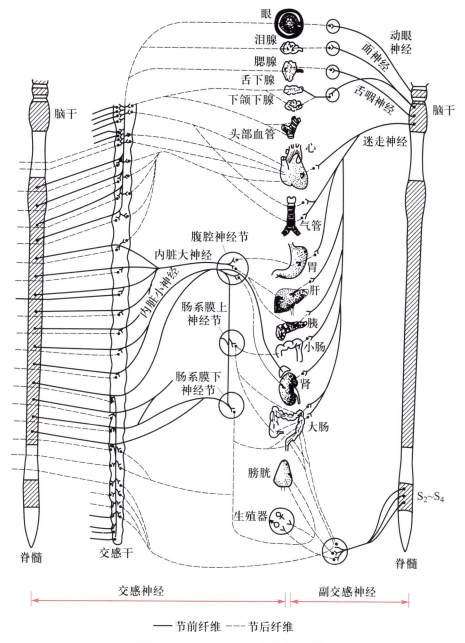

眼
泪腺
腮腺
舌下腺
下颌下腺
头部血管
腹腔神经节
内脏大神经
内脏小神经
肠系膜上
神经节
肠系膜下
神经节
脑干
脊髓
交感干
膀胱
生殖器
脑干
脊髓
动眼
神经
面神经
舌咽神经
迷走神经
心
气管
胃
肝
胰
小肠
肾
大肠
$S_2\sim S_4$

交感神经　　　　　副交感神经

——节前纤维 --- 节后纤维

图 11-34　内脏运动神经概况

分支至器官。

5. 躯体运动神经纤维为较粗的有髓神经纤维；内脏运动神经纤维为无髓神经纤维。

（一）**交感神经**　交感神经的低级中枢位于脊髓的第 1 胸节～第 3 腰节的侧角；交感神经的周围部包括交感神经节、交感干和神经纤维。

1. 交感神经节　交感神经节根据位置的不同，可分为椎旁节和椎前节。椎旁节纵行排列于脊柱两侧，上至颅底，下至尾骨前方，每侧有 22～24 个节，节与节之间由神经纤维（节间支）相连，形成两条纵行的串珠状的神经节链，称交感干（图 11-34）。椎前节位于脊柱前方，包括腹腔神经节、主动脉肾神经节和肠系膜上、下神经节等。

2. 交感神经纤维

（1）节前纤维：由交感神经低级中枢发出的轴突构成，经脊神经前根、前支至交感干。

（2）节后纤维：由交感神经节细胞发出的轴突构成，其终末分布于效应器。

（二）副交感神经　副交感神经的低级中枢位于脑干的副交感神经核和脊髓骶2~4节段的骶副交感核；周围部包括副交感神经节和副交感神经纤维。

1. 副交感神经节　位于器官附近或器官的壁内，称器官旁节或器官内节。

2. 副交感神经纤维

（1）颅部副交感神经纤维：由脑干的副交感神经核发出节前纤维行于Ⅲ、Ⅶ、Ⅸ、Ⅹ 4对脑神经中，在副交感神经节内转换神经元后，发出节后纤维分布于所支配的器官。

（2）骶部副交感神经纤维：由骶副交感核发出节前纤维组成盆内脏神经，在副交感神经节内转换神经元后，发出节后纤维分布于结肠左曲以下的消化管和盆腔脏器等。

神经系统
知识歌诀

（三）交感神经与副交感神经的主要区别　交感神经与副交感神经都是内脏运动神经，共同支配内脏器官，形成对内脏器官的双重支配，但在形态结构和功能上，二者各有特点（表11-2）。

表11-2　交感神经和副交感神经的区别

区别项目	交感神经	副交感神经
低级中枢位置	脊髓胸1~腰3节段的侧角	脑干副交感核、脊髓骶副交感核
周围神经节	椎旁节和椎前节	器官旁节和器官内节
节前、节后纤维	节前纤维短、节后纤维长	节前纤维长、节后纤维短
分布范围	① 全身血管、汗腺和立毛肌 ② 内脏平滑肌、心肌和腺体 ③ 瞳孔开大肌等	① 小部分血管 ② 部分内脏平滑肌、心肌和腺体 ③ 瞳孔括约肌、睫状肌等

第四节　脑和脊髓的传导通路

人体的各种感受器都能将接受的体内、外刺激转换成神经冲动，神经冲动经传入神经上行传入中枢神经系统的不同部位，再由中间神经元组成的上行传导通路传至大脑皮质，通过大脑皮质的分析与综合，产生相应的意识感觉。同时，大脑皮质发出适当的冲动，经另外一些中间神经元的轴突所组成的下行传导通路传出，最后经传出神经至效应器，做出相应的反应。因此，在神经系统内存在着上行和下行两大传导通路，即感觉传导通路和运动传导通路。

一、感觉传导通路

（一）躯干和四肢的本体感觉和精细触觉传导通路 本体感觉亦称深感觉，是指肌、腱及关节的位置觉、运动觉和振动觉。精细触觉是指辨别两点间距离、物体纹理等。二者传导通路相同，均由 3 级神经元组成。（图 11-35）。

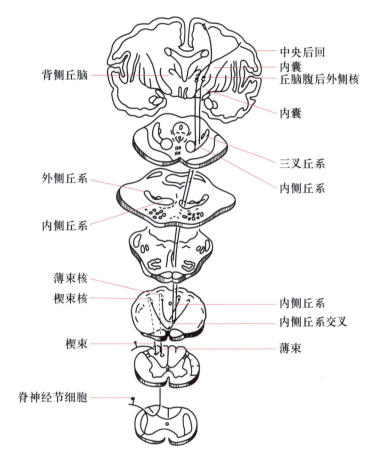

图 11-35 本体感觉和精细触觉传导通路

第 1 级神经元位于脊神经节内，其周围突随脊神经分布于躯干和四肢的骨骼肌、肌腱、关节以及皮肤的感受器，中枢突经脊神经后根进入脊髓，在脊髓的后索内组成薄束和楔束上行至延髓，分别止于延髓的薄束核和楔束核。

第 2 级神经元位于延髓的薄束核和楔束核内，其轴突发出的纤维束形成内侧丘系交叉，交叉至对侧后形成内侧丘系上行，止于背侧丘脑腹后外侧核。

第 3 级神经元位于背侧丘脑腹后外侧核内，由此核发出投射纤维，经内囊后肢上行至大脑皮质的中央后回上 2/3 及中央旁小叶后部。

（二）躯干和四肢的痛觉、温度觉和粗触觉传导通路 又称浅感觉传导通路，此传导通路由 3 级神经元组成（图 11-36）。

第 1 级神经元位于脊神经节内，其周围突随脊神经分布于躯干和四肢皮肤的感受器，中

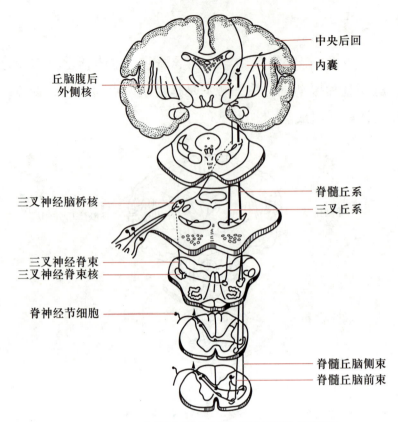

图 11-36　痛觉、温度觉和粗触觉传导通路

枢突随脊神经后根入脊髓后角。

第 2 级神经元位于脊髓后角内，由其轴突组成的纤维交叉至对侧，组成脊髓丘脑前束（传导粗触觉）和脊髓丘脑侧束（传导痛觉、温度觉）上行，至脑干合成脊髓丘系，向上止于背侧丘脑腹后外侧核。

第 3 级神经元位于背侧丘脑腹后外侧核内，由此核发出投射纤维，经内囊后肢上行至大脑皮质的中央后回上 2/3 及中央旁小叶后部。

（三）头面部的痛觉、温度觉和粗触觉传导通路　主要由三叉神经传入，此传导通路由 3 级神经元组成（图 11-36）。

第 1 级神经元位于三叉神经节内，其周围突组成三叉神经感觉支，分布于头面部的皮肤和黏膜感受器，中枢突经三叉神经根进入脑干，止于三叉神经感觉核群。

第 2 级神经元位于三叉神经感觉核群，由其轴突组成纤维交叉至对侧组成三叉丘系上行，止于背侧丘脑腹后内侧核。

第 3 级神经元位于背侧丘脑腹后内侧核内，由此核发出投射纤维，经内囊后肢上行到中央后回下 1/3。

（四）视觉传导通路　由 3 级神经元组成。视网膜的感光细胞接受光的刺激并产生神经冲动，经双极细胞（第 1 级神经元）传给节细胞（第 2 级神经元），节细胞的轴突组成视神经，经视神经管入颅形成视交叉，并向后延续为视束。在视交叉中，只有来自鼻侧半视网膜的纤维交叉，而颞侧半视网膜的纤维不交叉。因此，每侧视束由同侧颞侧半视网膜的纤维和对侧鼻侧半视网膜的纤维组成（图 11-37）。视束向后行止于外侧膝状体（第 3 级神经元），由它发出的纤维组成视辐射，经内囊后肢上行，终止于枕叶距状沟两侧的皮质。

学习提示

视觉传导通路不同部位的损伤，临床症状不同。如一侧视神经损伤，引起患侧眼全盲；一侧视束完全损伤，则引起患侧眼鼻侧半视野偏盲、健侧眼颞侧半视野偏盲（图 11-37）。

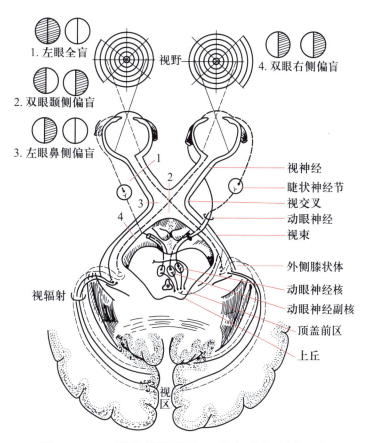

图 11-37　视觉传导通路及瞳孔对光反射通路

二、运动传导通路

大脑皮质对躯体运动的调节是通过锥体系和锥体外系两部分传导通路来实现的。

（一）**锥体系**　锥体系主要管理骨骼肌的随意运动。锥体系由上、下两极神经元组成，上运动神经元是位于大脑皮质内的锥体细胞，其轴突组成了下行纤维束，这些纤维束在下行的过程中要通过延髓锥体，故名为锥体系。其中下行至脊髓前角的纤维，称皮质脊髓束；下行至脑干内止于躯体运动核的纤维，称皮质核束（皮质脑干束）。锥体系下运动神经元的胞体分别位于脑干躯体运动核和脊髓前角内，所发出的轴突分别参与脑神经和脊神经的组成。

1. 皮质脊髓束　上运动神经元的胞体主要在中央前回上 2/3 和中央旁小叶前部的皮质，其轴突组成皮质脊髓束下行，经内囊后肢、中脑、脑桥至延髓锥体，在锥体的下端，大部分纤维左、右交叉形成锥体交叉，交叉后的纤维沿脊髓外侧索下行，形成皮质脊髓侧束，沿途逐节止于脊髓各节段的前角运动神经元。小部分未交叉的纤维，在同侧脊髓前索内下行，形成皮质脊髓前束，分别止于同侧和对侧的脊髓前角运动神经元（只到达胸节）。下运动神经元为脊髓前角运动神经元，其轴突组成脊神经的前根，随脊神经分布于躯干和四肢的骨骼肌（图 11-38）。

2. 皮质核束　上运动神经元的胞体位于中央前回下 1/3 的皮质内，由其轴突组成皮质核束，经内囊膝下行至脑干，大部分纤维止于双侧的躯体运动核，但面神经核（支配面肌）的下部和舌下神经核（支配舌肌）只接受对侧皮质核束的纤维。下运动神经元的胞体位于脑干的躯体运动核内，其轴突随脑神经分布到头、颈、咽和喉等处的骨骼肌（图 11-39）。

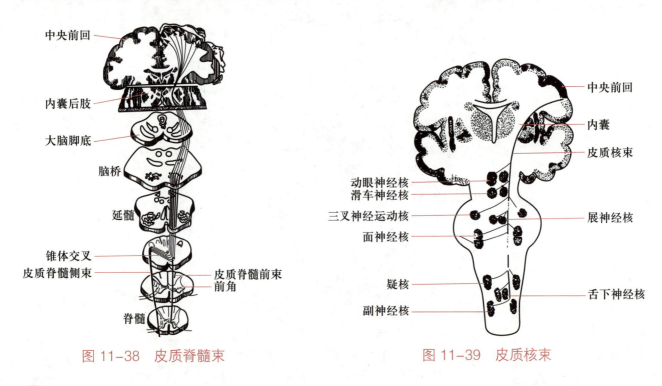

图 11-38　皮质脊髓束　　　　　　　图 11-39　皮质核束

学习提示

1. 掌握上、下行传导通路对神经系统疾病的定位诊断有重要意义。如脊髓半横断时（脊髓一半损伤），可表现该平面以下同侧躯干、四肢深感觉消失、运动消失，对侧躯干、四肢浅感觉消失。

2. 一侧内囊损伤所致的对侧半偏瘫，仅表现为对侧下面部表情肌、额舌肌及上、下肢肌瘫痪，而上面部表情肌及躯干肌不瘫痪（因其接受双侧锥体束的支配）。故偏瘫患者很少因单纯呼吸肌麻痹而窒息。

（二）锥体外系　指锥体系以外的控制和影响骨骼肌运动的纤维束，其结构复杂，包括大脑皮质、纹状体、红核、黑质、小脑和脑干网状结构等。其主要功能是调节肌张力，维持肌群的协调性运动，与锥体系配合共同完成人体的各种随意运动。

本章内容概要

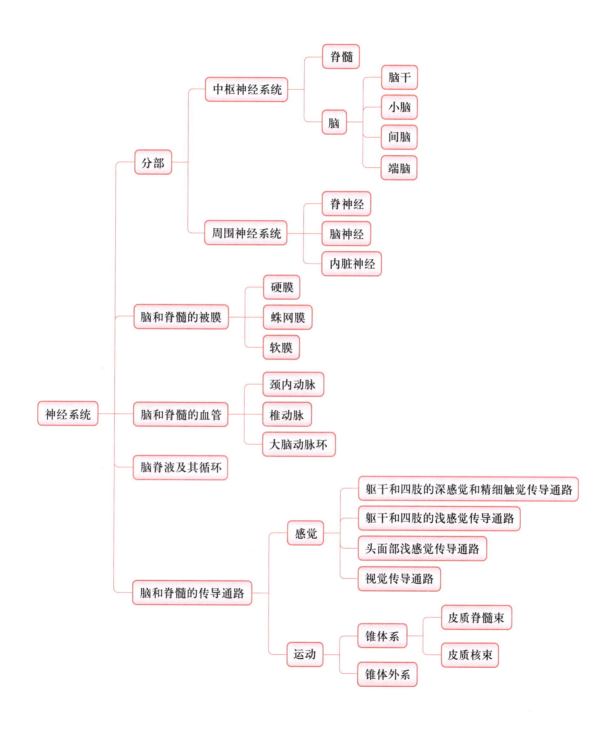

练习与思考

一、单项选择题

1. 对脊髓节段的叙述，错误的是（　　　　）。

A. 共有 31 节　　　　　　　B. 有 7 个颈节　　　　　　　C. 有 12 个胸节

D. 有 5 个腰节　　　　　　　E. 有 5 个骶节

2. 属于脑干背侧面的结构是（　　　　）。

A. 锥体　　　　　　　　　　B. 菱形窝　　　　　　　　　C. 乳头体

D. 基底沟　　　　　　　　　E. 脚间窝

3. 对小脑的描述中，错误的是（　　　　）。

A. 左、右两侧较大称小脑半球

B. 小脑半球之间缩窄称小脑扁桃体

C. 小脑灰质又称小脑皮质

D. 小脑核主要有齿状核和顶核

E. 小脑半球的功能是调节骨骼肌的紧张度，协调各肌群的随意运动

4. 不属于下丘脑的结构是（　　　　）。

A. 乳头体　　　　　　　　　B. 灰结节　　　　　　　　　C. 漏斗

D. 视交叉　　　　　　　　　E. 外侧膝状体

5. 右侧内囊损害导致（　　　　）。

A. 右侧半肢体瘫痪　　　　　B. 左侧半肢体瘫痪　　　　　C. 右侧浅感觉障碍

D. 两侧额纹消失　　　　　　E. 两眼视野右侧偏盲

6. 硬膜外麻醉时麻药作用于（　　　　）。

A. 脊髓前角　　　　　　　　B. 脊髓丘脑束　　　　　　　C. 脊神经根

D. 脑干　　　　　　　　　　E. 全部脊髓

7. 下列哪个结构不是硬脑膜形成的？（　　　　）

A. 大脑镰　　　　　　　　　B. 小脑幕　　　　　　　　　C. 海绵窦

D. 筛窦　　　　　　　　　　E. 上矢状窦

8. 脐平面的皮肤由哪一对胸神经的前支分布？（　　　　）

A. 第 4 对　　　　　　　　　B. 第 6 对　　　　　　　　　C. 第 8 对

D. 第 10 对　　　　　　　　　E. 第 12 对

9. 滑车神经支配（　　　　）。

A. 下斜肌　　　　　　　　　B. 上斜肌　　　　　　　　　C. 内直肌

D. 外直肌　　　　　　　E. 上直肌

10. 躯干和四肢的痛觉、温度觉和粗触觉传导通路的交叉部位在（　　　　）。

A. 内侧丘系交叉　　　　B. 脑桥　　　　　　　　C. 脊髓

D. 间脑　　　　　　　　E. 锥体交叉

二、讨论与思考

1. 临床上进行腰椎穿刺抽取脑脊液时，如何选择穿刺部位？为什么脊髓灰质炎病人会出现运动障碍但感觉正常？

2. 颅内压增高时，为什么有些患者先出现意识障碍，随之出现瞳孔改变、肢体瘫痪，而生命体征紊乱出现较晚，有些患者表现却相反？

3. 为什么内囊处有病灶会导致"三偏综合征"？

4. 为什么硬膜外隙阻滞麻醉用药量比蛛网膜下隙阻滞麻醉用药量大？若蛛网膜下隙阻滞麻醉用药量大会导致什么后果？

5. 面神经损伤患者临床表现不同，为什么？

6. 为什么视觉传导通路不同部位损伤后表现各不相同？

练习与拓展　　　学习小结　　　参考答案

（李嘉琳　王珂）

第十二章　内分泌系统

内分泌
系统

案　例

　　某男，19岁。2岁后生长逐渐减慢，身材矮小，匀称，成年后的容貌仍似儿童，皮下脂肪多，肌肉不发达；智力与年龄相当，无胡须，声调似小孩，身高1.33米。诊断为侏儒症。

　　1. 从人体解剖学的角度分析患者哪些器官功能异常。

　　2. 具体说出器官功能的变化。

内分泌腺
概述

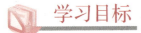

学习目标

　　1. 掌握：甲状腺的位置和形态。

　　2. 熟悉：垂体、甲状旁腺、肾上腺的位置和形态。

　　3. 了解：内分泌系统的组成及功能；松果体和胸腺的位置及功能。

　　4. 学会：在标本或模型上辨认内分泌腺的大体结构；在显微镜下观察甲状腺、肾上腺的微细结构。

知识点／
考点

　　5. 利用本章知识能够向患者及家属解释"侏儒症""呆小症""满月脸"等体型与激素的关系。

第一节 概　　述

一、内分泌的概念及内分泌系统的组成

内分泌是指具有分泌功能的细胞分泌的物质不经导管直接进入血液或其他体液的过程，是相对于外分泌而言的。

内分泌系统是人体内重要的功能调节系统，由内分泌腺及分散在某些组织器官中的内分泌组织和内分泌细胞所组成。内分泌腺没有导管，又称无管腺。腺体内含有丰富的毛细血管、淋巴管和神经等，是独立存在的器官。人体内主要的内分泌腺有垂体、甲状腺、甲状旁腺、肾上腺、胸腺和松果体等（图 12-1）。而内分泌组织是一些分散在其他器官组织中的具有内分泌功能的细胞团块，如胰腺中的胰岛、睾丸内的间质细胞和卵巢中的卵泡和黄体等。散在于组织和器官中的内分泌细胞分布更为广泛，如消化管黏膜、肾、心、肺、下丘脑、皮肤和胎盘等处组织的某些细胞都具有内分泌功能。

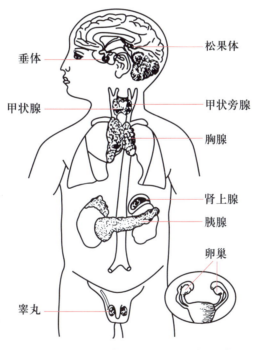

图 12-1　人体内的主要内分泌腺

二、内分泌系统的功能

内分泌系统的作用是通过内分泌腺和内分泌细胞所分泌的激素来发挥调节作用的。主要功能是调节新陈代谢与生殖，促进生长发育等。而内分泌系统发挥调节功能是与神经系统紧密联系、相辅相成的，二者共同调节机体的功能活动，使机体能更好地适应内、外环境的变化。

第二节 垂 体

一、垂体的形态和位置

垂体

垂体呈椭圆形，色灰红，体积很小。直径为 0.8~1 cm，重约 0.6 g。垂体位于颅底的垂体窝内，借漏斗连于下丘脑。

学习提示

1. 垂体是人体内最重要的内分泌腺，能分泌多种激素。作用复杂而广泛，主要调节人体的生长发育、物质代谢以及脏器的生理活动等。

2. 垂体前方紧邻视交叉，故垂体肿瘤时常压迫视交叉出现视野改变。

二、垂体的分部

垂体根据结构和功能可分为腺垂体和神经垂体两部分。神经垂体包括神经部和漏斗；腺垂体包括远侧部、结节部和中间部。远侧部和结节部合称为前叶，中间部和神经部合称为后叶（图 12-2）。

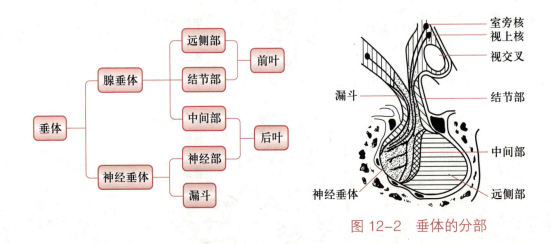

图 12-2　垂体的分部

三、垂体的微细结构

（一）腺垂体 由腺细胞构成，腺细胞排列成索状或团块状。在 HE 染色的标本上将腺细胞分为嗜酸性细胞、嗜碱性细胞和嫌色细胞 3 种（图 12-3）。

1. 嗜酸性细胞 数量较多，胞体较大，形态不规则，细胞质中含有嗜酸性颗粒。嗜酸性细胞可分泌两种激素。

（1）催乳素（PRL）：主要作用是促进乳腺的生长发育，引起和维持分娩后的泌乳。

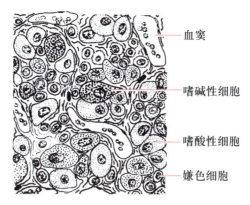

图 12-3 腺垂体的微细结构

（2）生长素（GH）：主要作用是促进骨骼和肌肉的生长，使身体长高。

学习提示

2. 嗜碱性细胞 数量少，细胞呈圆形或多边形，大小不等，细胞质内含嗜碱性颗粒。嗜碱性细胞可分泌以下 4 种激素。

（1）促甲状腺激素（TSH）：TSH 能促进甲状腺组织细胞增生，并促进甲状腺合成和分泌甲状腺激素。

（2）促性腺激素（CTH）：有两种，一种为卵泡刺激素（FSH，又称促卵泡激素），在女性促进卵泡的发育，在男性又称精子生成素，可促进精子的形成；另一种是黄体生成素（LH，又称促黄体素），在女性可促进卵泡成熟并排卵及黄体生成，在男性 LH 又称间质细胞刺激素，可刺激睾丸间质细胞分泌雄激素。

（3）促肾上腺皮质激素（ACTH）：主要作用是促进肾上腺皮质分泌糖皮质激素。

（4）促黑激素（MSH）：主要作用是促进皮肤黑色素合成，使皮肤颜色变深。

3. 嫌色细胞 数量最多，胞体较小，染色较淡，可能是无分泌功能的幼稚细胞，能转变为嗜酸性或嗜碱性细胞。

（二）神经垂体 由无髓神经纤维和神经胶质细胞构成，其间有丰富的毛细血管。无髓神经纤维是下丘脑视上核和室旁核的轴突。神经垂体没有分泌功能，只有贮存和释放下丘脑激素的功能，神经垂体内贮存和释放的激素有两种。

（1）抗利尿激素（ADH）：又称血管加压素（AVP），主要由下丘脑视上核分泌。其作用是：一方面能促进肾远曲小管和集合管对水的重吸收，使尿量减少；另一方面使小动脉平滑肌收缩，血压升高。

（2）催产素（OXT）：又称缩宫素，OXT 主要由下丘脑室旁核分泌，可引起妊娠子宫平滑肌强力收缩，使胎儿娩出，也可促进乳腺分泌。

📖 学习提示

1. 腺垂体来源于胚胎的内胚层，神经垂体来源于胚胎的外胚层。

2. 临床上使用药理剂量的催产素可引起子宫强烈收缩，用于引产和产后子宫收缩无力出血的治疗。

3. 生长素在腺垂体内的含量没有明显的差异，但生长素有明显的种属差异，只有人和猴的生长素可以互用。近年来人类利用DNA重组技术可以大量生产人类的生长素，供临床应用。

第三节 甲状腺和甲状旁腺

一、甲状腺

（一）甲状腺的位置和形态 人体的甲状腺重 20～30 g，是人体内最大的内分泌腺，位于喉的下部与气管上部两侧。甲状腺略呈"H"形，由左、右两侧叶及中间的峡部组成，峡部上缘有时有一向上的锥状叶。两侧叶贴于喉下部和气管上部的两侧，峡部一般位于第 2～4 气管软骨的前方。甲状腺借结缔组织附于喉软骨上，吞咽时，甲状腺可随喉上、下移动（图 12-4）。

甲状腺
形态

📖 学习提示

1. 甲状腺过度肿大时，可压迫喉和气管而引起吞咽和呼吸困难。

2. 根据甲状腺的位置及随喉上下移动的关系可判断颈部肿瘤是否与甲状腺有关。

（二）甲状腺的微细结构和功能 甲状腺的表面有一层由致密结缔组织构成的被膜，被膜伸入内部将甲状腺实质分成许多界限不明显的小叶。小叶内含甲状腺滤泡和滤泡旁细胞。甲状腺滤泡呈圆形或卵圆形，滤泡壁由单层立方上皮围成，中心为滤泡腔，腔内充满胶状物质。滤泡上皮细胞可分泌甲状腺激素。滤泡腔内的胶状物质即为甲状腺激素的贮存形式。甲状腺激素的主要作用是促进机体物质代谢和生长发育，提高神经兴奋性，尤其对婴幼儿脑和骨骼的发育影响显著。在滤泡间或滤泡上皮细胞之间有一些滤泡旁细胞，该细胞呈卵圆形或多边形，较滤泡上皮细胞略大，分泌降钙素，使血钙和血磷降低（图12-5）。

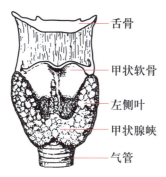

图 12-4　甲状腺的形态和位置（前面观）

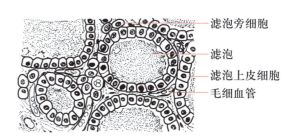

图 12-5　甲状腺的微细结构

🔖 **学习提示**

1. 婴幼儿甲状腺功能减退时，会出现生长发育迟缓，智力低下，身材矮小等现象，称呆小症（或克汀病）。

2. 合成甲状腺素的原料之一是碘，而碘主要来源于食物。当碘缺乏时，可使甲状腺激素合成减少，反馈引起甲状腺细胞增生，形成甲状腺肿。因此，在缺碘地区，为预防此病的发生，必须服用加碘盐。

甲状腺的组织结构和功能

二、甲状旁腺

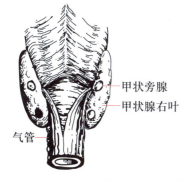

图 12-6　甲状腺和甲状旁腺
（后面观）

甲状旁腺位于甲状腺两侧叶的后面，上、下各 1 对，少数可埋入甲状腺实质内（图 12-6）。甲状旁腺为棕黄色的扁椭圆形小体，形似黄豆粒大小。甲状旁腺的腺细胞排列呈团块状或索状，腺细胞有主细胞和嗜酸性细胞两种。主细胞可合成和分泌甲状旁腺素（PTH）。甲状旁腺激素能作用于破骨细胞，促进溶骨过程，动员骨钙入血，使血钙升高，还可加强小肠对钙的吸收，升高血钙。

🔖 **学习提示**

因甲状旁腺素的主要生理作用是升高血钙，所以，若甲状腺手术不慎，误将甲状旁腺切除，可导致病人发生低钙抽搐，严重者可引起窒息死亡。

甲状旁腺

239

第四节 肾 上 腺

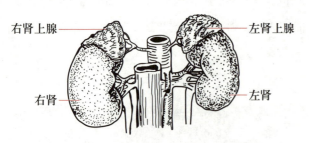

图 12-7 肾上腺的位置及形态

一、肾上腺的位置和形态

肾上腺位于两侧肾的内上方并与肾共同包在肾筋膜内，左、右各一，左肾上腺呈半月形，右肾上腺呈三角形，两肾上腺共重约 12 g。（图 12-7）

学习提示

肾上腺虽与肾共同包于肾筋膜内，但因肾有独立的纤维囊和脂肪囊，所以肾下垂时，肾上腺不随肾下降。

二、肾上腺的微细结构

肾上腺的表面被覆有结缔组织构成的被膜，内部的实质可分为外周部的皮质和中央部的髓质两部分（图 12-8）。

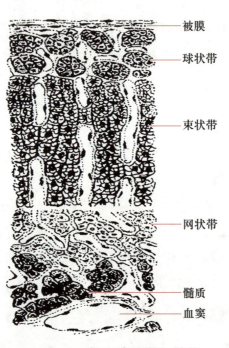

肾上腺

肾、肾上腺的CT解剖

图 12-8 肾上腺的微细结构

学习提示

肾上腺皮质和髓质二者在发生、结构和功能上均不相同，皮质来源于胚胎中胚层，髓质来源于胚胎外胚层。因此，二者是两个独立的内分泌腺。

（一）肾上腺皮质

肾上腺皮质的微细结构特点　肾上腺皮质位于肾上腺的外周部分，较厚，占肾上腺体积的 80%～90%。根据细胞排列形式的不同，皮质由外向内分为球状带、束状带和网状带3层。

（1）球状带：位于被膜的内面，较薄，约占皮质的 15%。细胞较小，多呈低柱状，排列成团块状，细胞团之间有少量的结缔组织和血窦。球状带细胞分泌盐皮质激素，对体内钠、钾和水的平衡有调节作用。

（2）束状带：位于球状带的深面，最厚，约占皮质的 78%。细胞较大，呈多边形，界限较清楚，细胞排列呈索状，细胞索之间有血窦和少量结缔组织。束状带细胞分泌糖皮质激素，可促进蛋白质及脂肪的分解并转变为糖，还有抑制免疫应答、抗炎和抗过敏的作用。

（3）网状带：位于束状带的深面，靠近髓质，约占皮质的 7%。细胞较小，形状不规则，细胞排列成索状交错成网，网眼中有血窦和少量的结缔组织。网状带细胞分泌雄激素和少量的雌激素。

（二）肾上腺髓质

肾上腺髓质位于肾上腺的中央，主要由髓质细胞构成。髓质细胞体积较大，呈圆形或多边形，细胞质染色较淡，核大而圆，核仁明显。细胞质内含有能被铬盐染成棕黄色的嗜铬颗粒。所以，髓质细胞又称嗜铬细胞。嗜铬细胞能合成和分泌肾上腺素（E）和去甲肾上腺素（NE）。前者可使心率加快、心和骨骼肌的血管扩张；后者可使血压增高，心、脑和骨骼肌内的血流加速。

第五节　胰　　岛

胰岛是散在于胰腺外分泌细胞之间的大小不等的岛状细胞团（图 12-9）。人类胰岛细胞根据染色和形态特点及功能的不同可分为 A、B、D、PP 和 D1 5 种细胞。其中 A 细胞约占胰

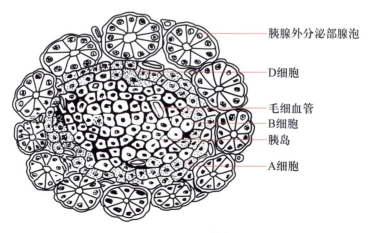

图 12-9　胰岛

岛细胞总数的 20%，分泌胰高血糖素，可促进肝糖原分解，使血糖升高；B 细胞占胰岛细胞总数的 60%~70% 以上，分泌胰岛素，胰岛素的主要作用是调节机体三大营养物质代谢，特别是在调节糖代谢和维持血糖水平方面发挥重要作用，可使血糖降低；D 细胞约占 10%，分泌生长抑素，其作用可能是抑制 A、B 细胞的分泌作用；PP 细胞（也称 F 细胞）分泌胰多肽；D1 细胞可能分泌血管活性肠肽物质。

学习提示

1. 我国科学工作者于 1965 年在世界上首先用化学方法人工合成了具有高度生物活性的结晶牛胰岛素，接着又对其空间结构与功能关系进行了研究，并取得了重大成果，为人类认识生命，揭示生命的本质作出了重大的贡献。

2. 胰岛素分泌不足时，可导致血糖升高，引起糖尿病。

3. 胰岛素缺乏可减少脂肪的贮存，促进脂肪分解，使血脂升高，可引起动脉粥样硬化，从而导致心脑血管疾病的发生。同时，由于脂肪酸分解增多，产生大量的酮体，可导致酮血症与酸中毒，甚至昏迷。

第六节　松果体和胸腺

一、松果体

松果体位于背侧丘脑（丘脑）的后上部，借柄附于第三脑室顶的后部（图 12-1）。松果体是似松子样的小体，呈灰红色。儿童时期松果体较发达，一般 7 岁后逐渐萎缩，成年后不断有钙盐沉积。

松果体主要合成分泌褪黑素（MLT）。MLT 可抑制性器官的发育，防止儿童性早熟。近年来研究发现，褪黑素还有增强机体免疫力、促进睡眠及抗肿瘤、抗衰老等作用。

学习提示

1. 褪黑素分泌不足，可导致儿童性早熟。

2. 褪黑素的分泌有明显的昼夜节律，白天分泌减少，夜晚分泌增加，长期光照可使褪黑素分泌减少，引起生殖周期紊乱。

二、胸腺

胸腺位于胸腔上纵隔的前部，小部分向下伸入前纵隔（图 12-1）。胸腺分为左、右两叶，呈长扁条状，上端可达胸部上口。其结构与功能状态，随年龄而有明显变化。出生后两年内胸腺生长很快，青春期达高峰，重为 25~40 g。20 岁以后逐渐退化，至 45 岁以后逐渐萎缩，被脂肪组织所代替。

胸腺既是淋巴器官，又兼内分泌功能，其分泌的胸腺素能促进 T 淋巴细胞的成熟，提高机体的免疫能力。

本章内容概要

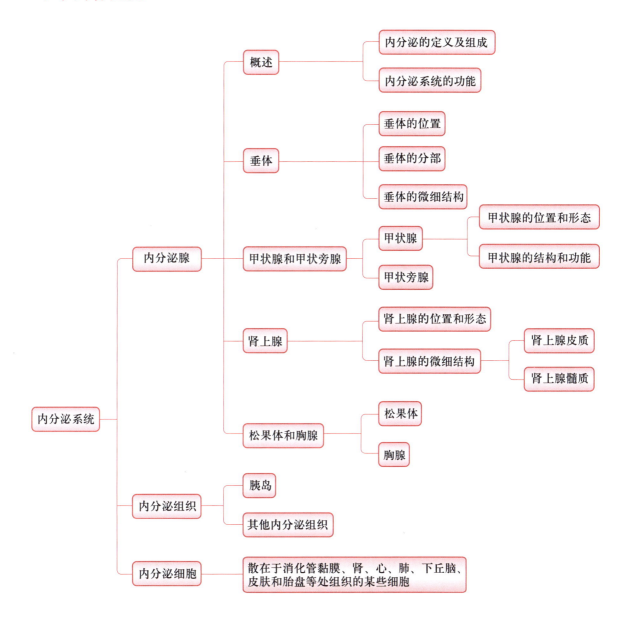

练习与思考

一、单项选择题

1. 不属于内分泌腺的是（   ）。

A. 垂体   B. 甲状腺   C. 胰腺

D. 胸腺   E. 肾上腺

2. 不属于内分泌组织的是（   ）。

A. 胰岛   B. 睾丸间质细胞   C. 甲状腺滤泡旁细胞

D. 黄体   E. 以上均不是

3. 内分泌腺的特点不包括（   ）。

A. 分泌物经导管排出   B. 细胞排列成团、索状   C. 有丰富的毛细血管

D. 分泌物称激素   E. 生理功能强大

4. 内分泌腺（   ）。

A. 与神经系统无关   B. 包括甲状腺、肾上腺、垂体、松果体等

C. 有排泄管   D. 其分泌物直接输送至靶器官

E. 血液循环欠丰富

5. 下列哪一些组织不属于内分泌系统？（   ）

A. 腺垂体和神经垂体   B. 甲状腺和甲状旁腺   C. 松果体和胸腺

D. 肝和胰腺   E. 肾上腺

6. 垂体（   ）。

A. 成对   B. 位于颅前窝   C. 由神经组织组成

D. 借漏斗连于下丘脑   E. 神经垂体同样具有分泌功能

7. 腺垂体分为（   ）。

A. 前叶和后叶   B. 前叶、中间部和后叶   C. 远侧部、结节部和漏斗部

D. 远侧部、结节部和中间部   E. 神经部和漏斗

8. 甲状腺分泌的激素是（   ）。

A. 催乳素   B. 生长素   C. 降钙素

D. 胰岛素   E. 糖皮质激素

9. 幼年时生长激素分泌不足导致（   ）。

A. 侏儒症   B. 呆小症   C. 巨人症

D. 肢端肥大症   E. 满月脸

10. 位于背侧丘脑后上方的内分泌腺是（   ）。

A. 甲状腺　　　　　　　B. 甲状旁腺　　　　　　C. 肾上腺

D. 松果体　　　　　　　E. 垂体

二、讨论与思考

1. 垂体位于颅中窝的垂体窝内，借漏斗连于下丘脑，前方紧邻视交叉。垂体是人体内重要的内分泌腺。请问：

（1）垂体瘤时为什么可能出现视力缺损？

（2）为什么幼儿垂体病变可影响其生长发育？

（3）为什么临床上垂体手术后常出现尿崩症？

2. 某患者，25 岁，身高 1.0 米，智力低下，被诊断为呆小症。

（1）该患者婴幼儿时何种激素分泌不足？

（2）该激素由哪个器官分泌？

（3）该器官分泌哪几种激素？

3. 肾上腺实质分为皮质和髓质两部分，皮质又分为球状带、束状带和网状带。请问：

（1）盐皮质激素由哪部分分泌？

（2）交感神经兴奋时，肾上腺哪部分激素分泌增多？分泌哪些激素？

练习与　　　　学习小结　　　　参考答案
拓展

（于晓谟）

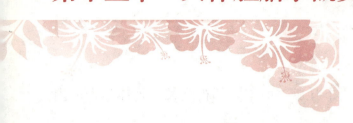

第十三章 人体胚胎学概要

人体胚胎
学概要

案 例

某女，29岁，孕37周，到医院行产前检查。B超示胎盘成熟度Ⅱ，脐带绕颈3周，胎盘前置。医生建议患者住院待产，择期行剖宫产手术，患者及家属要求自然产，医生讲自然产易造成胎儿死亡。请问：

1. 按月经龄计算法推算该产妇的预产期。

2. 胚胎正常植入的部位在哪？该患者胚泡植入有何异常？脐带的正常长度为多少？

3. 该胎儿脐带过长还是过短？

4. 你作为医生助理请利用本章所学知识向患者及家属解释该产妇为什么要采取剖宫产的方式生产，若实施自然产为何易造成胎儿死亡。

学习目标

知识点/
考点

1. 掌握：受精和卵裂的过程；植入的部位；胎盘的概念、结构及功能；先天畸形的概念及形成的原因；胎龄的计算方法。

2. 熟悉：受精的意义；植入的过程；蜕膜的分类；胎膜的组成；双胎的概念及分类。

3. 了解：生殖细胞的成熟过程、三胚层的形成与分化、胎儿血液循环的特点。

4. 学会：在模型上辨识卵裂球、桑葚胚、胚泡、胎膜的结构；在标本上观察脐带和胎盘的结构。

5. 利用本章所学知识能够做好优生优育的卫生宣传教育工作。

人体胚胎学是研究人体的胚胎发生、发育及机制的科学。即指从受精卵开始，通过细胞分裂、分化逐渐发育成新个体直至胎儿成熟娩出的全过程，历时约266天（38周）。

整个胚胎的发育过程可分两个时期：① 胚期：即胚胎第1~8周的早期发育阶段。包括受精、卵裂、胚层形成和器官原基的建立等过程，至第8周末胚胎已初具人形；② 胎期：即胚胎第9~38周的发育阶段。此期胎儿逐渐长大，器官的结构和机能逐渐完善，直至成熟分娩。

学习提示

胚胎龄的计算方法：胚胎龄的计算方法有受精龄和月经龄两种，受精龄是指从受精卵形成开始至胎儿娩出为止的时间，历时266天；月经龄是指从孕妇末次月经的第1天算起至胎儿娩出为止，共计280天。以28天为1个妊娠月，则为10个月，妇产科常用此法推算预产期（因为排卵通常是在月经周期的第14天左右进行，故月经龄比受精龄多14天）。

第一节　生殖细胞的成熟

生殖细胞也称配子，包括精子和卵子（卵细胞）。

一、精子的成熟

精子的成熟过程包括精子的产生、成熟分裂和获能。睾丸的精曲小管是产生精子的部位。精子的产生历经精原细胞、初级精母细胞、次级精母细胞、精子细胞到精子5个阶段。初级精母细胞通过第1次成熟分裂形成两个次级精母细胞，染色体数目减半，即由初级精母细胞核型46，XY变成次级精母细胞的23，X或23，Y，其中X、Y为性染色体。接着进行第2次成熟分裂，即次级精母细胞23条染色体中的每条染色体的着丝点分离，使每条染色体的两个染色单体彼此分开变成2条染色体，然后分别进入新的子细胞。因此，每个精子细胞仍含23条染色体（单倍体），但其DNA含量减少了一半。一个初级精母细胞经过2次成熟分裂，形成4个精子细胞，半数精子为23，X，半数为23，Y。这时精子细胞不再分裂，而是经过复杂的形态变化形成蝌蚪状的精子（图13-1）。

胚胎发育

学习提示

1. 精子产生后进入附睾内贮存起来，在附睾内进一步成熟，但尚无受精能力，只有进入女性生殖管道内，经过复杂的变化，才具有受精能力，此过程称为精子获能。在女性生殖管道内，精子能存活1~3天，其受精能力，一般可维持24 h。

2. 精子的数量和质量都会影响受精能力。正常成年男性每次可射出精子数量3亿~5亿个，如果每毫升精液所含的精子数量少于500万个，受精能力几乎为零；如果小头、双头、双尾等畸形精子的数量超过20%，或者精子的活动力太弱，受精的机会也会很小，并且易出现畸形。

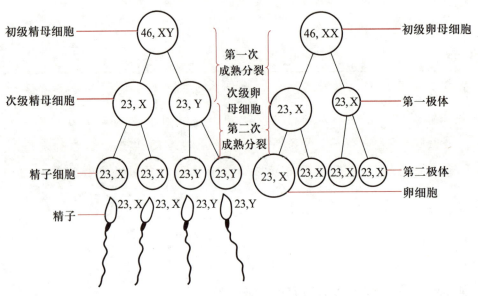

图 13-1　精子和卵细胞的发生过程示意图

二、卵子的成熟

卵细胞产生于卵巢。自青春期开始，女性每28天双侧卵巢交替排卵，一般一次只排一个卵。卵细胞的成熟历经卵原细胞、初级卵母细胞、次级卵母细胞和卵细胞4个阶段。而由初级卵母细胞至成熟的卵细胞也经过两次成熟分裂。初级卵母细胞经过第1次成熟分裂产生一个次级卵母细胞和一个第一极体，染色体数目由46条（核型为46，XX）减半为23条（核型为23，X）。而次级卵母细胞需在精子的刺激下才能完成第2次成熟分裂，分裂为一个卵细胞和一个第二极体，卵细胞不经形态变化。而第一极体则分裂成两个第二极体，染色体数目为23（核型为23，X）（图13-1），同样为单倍体。这样，一个初级卵母细胞经过两次成熟分裂后，最终产生1个卵细胞和3个第二极体，后者不再继续发育而退化、消失。但如果次级卵母细胞未受到精子刺激则停止分裂而死亡。

学习提示

1. 一个初级精母细胞经过两次成熟分裂产生4个精子，而一个初级卵母细胞经过两次成熟分裂只产生一个卵细胞。

2. 精子和卵细胞染色体数目均减半。

第二节　受精与卵裂

一、受精

受精是指精子和卵细胞结合形成受精卵的过程。

（一）受精的部位、时间及过程　受精的部位通常在输卵管壶腹部。受精的时间一般发生在排卵后 24 h 以内，因为卵细胞在排出 12~24 h 后生命力逐渐下降甚至死亡。

受精

受精的过程：获能精子头部与卵细胞接触并释放顶体酶溶解放射冠和透明带，而后精子头部与卵细胞膜融合，随即精子头部进入卵细胞内。卵细胞受精子的激发完成第二次成熟分裂。此时精子的核和卵细胞的核分别称为雄性原核和雌性原核，然后两核相互靠近，核膜消失，互相融合，即形成受精卵（图 13-2）。

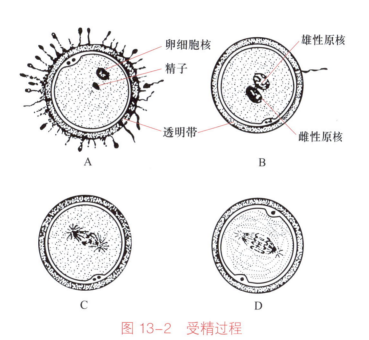

图 13-2　受精过程

（二）受精的意义

1. 受精标志新生命的开始，受精卵经生长发育，逐渐形成一个新个体。

2. 染色体数恢复为 23 对（二倍体），一半来自父体，一半来自母体，具有双亲的遗传物质，形成具有不同于亲代特异性的新个体。

3. 决定性别。含 X 染色体的精子与卵细胞结合成受精卵的染色体数为 46 条（核型为 46，XX），形成的胚胎表现为女性；含 Y 染色体的精子与卵细胞结合成受精卵的染色体数为 46 条（核型为 46，XY），形成的胚胎则表现为男性。

📕 **学习提示**

1. 精子除在女性生殖管道内获能外，也可在体外向精液中加入某些物质使之获能。

2. 人工授精与试管婴儿：采用人工的方法使精子和卵细胞结合的方法即为人工授精，它有体内和体外两种方法。体内人工授精是将精液注入正处于排卵前期的女性生殖管道内，使精子与卵细胞结合成受精卵，并在母体内发育成胎儿的方法；体外人工授精是用人工办法取出卵细胞放入试管内，使其与获能的精子在试管内受精结合成受精卵，受精卵继续在试管内分裂形成胚泡（约1周），然后再将胚泡送入正处于分泌期的母体子宫内发育成熟，由母体娩出的方法。这种胎儿称试管婴儿。试管婴儿的诞生为人类研究某些不孕症、优生学和遗传工程学开辟了广阔的前景。

3. 避孕的方法：① 使用避孕药干扰精子和卵细胞的成熟；② 应用避孕套、子宫帽、输卵管粘堵或输卵管结扎等措施，阻止精子和卵细胞相遇，从而达到避孕的目的。

二、卵裂

受精卵进行的细胞分裂，称卵裂，卵裂形成的细胞，称卵裂球。在受精后72 h，受精卵分裂成12~16个细胞，形似桑葚，称桑葚胚（图13-3）。在卵裂的同时，受精卵逐渐向子宫腔方向移动，并由输卵管进入子宫腔（图13-5）。进入子宫腔的桑葚胚细胞继续分裂，数目逐渐增多，在受精后第7天形成囊泡状的胚泡

卵裂

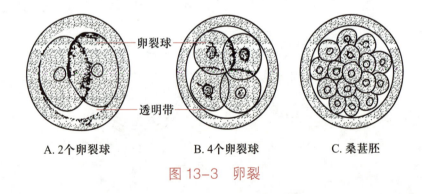

A.2个卵裂球　　　　B.4个卵裂球　　　　C.桑葚胚

图 13-3　卵裂

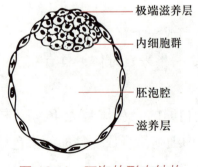

图 13-4　胚泡的形态结构

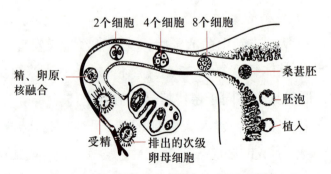

图 13-5　从排卵、受精、卵裂到植入

（或囊胚）。胚泡由胚泡腔、滋养层和内细胞群 3 部分组成（图 13-4）。胚泡腔内含液体；滋养层由单层细胞构成，其中与内细胞群相邻的部分又称极端滋养层，将来发育成胎盘；内细胞群将来发育成胎儿。

第三节 植入与蜕膜

一、植入

（一）植入的概念 胚泡埋入子宫内膜的过程，称植入（也叫着床）。

（二）植入的时间 植入开始于受精后的第 5~6 天，至第 11~12 天完成。

（三）植入的过程 胚泡植入时，其极端滋养层先与子宫内膜接触，并分泌蛋白水解酶将与之接触的子宫内膜溶解，形成缺口，胚泡由此陷入子宫内膜，随着胚泡的逐渐陷入，缺口周围的上皮细胞增生，将缺口修复，至此胚泡即完全埋入子宫内膜（如图 13-5）。

（四）植入的部位 胚泡通常植入在子宫底或子宫体上部。如果胚泡植入的部位不正常，可直接影响胚胎发育。

（五）植入的条件 正常植入需具备下述条件：① 雌、孕激素分泌正常；② 子宫内环境正常；③ 胚泡准时进入子宫腔，透明带及时溶解消失；④ 子宫内膜发育阶段与胚泡发育同步。

🎓 **学习提示**

若胚泡植入在子宫颈处，即会形成前置胎盘，可导致娩出困难及胎盘早期剥离或大出血现象；如果植入的部位在子宫以外，称异位妊娠或宫外孕，由于局部组织不能适应胎儿的生长发育，故多引起胚胎早期死亡或胚体破裂造成大出血，危及生命。

二、蜕膜

（一）蜕膜的概念 胚泡埋入子宫内膜后，子宫内膜功能层就称为蜕膜，胎儿分娩时脱落。

（二）蜕膜的分部 蜕膜根据其位置可分为 3 部分。即位于胚胎深面的部分，称基蜕膜（或称底蜕膜）；覆于胚胎表面的部分，称包蜕膜，其他的部分为壁蜕膜，而壁蜕膜与包蜕膜之间的部分为子宫腔。随着胚胎的逐渐生长发育，包蜕膜与壁蜕膜之间的子宫腔逐渐变窄，最后，壁蜕膜与包蜕膜融合，子宫腔消失（如图 13-6）。

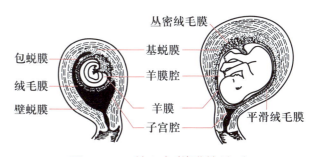

图 13-6 植入与蜕膜的关系

🌺 **学习提示**

1. 因子宫内膜功能层随分娩而脱落，故得名为"蜕膜"。

2. 随着胚胎的生长发育包蜕膜和壁蜕膜逐渐靠近并融合，而基蜕膜参与胎盘的组成。

第四节　三胚层的形成与分化

一、三胚层的形成

（一）内、外胚层的形成　受精后第 7 天，随着胚泡的生长发育，胚泡的内细胞群增殖分化，逐渐形成两层细胞，靠近胚泡腔的一层，称内胚层，而靠近极端滋养层的一层，称外胚层。内、外胚层紧密相贴，形成一个圆盘状的结构，称胚盘（图 13-7）。胚盘是形成胎儿的原基。在内、外胚层形成的同时，外胚层的背侧出现一个腔，由羊膜上皮围成，称羊膜腔。在内胚层的腹侧出现一个囊，称卵黄囊。

（二）中胚层的形成　胚胎发育至第 3 周，胚盘的外胚层细胞迅速增生，形成一条细胞索，称原条。原条的细胞分裂增殖，并向深部迁移进入内、外胚之间形成了新的细胞层即中胚层。由此胚盘由原来的两个胚层变为 3 个胚层（图 13-8）。

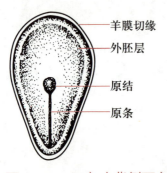

图 13-7　胚盘（背侧面）

羊膜切缘
外胚层
原结
原条

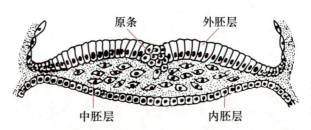

图 13-8　胚盘横切（示中胚层的形成）

原条　　外胚层
中胚层　　内胚层

（三）滋养层的发育　随着胚胎发育至第 2 周，滋养层细胞也不断地分化增殖，由一层细胞分化成内、外两层，外层为合体滋养层，内层为细胞滋养层。细胞滋养层的一部分细胞进入胚泡腔内，继续发育，形成胚外中胚层，随后在胚外中胚层内形成一个大腔，称胚外体腔（图 13-10）。

🌺 **学习提示**

1. 内、外胚层的出现，表明了胎儿的背腹关系，即外胚层侧为背侧，内胚层侧为腹侧。

2. 中胚层中原条的出现表明了胎儿的头、尾关系，即出现原条的一端为尾部，对侧为头部。

3. 滋养层是胎儿与母体间进行物质交换的场所。

二、三胚层的分化

在胚胎的发育过程，结构和功能相同的细胞分裂增殖，形成结构和功能不同的细胞，称分化。胚盘三胚层的细胞不断增殖和分化，形成了人体的各种细胞、组织和器官。

（一）内胚层的早期分化 在胚胎的第 3 周，胚盘的两侧缘向腹侧面卷曲，使平膜状的胚盘变成圆桶状的胚体，内胚层则被包入胚体内形成原肠。原肠将来主要形成消化管、消化腺、气管、肺、膀胱及尿道等处的上皮。

（二）外胚层的早期分化 中胚层形成后，外胚层细胞增厚呈板状，称神经板。神经板中央沿长轴凹陷，称神经沟。神经沟两侧边缘隆起，形成神经褶。两侧的神经褶逐渐靠拢愈合成头尾方向的管状，称神经管，是中枢神经系统的原基。（图 13-9）。神经管的头端膨大发育成脑，尾端细长演变成脊髓。其余部分的外胚层将来分化形成皮肤的表皮及其附属结构等。

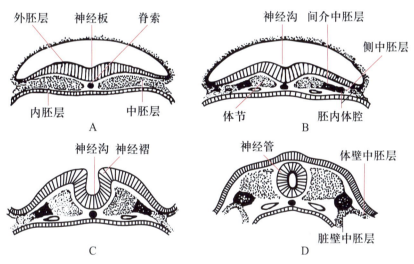

图 13-9 胚盘横切（中胚层的早期分化和神经管的形成）

（三）中胚层的早期分化 紧邻神经管两侧的中胚层不断生长增厚，呈节段状，称体节。体节主要形成椎骨、骨骼肌和真皮。体节外侧的中胚层，称间介中胚层（图 13-9），将来分化形成泌尿、生殖系统的主要器官；间介中胚层外侧的中胚层，称侧中胚层，侧中胚层内形成的腔隙，称胚内体腔。胚内体腔将来分化形成心包腔、胸膜腔和腹膜腔。

学习提示

三胚层分化是胚胎发育的重要时期，该阶段受物理、化学、生物等环境因素的影响，可导致胎儿畸形。

第五节　胎膜与胎盘

胎膜和胎盘是胚胎发育过程中的附属结构，不参与胚胎本身的构成。胎儿娩出后，胎膜、胎盘及蜕膜一起从子宫排出，合称胞衣。

一、胎膜

胎膜包括绒毛膜、羊膜、卵黄囊、尿囊和脐带等，对胚胎起营养和保护作用，胎儿分娩时，胎儿即与胎膜脱离（图 13-10）。

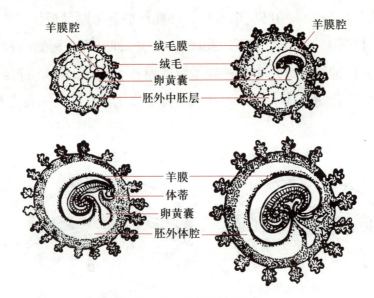

图 13-10　胎膜的形成

（一）绒毛膜　绒毛膜是由滋养层和其内面的胚外中胚层发育而成。胚胎发育到第 2 周，滋养层和胚外中胚层的细胞共同向周围生长使整个滋养层表面形成许多细小的突起，称绒毛（图 13-10）。此时胚泡的滋养层就称为绒毛膜。在绒毛膜内的胚外中胚层形成血管，血管内含有胎儿的血液。

早期的胚胎绒毛膜表面都有绒毛，后来与包蜕膜相接的绒毛由于供血不足而逐渐退化消失，故称平滑绒毛膜；而与基蜕膜相邻接的绒毛供血充足，发育旺盛，反复分支，呈树枝状，称丛密绒毛膜。

绒毛膜的主要功能是从母体子宫吸收营养物质供胎儿的生长发育，并排出胎儿的代谢产物。

学习提示

1. 胎膜发育异常严重影响胎儿的正常发育，甚至引起先天畸形。
2. 绒毛膜发育异常易形成葡萄胎、水泡状胎块或绒毛膜上皮癌等。

（二）**羊膜** 羊膜是一层半透明的薄膜，由羊膜上皮和胚外中胚层构成。最初附于胚盘的背侧，随着胚盘向腹侧卷曲，羊膜的附着缘移向胚体的腹侧面，羊膜腔也逐渐向腹侧扩大，最后羊膜的附着缘移向到胎儿脐带根部，此时胎儿完全游离于羊膜腔内。由于羊膜腔的逐渐扩大，最终使羊膜和平滑绒毛膜逐渐接近融合，胚外体腔消失（图 13-6，图 13-10）。

羊膜腔内的液体，称羊水。羊水为淡黄色液体，主要由羊膜不断分泌产生，其中也含有胎儿的排泄物。羊水不断产生又不断被羊膜吸收和被胎儿吞饮，所以羊水是不断更新的。足月胎儿的羊水的含量有 1 000～1 500 mL。若羊水少于 500 mL 为羊水过少；若多于 2 000 mL 为羊水过多。羊水过少或过多都会影响胎儿的正常生长发育。羊水的功能是保护胎儿，防止胎儿肢体粘连和缓冲外部对胎儿的振动及挤压。此外，羊水在分娩时还有扩张宫颈和冲洗润滑产道的作用等。

（三）**脐带** 脐带是连于胎儿脐部与胎盘之间的圆柱状结构。由羊膜包绕体蒂、尿囊及卵黄囊等结构所构成，长约 55 cm，其内含有 1 对脐动脉和 1 条脐静脉，是胎盘与胎儿之间物质运输的血管通道（图 13-11）。

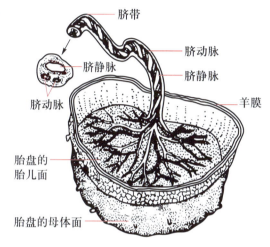

图 13-11 胎盘和脐带形态

🎓 **学习提示**

1. 通过羊膜穿刺术抽取羊水进行细胞学检查或某种物质的含量测定，可确定胎儿的染色体是否正常、胎儿的性别和是否代谢异常等，为优生工作提供依据。

2. 脐带过短可影响胎儿娩出或分娩时引起胎盘早期剥离而出血过多；过长可发生缠绕胎儿颈部或其他部位，甚至打结而影响胎儿发育，严重时可导致胎儿死亡。

二、胎盘

（一）**胎盘的形态结构** 足月胎儿的胎盘呈圆盘状，由胎儿的丛密绒毛膜和母体的基蜕膜构成。重约 500 g，直径为 15～20 cm。胎盘的胎儿面因覆盖着羊膜而平滑，其中央与脐带相连。胎盘的母体面粗糙（图 13-11）。胎盘被不规则的浅沟分为 15～20 个稍为突起的胎盘小叶。小叶之间有基蜕膜形成的胎盘隔。胎盘隔之间的腔隙，称绒毛间隙，其内充满了母体血液，绒毛浸于血液之中（图 13-12）。

在胎盘内有母体和胎儿两套循环系统，二者是彼此独立的体系，血液在各自封闭的管道内循环，互不混合，母体内动脉血从子宫的螺旋动脉经基蜕膜开口于绒毛间隙，血液在此与

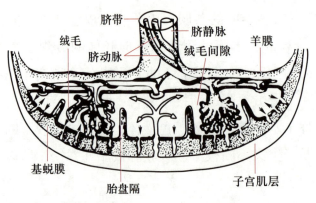

胎盘

图 13-12　胎盘的结构示意图

胎儿血进行物质交换后，经基蜕膜的小静脉回流到母体的子宫静脉。而胎儿的静脉血经脐动脉运送至绒毛内的毛细血管与绒毛间隙的母体血液进行物质交换后，变成动脉血，然后再经脐静脉回流至胎儿体内。

胎儿血与母体血在胎盘内进行物质交换所经过的结构，称为胎盘屏障，又称胎盘膜。胎盘屏障由合体滋养层、细胞滋养层、基膜、绒毛膜内结缔组织、毛细血管基膜及内皮细胞构成。胎盘屏障能阻止母体血液内的大分子物质进入胎儿体内，对胎儿有保护作用，但对抗体，大多数药物、激素、部分病毒（如风疹、麻疹、水痘及艾滋病病毒等）和螺旋体等无屏障作用。

🗨 学习提示

1. 母体血与胎儿血互不相通，其间借胎盘屏障进行物质交换。

2. 胎盘屏障的功能不是万能的，许多有害物质不能被其阻挡而进入胎儿体内。如艾滋病的主要感染途径之一即为母婴传播。

3. 镇静剂、抗生素等许多药物可通过胎盘屏障进入胎儿体内，影响胎儿的生长发育，故孕妇妊娠期间应慎用药物治疗。

（二）胎盘的功能

1. 物质交换　胎儿与母体间的物质交换是在绒毛间隙中通过胎盘屏障进行的，胎儿生长发育所需的营养物质和 O_2 通过胎盘屏障从母体血液中获得，同时又将自身的代谢产物排泄到母体血液内，然后再由母体排出体外。

2. 内分泌功能　胎盘能分泌多种激素，对维持妊娠、保证胎儿正常发育起着重要作用。主要激素包括以下几种。

（1）绒毛膜促性腺激素（HCG）：该激素能促进母体卵巢内黄体的生长发育，使母体卵巢内的月经黄体发育为妊娠黄体，从而维持妊娠。

（2）雌激素和孕激素：从妊娠第 3 个月末起开始分泌，有维持妊娠的作用。

（3）绒毛膜促乳腺生长激素（HCS）：有促进母体的乳腺生长发育和促进胎儿生长等作用。

> **学习提示**
>
> 绒毛膜促性腺激素在受精后第 1~2 周即可从孕妇尿液中测出。因此，临床常通过测定孕妇血液或尿液中的绒毛膜促性腺激素作为早期妊娠的辅助诊断。

第六节　胎儿的血液循环

一、胎儿心血管系统的结构特点

（一）卵圆孔和动脉导管（图 13-13）

1. 卵圆孔　卵圆孔位于房间隔的中下份，胎儿时期血液可经卵圆孔由右心房流入左心房。

2. 动脉导管　是胎儿时期连于肺动脉干与主动脉弓之间的一条血管，血液可由肺动脉干流入主动脉弓。

（二）脐动脉与脐静脉（图 13-13）

1. 脐动脉　为 1 对，起自髂总动脉，经胎儿脐部和脐带进入胎盘。

2. 脐静脉　为 1 条，从胎盘经脐带进入胎儿体内，入肝后续为静脉导管，经肝静脉注入下腔静脉回到右心房，并发出分支与肝血窦相通。

二、胎儿的血液循环途径

含丰富营养物质和 O_2 的血液，由胎盘经脐静脉流入肝，大部分血液经静脉导管，汇入下腔静脉再送至右心房；小部分血液经分支进入肝血窦，与来自肝门静脉的血液混合，经肝静脉流入下腔静脉进入右心房。右心房内的血液大部分经卵圆孔流入左心房；小部分血液流入右心室。进入右心室的血液流经肺动脉时，大部分经动脉导管送至主动脉。进入左心房的血液经左心室也送入主动脉。进入主动脉的血液经体循环送到全身各处，部分血液经脐动脉流入胎盘，与母体进行物质交换（图 13-13）。

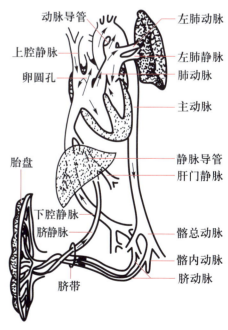

图 13-13　胎儿的血液循环特点

学习提示

1. 左心室的血液大部分经主动脉弓的3个分支布于头、颈和上肢，以充分供应胎儿头部发育所需的营养；小部分血液流入降主动脉。

2. 右心室的血液仅有5%~10%经肺动脉进入发育中的肺，而90%以上的血液则经动脉导管进入降主动脉，降主动脉的血液含氧量约为58%。

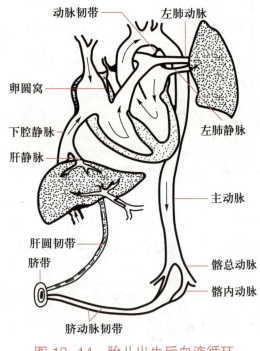

图 13-14　胎儿出生后血液循环途径的变化

三、胎儿出生后心血管系统的变化

胎儿出生后，胎盘的血流停止，新生儿肺开始呼吸，于是胎儿的心血管系统也发生一系列的变化（图 13-14）。

（一）卵圆孔闭锁　胎儿出生后，肺循环的开放，使肺静脉血大量回流入左心房，左心房的压力升高，并高于右心房而使卵圆孔封闭，胎儿出生后1年左右卵圆孔即完全封闭，左、右心房不再相通。

（二）动脉导管和静脉导管　动脉导管闭锁形成动脉韧带，静脉导管闭锁形成静脉韧带（图 13-14）。

（三）脐动脉和脐静脉　脐动脉近侧段形成膀胱上动脉，远侧段闭锁为脐外侧韧带；脐静脉闭锁形成肝圆韧带。

学习提示

若出生后卵圆孔和动脉导管仍未闭合，则分别形成房间隔缺损和动脉导管未闭型先天性心脏病。

第七节　双胎、多胎与联胎

一、双胎

（一）双胎的概念　双胎又称孪生，是指一次分娩产生两个新生儿的现象。

（二）双胎的类型　双胎可分为单卵双胎和双卵双胎两种类型。

1. 单卵双胎　又称（真双胎）。由单个卵细胞受精后发育而成。单卵双胎性别相同，容貌、性格也很相似。单卵双胎主要有以下几种情况（图 13-15）。① 受精卵分裂产生两个卵

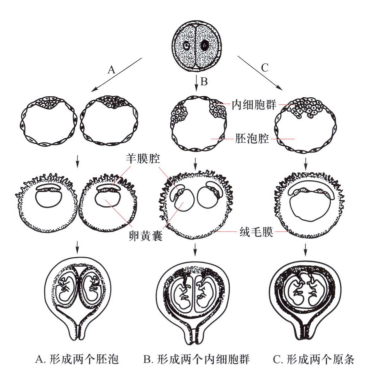

A. 形成两个胚泡　B. 形成两个内细胞群　C. 形成两个原条

图 13-15　单卵双胎的形成示意图

裂球，各自形成一个胚泡，每个胚泡又各自发育成一个胎儿。② 一个胚泡内形成两个内细胞群，各自形成一个胎儿。③ 形成两个原条，各自形成一个完整的胎儿，但易发生联胎。

2. 双卵双胎　又称（假双胎）。是指由一次排出两个卵细胞分别受精后发育成两个胎儿的现象。每个胎儿都有自己独立的胚胎结构，两个胎儿在性别上可相同、也可不相同，容貌、性格的差异如同一般的兄弟姐妹。

二、多胎

多胎是指一次分娩出 3 个以上胎儿的现象。多胎的形成原因与双胎相同，有单卵多胎、多卵多胎和混合性多胎几种类型。

三、联胎

联胎是指双胎胚体的局部彼此相连的现象，又称联体畸胎。常见的有头部联胎、胸腹联胎、臀部联胎及寄生胎等。联体畸胎实际上就是单卵双胎发育异常而引起的畸形现象（图 13-16）。

🌸 **学习提示**

1. 单卵双胎不仅性别相同、外貌相似、性格一致，而且遗传基因型也完全相同，因此，两个个体之间进行组织和器官移植不会引起免疫排斥反应。

2. 双胎每 80~90 胎出现1例，其中约2/3是双卵双胎。双卵双胎有家族史，其发生率随母亲年龄增加而增高。

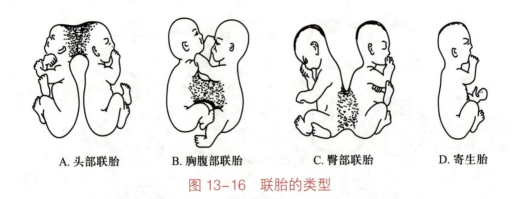

A. 头部联胎　　　　B. 胸腹部联胎　　　　C. 臀部联胎　　　　D. 寄生胎

图 13-16　联胎的类型

第八节　先天畸形

一、先天畸形的概念

先天畸形是指胎儿在器官形成过程中由于某些因素所导致的形态结构异常。外形上的异常出生时即可见，但有些内部结构异常或生化代谢异常，在出生后才能逐渐显现，是一种"出生缺陷"，也是死胎、流产和早产的主要原因。

二、先天畸形的常见类型

（一）唇裂　常发生在上唇，多偏于人中一侧，也有双侧唇裂。

（二）腭裂　常与唇裂同时存在，发生在硬腭部位。

（三）脐粪瘘　发生在脐部，卵黄囊未完全退化，与脐孔之间有残留管道，形成瘘管，肠腔粪便可以从脐孔溢出。

除上述常见畸形以外，还有房间隔缺损、动脉导管未闭、多指、并指及隐睾等多种畸形现象。

三、先天畸形的形成原因

（一）遗传因素

1. 基因突变　染色体组型不变，仅是染色体上基因的突变而引起的畸形。如睾丸女性化综合征，还有多指（趾）合并和多囊肾等。

2. 染色体组型异常　是染色体数目和结构异常而引起的畸形。如先天愚型、室间隔缺损、器官异位和唇裂等。

（二）环境因素

1. 物理因素 如大剂量的 X 射线照射及 α、β、γ 射线等，可引起基因突变和染色体畸变而导致畸形。另外，机械压迫和损伤也会导致畸形。

2. 化学因素 某些药物和环境污染物都有致畸作用。药物如可的松、氨甲蝶呤等。此外，工业"三废"、食品添加剂和防腐剂也有致畸作用。

3. 生物因素 如风疹病毒可使胚胎发生先天性耳聋、小头畸形、动脉导管未闭、房间隔和室间隔缺损等畸形。

此外，大量吸烟、酗酒、缺氧、严重营养不良等均有致畸作用。

（三）胎儿致畸的敏感期 由于胎儿各器官发育时期不同，因而胎儿致畸敏感期的先后、长短与严重程度也不同。一般在受精后两周以内正是卵裂及胚泡植入的时期，致畸因素可损伤大部分细胞甚至整个胚胎，而导致死胎或流产。大多数器官的致畸易感期在第 3~8 周，因为此期正是主要器官发生及形态形成时期，此期极易引起主要器官发育畸形，属于致畸敏感期。至第 8 周末，胚胎已初具人形，各器官原基已建立，致畸因素影响相对减少，但也会发生轻度畸形或产生功能障碍。

🎓 学习提示

1. 熟悉导致先天性畸形的原因，结合实际宣传优生学。优生是以遗传为基础，改善人类遗传素质的科学。而且优生是提高人口素质的重要环节。因此，我们大家要加强宣传优生知识，提高认识，注意对孕妇的保护，尽量避免致畸因素对孕妇的伤害，从源头上提高我国的人口素质。

2. 人类目前发现的遗传疾病有 2 000 种以上，绝大多数缺乏有效的治疗方法。但可根据早期胚胎阶段，对胚胎细胞的染色体进行遗传学检测，以确定有无遗传性缺陷，然后将无遗传性缺陷的早期胚胎进行胚胎移植，这样可以避免一些遗传疾病的发生。这样诞生的"试管婴儿"称为"第三代试管婴儿"，即早期胚胎优选、胚胎移植技术。而第一代"试管婴儿"为"体外受精，胚胎移植技术"；第二代"试管婴儿"为"卵浆内单精注射、胚胎移植技术"。

本章内容概要

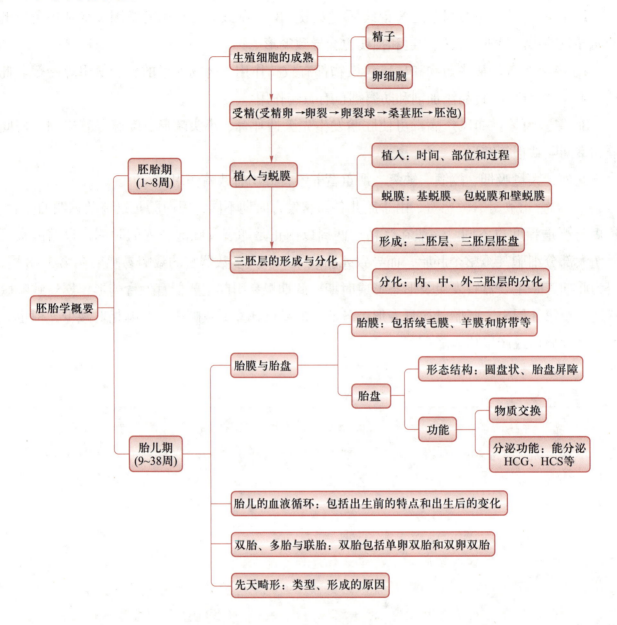

练习与思考

一、单项选择题

1. 胚胎初具人形的时间是受精后的（　　　）。

A. 第 2 周末　　　　　　　　B. 第 5 周末　　　　　　　　C. 第 6 周末

D. 第 8 周末　　　　　　　　E. 第 10 周末

2. 一个初级精母细胞经过两次成熟分裂可产生（　　　）精子。

A. 2 个　　　　　　　　　　B. 4 个　　　　　　　　　　C. 8 个

D. 10 个   E. 1 个

3. 一个初级卵母细胞经过两次成熟分类可产生几个卵子？（   ）

A. 4 个   B. 2 个   C. 1 个

D. 6 个   E. 以上均不正确

4. 受精的部位是（   ）。

A. 输卵管伞   B. 输卵管峡部   C. 输卵管壶腹部

D. 输卵管子宫部   E. 子宫腔

5. 正常植入的部位是在（   ）。

A. 子宫底部   B. 子宫体下部   C. 子宫底或子宫体上部

D. 子宫体或子宫颈上部   E. 以上均不正确

6. 胚泡植入后的子宫内膜称（   ）。

A. 黏膜   B. 内膜   C. 蜕膜

D. 基膜   E. 胎膜

7. 正常脐带的长度约（   ）。

A. 45 cm   B. 55 cm   C. 65 cm

D. 75 cm   E. 80 cm

8. 胎膜不包括（   ）。

A. 绒毛膜   B. 卵黄囊   C. 尿囊

D. 胎盘   E. 羊膜

9. 临床上早期进行妊娠诊断时，通常是检测孕妇尿中的（   ）。

A. 孕激素   B. 雌激素   C. HCG

D. HCS   E. 催产素

10. 引起多指（趾）畸形的原因是（   ）。

A. 染色体组型异常   B. 机械压迫   C. 基因突变

D. 某些药物   E. 风疹病毒

二、讨论与思考

1. 什么是受精？试述受精的过程。

2. 试述胚泡形成过程。

3. 一对年轻夫妇来医院妇产科咨询有关怀孕知识，问医生怎样快捷有效地证明自己怀孕了？医生建议孕妇可以使用早早孕的试纸来检查自己的尿液。请问：

（1）孕妇尿液中含的何物质可以证明是否怀孕？

（2）这种物质在受精后的第几周会在尿液中出现？

（3）该物质在妊娠后第几周开始分泌，第几周达到高峰？

4. 孕妇张女士来医院产检，经检查为前置胎盘。请问：

（1）胚泡正常的植入部位？

（2）什么是前置胎盘？

（3）什么是宫外孕？

练习与
拓展　　　学习小结　　　参考答案

（潘书言）

郑重声明

高等教育出版社依法对本书享有专有出版权。任何未经许可的复制、销售行为均违反《中华人民共和国著作权法》，其行为人将承担相应的民事责任和行政责任；构成犯罪的，将被依法追究刑事责任。为了维护市场秩序，保护读者的合法权益，避免读者误用盗版书造成不良后果，我社将配合行政执法部门和司法机关对违法犯罪的单位和个人进行严厉打击。社会各界人士如发现上述侵权行为，希望及时举报，本社将奖励举报有功人员。

反盗版举报电话 （010）58581999 58582371 58582488

反盗版举报传真 （010）82086060

反盗版举报邮箱 dd@hep.com.cn

通信地址 北京市西城区德外大街 4 号
高等教育出版社法律事务与版权管理部

邮政编码 100120

防伪查询说明

用户购书后刮开封底防伪涂层，利用手机微信等软件扫描二维码，会跳转至防伪查询网页，获得所购图书详细信息。也可将防伪二维码下的 20 位密码按从左到右、从上到下的顺序发送短信至 106695881280，免费查询所购图书真伪。

反盗版短信举报

编辑短信"JB，图书名称，出版社，购买地点"发送至 10669588128

防伪客服电话

（010）58582300

学习卡账号使用说明

一、注册 / 登录

访问 http://abook.hep.com.cn/sve，点击"注册"，在注册页面输入用户名、密码及常用的邮箱进行注册。已注册的用户直接输入用户名和密码登录即可进入"我的课程"页面。

二、课程绑定

点击"我的课程"页面右上方"绑定课程"，正确输入教材封底防伪标签上的 20 位密码，点击"确定"完成课程绑定。

三、访问课程

在"正在学习"列表中选择已绑定的课程，点击"进入课程"即可浏览或下载与本书配套的课程资源。刚绑定的课程请在"申请学习"列表中选择相应课程并点击"进入课程"。

如有账号问题，请发邮件至：4a_admin_zz@pub.hep.cn。